# 请你千万次拯救自己

## 上册

抑郁家庭
家长与孩子的真实故事

郁金香陪伴 编著

生活·讀書·新知 三联书店 生活書店出版有限公司

图书在版编目（CIP）数据

请你千万次拯救自己：上下／郁金香陪伴编著．
北京：生活书店出版有限公司，2024. 10. -- ISBN 978
-7-80768-481-7

Ⅰ．R749.405

中国国家版本馆 CIP数据核字第 20247W73G5号

选题策划　紫云文心·何川
责任编辑　苏　毅
装帧设计　魏　魏
责任印制　孙　明
出版发行　生活書店出版有限公司
　　　　　（北京市东城区美术馆东街 22号）
邮　　编　100010
经　　销　新华书店
印　　刷　北京启航东方印刷有限公司
版　　次　2024年10月北京第 1版
　　　　　2024年10月北京第 1次印刷
开　　本　880毫米 ×1230毫米　1/32　印张 13.5
字　　数　268千字
印　　数　0,001–5,000 册
定　　价　78.00 元（全二册）
（印装查询：010-64052612；邮购查询：010-84010542）

# 目　录


写在最前面／001

家长视角引言／007

孩子视角引言／009


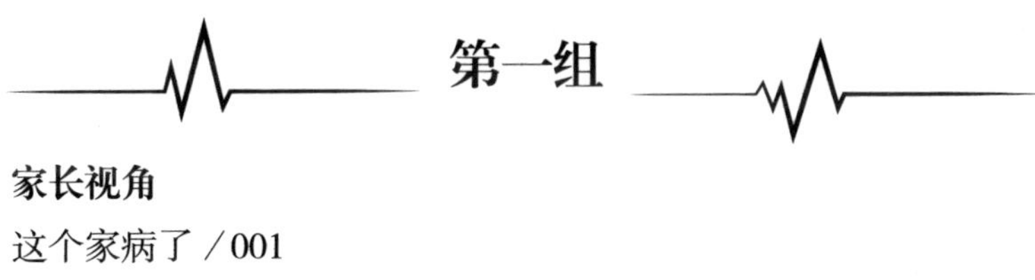

## 第一组


**家长视角**

这个家病了／001

**孩子视角**

023／父母爱我至深，也伤我至深


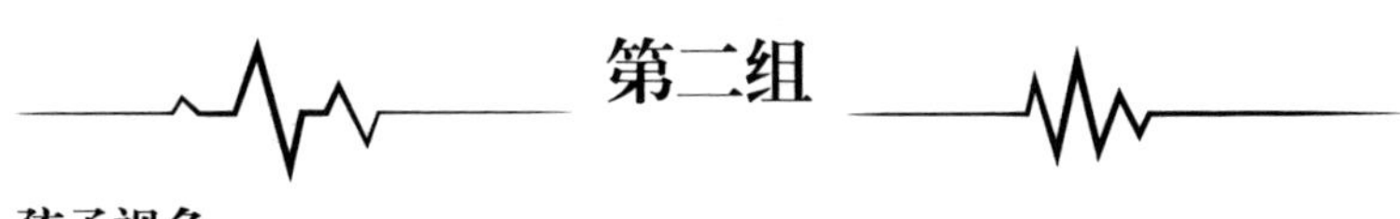

## 第二组


**孩子视角**

有坏蛋占据了爸妈的身体／041

**家长视角**

051／装病的儿子

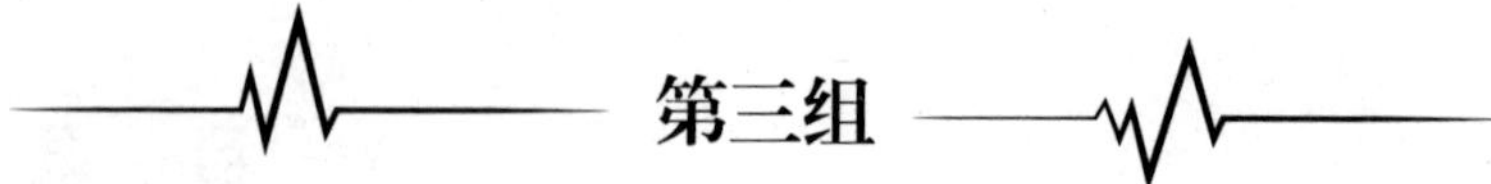

## 第三组

**家长视角**

儿子的独立革命 ／071

**孩子视角**

095／ 我的独立宣言

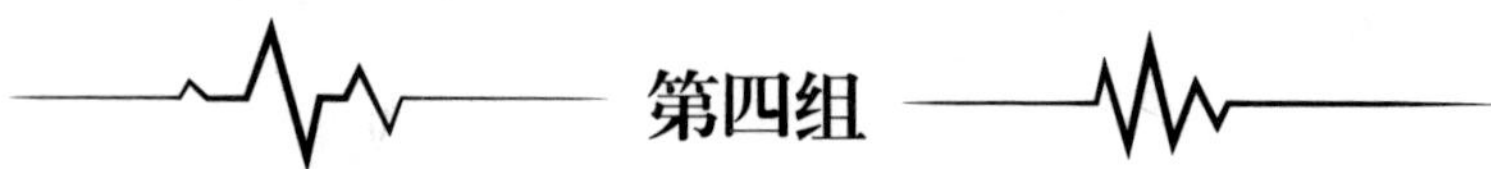

## 第四组

**家长视角**

绝不放弃之心 ／107

**孩子视角**

125／ 我临过深渊，也深信光明

**小漫画**

就这样被救赎了 ／141

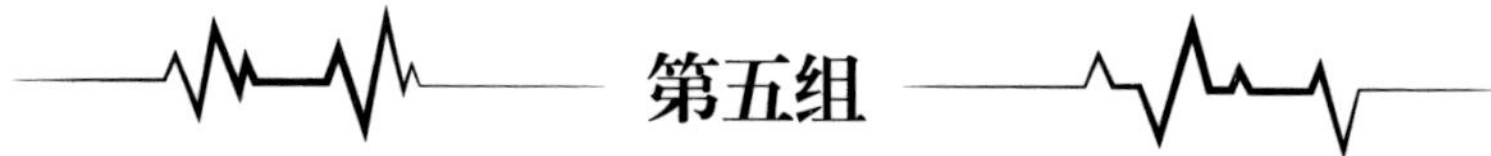

## 第五组

**家长视角**

胡作非为的女儿 ／149

**孩子视角**

167／ 我是自己的英雄

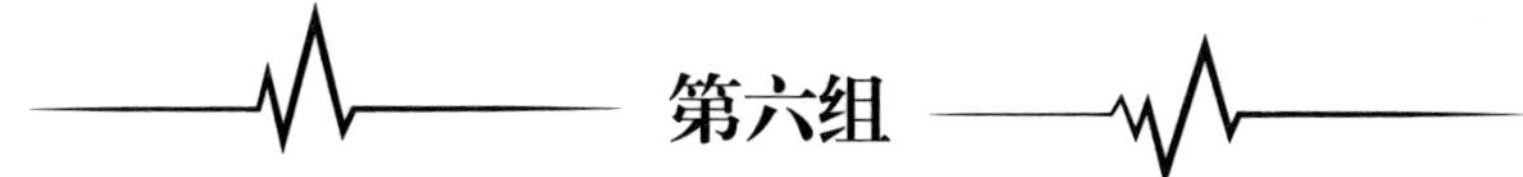

## 第六组


**孩子视角**

妈妈，让我喘口气吧 ／181

**家长视角**

187／我和妻子的虚荣心


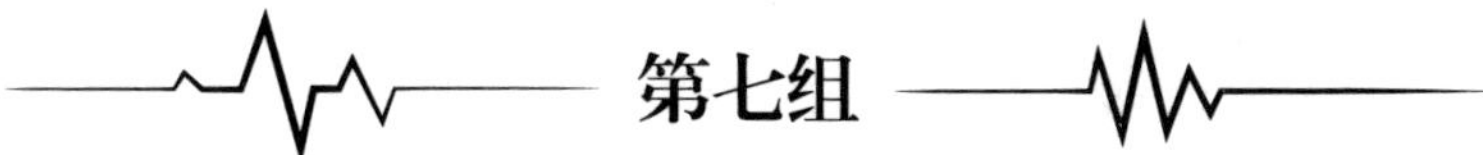

## 第七组


**家长视角**

我愿意守候于此 ／207

**孩子视角**

231／我真的很卷很拼


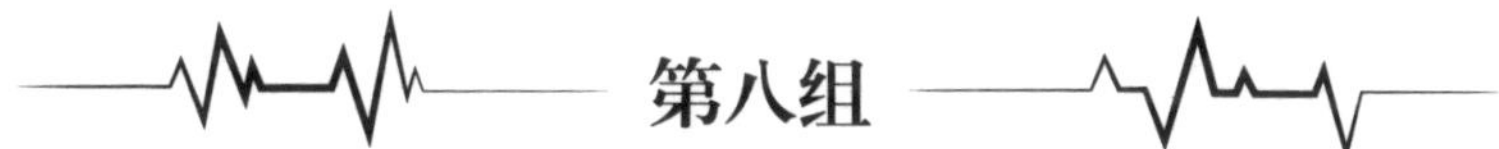

## 第八组


**家长视角**

我拥有世界上最乖的女儿 ／245

**孩子视角**

261／爸爸妈妈，我又拿了第一名啊

编后语 ／291

# 写在最前面

《中国国民心理健康发展报告（2021~2022）》中显示，
抑郁症发病率在 18 岁以下人群中高达 30.28%，
18~24 岁年龄组抑郁检出率达到 24.1%。
这意味着几乎每 5 个孩子中就有一个可能抑郁。

从 2023 年 1 月初，我作为郁金香倍伴公众号的编辑，收到来自出版方的邀约，直到 8 个月后全书编辑完成，走过这大半年的时光，此刻回看这段路程，我的内心是喜悦的。

这本书，就像是我对自己的工作，我对生命的理解、对抑郁症这种疾病理解的一次阶段性总结。

自从 2018 年我接手郁金香陪伴公众号，这个在全中国范围内少见的公益性质的郁友故事分享平台（我们还会为优秀文章的作者发放稿费），五年来，我编辑、发表了大量抑郁症患者、抑郁孩子和孩子父母的来稿，大概是每年将近 400 篇、上百万字的体量。小到 12 岁的男孩，大到 60 岁的家长，每个人都用文字叙述他们的生命，讲述他们的压抑与痛苦，讲述他们走出黑暗的漫长旅途。

而阅读青少年的来信，无疑是最让人揪心的。我每年都会收到全国各地孩子的大量来信，北到新疆，南到海南，远至海外，其中最小的孩子，只有小学一年级。

《中国国民心理健康发展报告（2021~2022）》中显示，抑郁症发病率在 18 岁以下人群中高达 30.28%，18~24 岁年龄组抑郁检出率达到 24.1%。这意味着几乎每 5 个孩子中就有一个可能抑郁。

这些对旁观者来说可能是很苍白的数字，在我这里，则化成了无数具体的、泣血滴泪的文字，**我能很明显地感觉到，抑郁症孩子的来稿，数量一年比一年多，这些孩子的年龄也越来越小**，孩子们内心遭受的痛苦一年比一年强烈，且痛苦的具体表现也在逐年加剧升级。

在这些孩子里面，抑郁休学已经是最常见、最普遍的情况，除了抑郁之外，其他症状和表现还有诸如自残上瘾、强迫症、躁狂、精神分裂、进食障碍、肢体言语暴力、轻生念头无法自控、出现幻觉幻听，等等。

这些孩子描述的经历也让人触目惊心：有 12 岁就住院接受电休克疗法的；有因为校园暴力被长期孤立而崩溃的；有离家出走几个月以打工为生的；有因为被同学造黄谣而出现幻觉的；有自己一个人带着行李偷偷住院的；有被父母强制停了药而复发的；有屡次轻生失败不断被警察救回的；有因为跳楼轻生进 ICU 昏迷数周落下残疾的……

五年间，我和这些散落在全中国各个角落的不知名的孩子们，通过网络和电脑屏幕传达的文字符号持续联结着。每每点开那些来自孩子们的投稿邮件，我仿佛都能看到一张张疲惫、迷茫，甚至是绝望的稚嫩面庞，我甚至可以想象他们的眼神里已然丢失了这个年纪本该拥有的自信神采，我甚至都可以感受到，他们在写完这些吐露心声的文字后，终于呼出的那一口压抑了许久的、长长的气。

是的，在郁金香这个可以匿名、可以尽情表达自己、氛围包容接纳的网络投稿平台中，孩子们终于可以在他们各自挣扎煎熬的日常生活中找到一个倾诉的出口。在这里，他们可以说出他们最真实的话语，表达他们被压抑了许久的真切感受，而永远不会担忧自己被批评、被指责、被贴标签、被呵斥说“不懂事”。

虽然，我曾在文字中目睹过无数孩子对家长发出的“控诉”，也曾聆听了来自孩子们真切的呐喊与渴求，在这些孩子的文字里，我深深共情每一个孩子的痛苦与挣扎。但同时，作为郁金香陪伴公众号的编辑，我也会接触大量抑郁症孩子家长这个群体。我每个月都会整理许多来自抑郁症孩子家长的稿件，我也曾帮助编写了郁金香内部读物《回到人间 2——家长成长篇》中的几十个家长故事。

通过他们讲述的故事，我也同时进入了家长的内心世界。我看到，原来家长也在经历他们各自的挣扎，经历他们从原生家庭和社会体系里继承的痛苦。他们不是不想爱孩子，而是不懂爱、不会爱。他们自己也没有被爱深深滋养过，又如何能够做到正确地爱孩子？当我和家长深深共情后，我便发现，我无法再去苛责家长和孩子任何一方。

慢慢地，我终于发现，原来每个人都在经由“抑郁症”这个人类疾病，发出他们对爱的渴求，每个人都在因为渴望回归爱的源头而痛苦。我看到了两个群体背后共同的对爱的呼唤。因为爱的失去，因为对爱的不满足，因为爱的扭曲变形，所以个体的负面能量和情绪不断累积，在家庭成员中、家族系统中、社会系统中传递，所以抑郁症这种复杂的心身疾病，才有了滋生的土壤。

孩子只是活出了父母的潜意识。所以，当今社会出现了很多抑郁的、失去活力的、对生活失去希望的青少年，这是生命在经由孩子这个载体，去提醒他们各自的父母：爸爸妈妈，你们的人生不快乐啊，你们理应享受快乐，享受喜悦、富足、自洽的人生，你们已然偏离了爱的道路和方向，所以，是时候回归了，去发现和找到你们对自己深深的爱和接纳吧！

孩子不仅是家庭的希望，也是民族的希望，更代表着全人类的未来。孩子的痛苦，正是在为社会敲响警钟！他们在提醒我们要去改变和扭转压抑的周边环境，在用自己的生命发出呐喊：我的家庭有问题，我的父母不快乐，我的学校有问题，我身处的环境不健康！

每个孩子都是爱的化身，带着 100 分的爱而来。只是从他降临的那一刻起，他便体会着人间的分离，体会着种种被扭曲的爱。父母的情感忽视、争吵与暴力、长辈错误的教养方式、没有征兆的打骂、来自同伴的欺凌和白眼、学校的压抑、网络暴力……正因为他敏感的心灵能够察觉一切不被爱滋养的地方，所以他会受伤、绝望，所以悲伤和阴暗才会逐渐侵蚀他本来光明温暖的内心，让他找不到自己存在的价值和继续生活的意义，他内心爱的小火苗快要熄灭了。现代社会往往用抑郁症去定义孩子的这种表现，但那个更深的真相我们需要去看见：有一个灵魂在家庭中、在社会生活中，没有被爱滋养和满足，他受伤了。

一切的一切都是因为爱。爱是祥和、宁静、自在、喜悦、富足、幸福，所有正面能量的集合体；爱也是恐惧、仇恨、悲伤、愤怒、痛苦、毁灭，所有负面能量的集合体。

爱是孩子脸上最灿烂的笑容，爱也是孩子手腕上最深的刀疤；爱是父母给孩子最深情的拥抱，爱也是父母对孩子说出的最恶毒的言语。

因为爱，孩子可以身处至善至乐的天堂，也可以身处烈火焚烧无尽痛苦的炼狱。

一切情绪的源头都是爱，这个世间发生的每一次抑郁，也都是因为爱，所有的负面情绪都是“对爱的需求”，都是因为“失去爱”而来，都是“不被爱”的情绪转移，都是“爱的扭曲变形”。

是我们扭曲了爱，我们丢失了爱，我们遗忘了爱，我们偏离了爱。但也正是因为爱，我们的孩子不断挣扎着发出呼喊，为的是让我们一次又一次地忆起。

我想这本书，其实根本上讲述的就是一个关于爱的故事。

一个关于孩子用生命呼唤爱，而父母醒悟并回归爱的故事。

我想，我们始终愿意，千次万次地努力，向着爱的源头回归，千次万次地从这遗忘之境中，拯救自己。

董小姐

2023 年 9 月 27 日

# 家长视角引言

本书收录的8个家庭故事，是发生在8个抑郁症孩子家庭中的真实故事。

故事的讲述人有爸爸也有妈妈，故事中每个孩子的遭遇、症状、表现和每个家庭的创伤、所需要面对的功课、走出来的过程都不尽相同，也许你会在其中找到和自己家庭经历相似的“同类”，也许你会经由这些备受磨难的家庭，去看到生命的不同面目。

但有一个共同点是，这些故事中的爸爸妈妈都获得了宝贵的成长，并意识到只有爱自己、疗愈自己、自我成长，放手让孩子去成为他自己，才是帮助孩子走出生命困境的唯一道路。

这些故事的内容也都有迹可循，是由郁金香编辑部根据讲述人本人的文字投稿，和讲述人在郁金香《和你有约》直播栏目中的访谈对话，以及对讲述人本人的直接补充采访整合而成。

每一个故事，都如实还原了一个家庭遭遇抑郁、痛苦挣扎、尝试自救、走出抑郁，并获得新生的完整历程。

感谢这些爸爸妈妈勇敢的敞开，感谢他们愿意去直面自己生命中最脆弱的部分，感谢他们愿意去承担自己曾经的行为所带来的后果，感谢他们愿意用自己的成长而非加倍控制孩子去寻找问题的答案。

故事中的家长，如今大部分在郁金香家长成长学堂担任辅导员，持续帮扶其他前来求助的家庭，用自己的经验给予爱、温暖、支持与力量。

亲爱的家长们，请记住：不是孩子生病了，而是系统（家庭）生病了，于是以这个系统中最脆弱的部分——孩子生病的形式表现出来了，要从系统的角度去想如何治愈的问题。家庭如水，孩子如水中的鱼儿，孩子的康复先从家长的成长改变开始。

# 孩子视角引言

作为家长视角的对照，本书收录了 8 个抑郁症孩子的故事和 1 个抑郁症孩子的漫画，由这 9 个孩子亲身讲述自己的抗郁经历。

通过这些孩子的讲述你可以看到，孩子是带着对这个世界的渴望而来。孩子爱父母，更甚于父母爱孩子。然而孩子对父母的爱常常是盲目的，为了能让父母过得更好，心甘情愿牺牲自己，而当父母对此没有觉察时，伤痛便发生了。

正是孩子天性敏感的心灵和他们对爱的渴求，让那些在家庭环境中残留的不和谐的因素，让那些父母双方内心需要成长和疗愈的部分，让那些代际重复的模式和创伤，一览无余。

通过这几个故事，你可以从中窥见一个个家庭的模式和这些孩子的父母需要成长的部分。站在孩子的角度去看一切的发生，你也会发现，孩子们所在意和重视的，似乎和家长截然不同。

希望这些孩子呈现的视角，能带给你更多的启发。

## 致孩子[①]

他们是你的孩子，却并不属于你，
他们诞生于生命自身的渴望。

他们借助你来到这世界，却并非为你而来，
他们在你身旁，却不是你的附庸。

你可以给予他们的是你的关爱，而不是你的想法，
因为他们有自己的思想。

你可以庇护的是他们的身体，却不是他们的灵魂，
因为他们的灵魂属于明天，属于你做梦也无法到达的明天，
你可以拼尽全力，去模仿他们，却不要让他们变得和你一样，
因为生命不会后退，也不在过去停留。

① 引自《纪伯伦散文诗全集》，作者纪伯伦，冰心、伊宏等译。

你是弓，孩子是从你那里射出的箭。

弓箭手望着未来之路上的箭靶，

他用尽力气将你拉开，使他的箭射得又快又远。

怀着快乐的心情，在弓箭手的手中弯曲吧，

因为他爱一路飞翔的箭，也爱无比稳定的弓。

第一组 家长视角

# 这个家病了

女儿这一走，就是3个月。

女儿走后最开始的一个礼拜，我的嘴唇上长了一层硬硬的黑皮，像是我的内心已经承载不了的那些庞大的、压抑着的情绪，找到的一个宣泄出口。

**讲述人：水晶妈妈**

# 我的希望与至暗时刻

“你就和我说实话吧，你家孩子到底有什么问题，为什么两年没来上学了？”

已经不记得有多少次了，我独自一人，怀着沉重的心情踏进学校，为女儿处理学校的各种事务，办理请假、拿学习资料、处理各种手续……

也总有老师旁敲侧击问我女儿的情况，在从前，我总是支支吾吾，甚至哑口无言，每每办完事之后，我都感觉自己像一个嫌疑犯，正在迅速逃离案发现场。

而这一次，面对这样直白的质疑，我选择实话实说。像是终于有了勇气，去拨开自己那个已经疼痛了数年的伤口。

是的，我和女儿，都是抑郁症患者。

前几天，女儿对我说：“妈妈，我想回去上学了。”

这样短短的一句话，又让我一时充满了力量，我这个一度已经丢盔弃甲的母亲，再一次有了上阵的勇气。

我再一次回到学校，从校长、年级组长到班主任，我辗转在学校各部门之间，一遍遍地向他们请求接纳孩子复学。终于，他们同意女儿回到学校，重读初二。

还记得女儿返校的第一天，新班主任，一个短发精干的女老师接待了我们。起初，她有一些拒绝，用挑剔的眼光打量着女儿沉默的脸和她破了洞的裤子。

“为什么要放到我班里？”她质问我。

我只得不断地向老师保证，孩子目前的状态是可以上学的，并且不需要学校担责。在我再三恳求和保证下，她终于答应了，一手揽过女儿的肩膀，走进教室。

班主任随后向班上的同学介绍道：“大家静一静啊，这是咱们班上新转来的同学。”当时，我站在教室门外偷偷观望。我看到，面对全班同学，女儿鞠了一躬，随后走到自己的座位，坐了下来。

就是这样一个最日常不过的校园生活中的一幕，瞬间激发了我汹涌的情绪，百感交集的我，独自站在门外，任由泪水从眼角滑落。

因为只有我自己知道，能够走到这一步，有多么不容易。

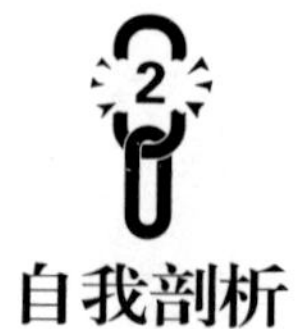

# 自我剖析

从前，我经常形容自己是一个“与全世界为敌”的资深病人。

在我的幼年时期，父母常年吵架，母亲长期被父亲家暴，我在童年遭受了很多痛苦，这让成年后的我，形成了一种自我封闭、孤僻的性格。

我自觉像个思考者一般，每天会在头脑里不断地反刍自己的想法，最后形成一连串固定的强迫思维。凡事爱多想，想的多、做的少。

与人交际时，我常常会有不自信、抗拒、惧怕等退缩性表现，但事实上，我对自己的定位是聪明、有才华、卓尔不群，也可以说是外表冷漠，内心火热。

不擅长交际的我，由于家庭原因，大学毕业后在外地找了一份工作。来到一个陌生的地方，离家几百公里，让我就像一株移栽到别处的盆栽，对环境有着各种的不适应。

高强度的工作带来的压力，再加上自己本身性格孤僻、不擅长与人交流，同时缺乏社会和家庭支持系统，导致我的情绪和压力没有得到有效排解，最后遗留在身体里，让我爆发了一种自身免疫性疾病。

后来，我的人生就开始走在与疾病斗争的路上。长期带病生存的状态，容易让人产生各种情绪，而恰是这种情绪，成了我写作的灵感。我开始在网络上发表各种文章日志，在文学论坛上写诗，渐渐变得小有名气。

对我而言，写作既是我的一种情绪和能量的出口，也能给予我自我价值感。但这并未改变现实生活中我的性格特质，我依然耿直、不擅交际。

身患慢病十几年，生活在自己的精神世界中，我的情绪越来越向内走，我关闭自己，不愿讲话，在文字中沉浸自己，清洗自己。我思考生死、人生，自觉看得很透，觉得人生几十年后无非如此，循环往复，甚是无趣，有一种众人皆醉我独醒的卓尔不群之感。

然而这十几年来，头脑似乎是清明了，实际上，却把自己困在了更为局限的世界中。

我总是沉浸在病人的角色里、沉浸在受害者的心理中，这是一种很矛盾的心理。一方面，我希望自己因病得到别人的照顾；另一方面，我又不希望自己在工作中地位无足轻重、被边缘化。

我的性格变得很容易被激怒，“你不要惹我啊，不许欺负我”是我经常有的戒备心理。

总而言之，我在人格特质上没有整合好，无意中把自己生生地从外面这个系统中剥离，常常与世界敌对，这种敌对内耗的状态，消耗了我很多生命能量。

在蒙昧世界中尚未觉醒的我，就拖着这样一种灰暗心态走在这疲惫的人生道路上，病情也是时轻时重，偶尔复发。

那时的我，一想到十几年、几十年一成不变的工作和生活，心就如死灰般绝望。

## 女儿的出生

本以为自己的人生会就此定调，女儿的出生，打破了这一切。

女儿成了我灰暗生命中唯一的亮色，我甚至觉得我好像只是为她一个人活着的。

回想起女儿小时候的样子，可爱的、蹒跚的步态历历在目。她的性格是极活泼好动的，胆子很大，自带一种天生莽撞无所畏惧的劲头。小学五年级以前，她总是去外面淘气，身上时不时带伤，并不像别的女孩子那样文气安静。一个天性如此活泼好动爱探险的孩子，最后却抑郁了，所以，她的抑郁，是值得思考的。

当然，她的性格中可能也带有敏感脆弱、缺乏安全感的特质。

婴幼儿期，她睡觉时总喜欢咬枕巾、咬被子，所以她的枕头，总是湿漉漉的一片，被罩上也有很多洞。再长大一些，她依然保留着咬东西的习惯，只是换成了自己的手指甲。只要一紧张，她就会习惯性地去咬自己的手指甲。这个习惯，贯穿了她的整个小学期间，但我并没有过多在意。

因为我带病生娃，孩子来得极为不易，所以自然，她也就成了我全部生活的重心和全家人的焦点。

在女儿的成长过程中，虽然我们全家人看起来似乎都把自己的注意力聚焦在女儿的身上，但实际上，我们是在无意识地向她传递每个家庭成员无法自我消解的情绪、尚未处理完成的伤痛、无法自我接纳的部分。一个家庭中最弱的孩子常常是承担了这样的容器作用，并且成为家庭中的索引病人。

也就是说，病的并非是孩子，而是家庭。

先来说说我的婆婆吧。

她强势能干、凌厉泼辣，蔑视无能的老伴儿，在家里一手遮天，极其溺爱大儿子（也就是我的老公）。在家里，老伴儿、儿子、女儿，都是她统治下的顺民。但她又极其无私，勤劳肯干，也是她一手撑起了这个风雨飘摇的家。

作为一个外来者，我融入这个家庭是极其困难的，甚至是常常游离于家庭系统之外的。

在我和老公成家后，她主动过来，长期照顾我们的家庭生活，使得我们在得到生活照顾的同时，也失去了小家庭自我成长的能力，让我和老公，失去了成长为父母的能力。

婆婆有着极强的控制欲和不安全感，甚至极度的焦虑，这可以从她经常性的失眠中看出来。那么这种心理状态从何而来呢？究其原因，是婆婆在年轻时经历了一场意外，失去了小儿子，这是她人生中的巨大创伤，可以说，对她而言，这件事从未过去。只不过她用强大的意志力，让自己强撑了过来，为了大儿子，她勉强活在人世间。

婆婆明显是重男轻女的，在我剖腹产生出女儿后，她很失望。她既失望于我没有听她的话顺产，也失望于得到一个孙女。后来，她也多次毫无顾忌地表现出自己对儿子的偏爱和对孙女的嫌弃。她总是唠叨女儿太活泼好动，像个假小子一样不肯安静，无意识地否定她的性别，拒绝她作为个体独特的存在。

在很小的时候，我的女儿就活在别人家孩子的阴影下。婆婆总是说，你看，那谁谁家的孩子，多么乖巧省事儿啊。

再来说说我的老公。

我的老公，婆婆“硕果仅存”的儿子。在老二意外离世之后，他得到母亲的溺爱是可以想见的，他是妈妈的“娇宝宝”。

他是怎么样的一个人呢？在老妈的眼里，他是一个孝子，事母至孝；在同事的眼里，他热情诚恳、工作踏实、和蔼可亲；在我的眼里，他堪称“道德典范”，我们刚结婚我就病了，这么多年，他陪我看病，往返于家乡和北京，毫无怨言。

然而，在孩子面前，他展露出了鲜为人知的另一面：他语气凶狠，极无耐心。

孩子三四岁时，病了要往嗓子里喷药，小孩极不配合。我老公本来抱着她，结果一生气，一下就把女儿摔在了床上。孩子大一些了要辅导功课，老公进屋子没有两分钟，保准咆哮着出来。

所以这个所谓的爸爸，其实一直是孩子的状态，他打游戏、玩手机、看电视，是类似于“妈宝”的存在。你让他看孩子，他说好麻烦呀；我说我们一家去春游吧，他也说好麻烦呀，你们都不用开车，我还要开车，我好累。

感觉在这个家庭里，我和老公，还有女儿，都是孩子，这里只有一个家长，就是婆婆。

但其实，对这个孩子影响最大的，还是我自己。

女儿出生后，我感觉到自己的生活有了目标和意义，我在这个孩子身上倾注了太多自己未被满足的需要。因为我童年时受到了很多痛苦，不希望女儿重复自己的老路，于是，我无止境地溺爱孩子，会满足她的很多不合理的要求。

因为我的父亲长期家暴母亲，导致我的安全感特别缺失，所以，对女儿，我可以说有着病态的控制欲。每次她和小伙伴约好了出去玩，我都会规定好她外出的时间，只要到点儿了，就必须回来，哪怕她正和其他孩子玩得开心。如果不回来，我的焦虑感就会直线上升，情绪极度崩溃，大发雷霆。常常是其他孩子正玩得起劲，女儿却要在我的不断催促下一个人回家。

因为我自小在学习方面没费过劲，成绩一直很好，所以这种强大的自恋，让我对女儿的学习成绩有一种超乎寻常的高期待，并无意识中把这种期待感传递给了孩子。

而高控制让我在管理孩子时极为严格，比如我无法接受女儿写作业磨蹭，我经常忽视她的自主意志。

常常是孩子说，我背完这个再睡，而我不分青红皂白，直接关灯，强制她睡觉。

更可怕的一次经历，大概又是孩子作业写得晚，我产生了极强烈的情绪冲击，因为舍不得打孩子，又对她的行为极端愤怒，无法自控的我，居然用头使劲撞墙，把女儿吓坏了。

她后来说："妈妈，你还不如打我。"至此，我精神上的折磨更胜于身体上的痛苦。

再后来，我因为吃药出现了药物性白内障，原本清晰的世界突然模糊一片，让我这个完美主义的强迫症患者活得更加痛苦。

其实，在内心深处，我一直无法接纳自己的病，所以，我一定是有慢性抑郁症状的，这也直接导致我对待女儿时，常常表现得阴晴不定，情绪失控。

身为家庭系统里最弱的一方，心思敏感细腻的女儿，特别容易捕捉到父母和长辈心中的期盼、失落、焦虑、恐慌。于是，我们三个家长内在的问题，全部加诸这个年幼的孩子身上，日积月累，像是缓慢注入她身体的毒素。

生活在我们这样的家庭，母亲和祖母的高控制欲，不时的发疯失控，父亲的缺位，不快乐的妈妈，最后孩子出问题，是必然和迟早的事情。

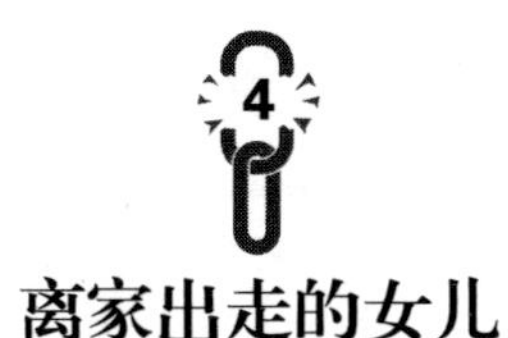

# 离家出走的女儿

孩子最开始出现异常，是从 2018 年初，初一下半学年开始的。她不再能够按时完成作业；在中午午休的时候，她经常会说，“妈妈，我肚子疼，下午就不去上学了”。在寒假考试前，她还因腹痛休息过两周，但都没有引起我们的重视，直到她因为肚子疼到不能再去上学了，才真正引起我们的警觉。

女儿随后要求我们带她去看心理医生。最后在北京安定医院，女儿被诊断为重度抑郁症，伴随幻听，医生建议住院治疗。

当时，坐诊医生把我老公拉到诊室外，说了一句话：**这个妈妈，问题比孩子还严重。**

女儿被确诊为重度抑郁症之后，由于家庭的、个人的、环境的种种原因，我的抑郁症也爆发了。我陷入崩溃，大脑宕机停摆，同时身体又出现各种新的状况，在原来免疫性疾病的基础上，又患上了药物性白内障、甲状腺功能减退、突聋等一系列疾病，写出病历来能写一大串诊断。

我们这个本就风雨飘摇的小家庭，一时间，仿佛就要被卷入惊涛骇浪之中。

现在回想起来，那真是无比黑暗的一段时光，一个死气沉沉的家庭和一对陷入抑郁的母女，两个人一起生病，一起吃药。

青春期的女儿，在有了与我们对抗的微弱力量后，开始了激烈的反抗，母女时常争吵。而我的控制欲、对女儿的抓取、情绪的不稳定，并没有丝毫改善。女儿开始自残自伤，并产生轻生的想法。

终于，压抑缺爱的家庭环境、我的病态思维，把女儿逼到了绝路，也把我自己逼到了绝路。

2019 年 6 月，在又一次激烈的母女争吵后，女儿毅然决定离家出走，态度非常坚决，仿佛要和这个令人窒息的家，作最后的诀裂。

当时，女儿在外面谈了一个同样是未成年的男友，她计划和这个小男生一起出走，去外省的一个城市打工。

记得那个夏夜，小男生来家里接女儿，还对我们说："我一定要带她走，我会工作去养活她，哪怕她不干活，我也可以养活她。"

我们用了各种各样的办法试图挽留他们。老公甚至妥协说，你们不回家也可以，我们可以在家附近给你找一份工作，每个月给你一些补贴。

但女儿的态度始终非常坚决，她说："我一定要走，绝不要待在这里。"

老公还在冷静维持局面，而我，已经完全崩溃，甚至无法站立，只得靠着墙慢慢瘫坐在地上。

当时，我已经加入了郁金香家长成长学堂，在万分无助的情况下，我给镜面校长打了语音电话，听到镜面校长的声音，我哭泣着说了家里的情况，我一直重复着说，我不知道该怎么办，我不知道该怎么办……

镜面校长对我说，孩子有经受痛苦的权利，你让她走，你拦不住她的。

就在我们对话的同时，我看到女儿和那个小男生在卧室里，一起收拾着行李，女儿像是一只马上要脱离牢笼的小鸟，脸上满是愉快的表情，好像对现在的这个家，已经没有半分的留恋。

看着眼前的画面，听着镜面校长的话，我想，也许这一回，我应该试着去放手了。

虽然我在理智上不得不接受女儿离家出走的事实，但在情感上，我依然非常痛苦。两个小孩还在屋子里收拾着东西，我没办法继续待在家里，我冲出了家门，走进茫茫黑夜。

在那个难忘的夏夜里，我深一脚浅一脚地走过那条坑坑洼洼的小路。马路两边是来来往往的车辆，我真的很想一头撞上去，这样，我就再也不用面对这些难题。我止不住地泪流，我内心不停呼唤着我早已不在人世的妈妈："妈妈呀，我该怎么办？我该怎么办？"

也不知道自己走了多久，终于，我的情绪稍微平稳了一些。回到家后，女儿正好也收拾完了东西，我和她隔着门，只听见她用非常轻松愉快的语气说了一声："妈妈，我走了！"便走出了家门，像是一只被囚禁了许久的小鸟，欢欣雀跃地奔向了外面的世界。

女儿主动向外挣脱的力量，以及我努力想要把控势态的挣扎，最后，以我的全面失败而告终。

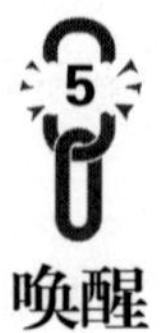

## 唤醒

女儿这一走，就是3个月。

女儿走后最开始的一个礼拜，我的嘴唇上长了一层硬硬的黑皮，像是我的内心已经承载不了的那些庞大的、压抑着的情绪，找到的一个宣泄出口。

那真是一种行走在地狱的尖刀之上的感觉啊。对她的担心和牵挂，常常让我不能入眠，我在夜里辗转反侧，却又毫无办法。正是这种痛彻心扉的体验，彻底唤醒了我，唤醒了我被困住了几十年的、不快乐的、压抑的生命。

就像那首诗中写的：如果爱不能唤醒你，那么，生命就会用痛苦来唤醒你；如果痛苦不能唤醒你，那么，生命就用更大的痛苦来唤醒你；如果更大的痛苦不能唤醒你，那么，生命就会用失去唤醒你。

**生命正是用可能失去女儿这一堂课，给了我的心灵一记重锤。让我第一次痛下决心，去重新审视自己的生命，去治愈自己的伤痛，去认识自己、真正地接纳并爱自己。**

**彻底放开对女儿的关注和抓取，转而关注自己的身心，让**

**自己活得愉悦、自在、不拧巴，保持自我内心的安定，才是我最重要的功课啊。**

我开始用各种方式提升自己的能量，画画、跳舞、学英文、潜意识植入、朗读、观呼吸、公益助人。我做了很多事，每一步，都汇聚到了自我能量提升的江河之中。

我也依照郁金香家长成长学堂的指导，开始执行“三不”[①]，对女儿做到不期待、不迁就、不担心，彻底放开对女儿的控制，也是给自己的心灵松绑。

我不去干涉她在外的种种行动，对她，我做到有求必应，不求不扰。她在外发传单时中暑了，我告知她可以去药店买哪些药；她在生活上遇到问题向我求救，我伸出援手，其余的，我一概不管。

**我终于明白，我需要尊重女儿作为一个独立的生命存在，我应该让她去体验人生的千姿百态，而我最重要的功课，是活出我自己。**

慢慢地，随着我将心收回，随着自我能量的提升，我发现自己逐渐恢复了幽默诙谐的能力，我开始笑对人生，与多病的自己一步步和解。

女儿当时正离家在外，和我通电话时，她说：“自打我离开你后，你变好了。”

也许是因为在外吃了太多的苦，也许是因为感受到了我的

---

① 详见本书下册《青少年抑郁症家长行为指导手册》第二章，第 2、3 节。

松动和变化，3个月后，女儿对我说："妈妈，我要回来了。"

我那从小娇生惯养的女儿，在经历了社会的一番"毒打"之后，再次回归了家庭的怀抱，她品尝了痛苦，也得到了宝贵的成长。

是啊，在外人看来，未成年的女儿离家出走是一个大灾难，但只有我知道，正是这次不平凡的经历，唤醒了执迷不悟的我，不仅给了自己成长的时间，也给了女儿喘息的空间。

这一次离家出走，对女儿来说，是自救；对我来说，是救赎。女儿内心的自主意识，指挥她逃离错综复杂的亲子关系，逃离令人窒息的父母控制。这对双方来说，都是一次解脱和休养生息的开始。

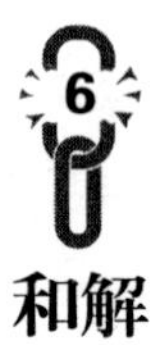


## 和解

然而，我的成长依旧在继续。

是什么让一个天性活泼无所畏惧的小孩，变成一个困在抑郁、焦虑、幻听里，丧失了社会功能，休学在家的精神疾病患者呢？

我看到，其实女儿是没有任何问题的，是我们错综复杂的家庭环境和我错误的教养方式，导致了女儿患上了抑郁症。

所以，我还在担心什么呢？只要我活好自己，松开对女儿的控制，给女儿足够的生长空间，女儿自然会好起来。

我继续脚步不停地成长，我继续坚持每天跳舞、画画、朗读、学英文，还有写文章发公号，我甚至还参加了本地的抗疫志愿者队伍，参加了心理咨询师的课程学习，参加了一个修行群，还报考了职称考试。我还成了郁金香的志愿者，陪伴了许多家长和郁友。

这些事让我忙得不可开交，根本无暇关注女儿的一举一动。女儿也看到了我的变化，经常说以我为豪，频繁在微信上向我表达爱意。尤其是有一天，她把家里收拾得特别干净，让我感动得想哭。这还是一年前那个恨我如仇人的孩子吗？

慢慢地，我也发现，自己的性格完全改变了，突然有了大笑的能力，笑容逐渐多了。

对，我可以笑得像一朵花。对镜舞动，随心自由，做饭时听音乐，做家务时滑动着舞步过去。对，听见音乐，我就要动起来，整个身体仿佛完全打开了。我居然越来越爱赞美别人了。凡欲出口，若不能使人快乐，不必说出口。我突然发现与人打交道变得容易起来了，周围人也越来越喜欢我了。

我活得越来越像一个孩子，我会和路上偶遇的流浪猫打招呼；我和家里的胖猫跳皮筋，忘记了后面怎么跳，还专门去问发小；坐车听到音乐，我会不由自主地舞动起来；我会满足自己突然想偷嘴吃个冰淇淋的想法；我会买自己画画需要的书本画材，这些放在以前，我必然觉得无用且浪费时间和金钱。

我开始选择毫无心机地面对这个世界，不想再做深沉的思想者，而要做个肤浅的体验派。

我学会了与自己的身体在一起，而不是被头脑中乱七八糟的想法缠绕。

我随心而活，活在每一个当下。如果每一个当下都快乐度过，那么未来必然顺遂而至。

随着我的改变和对女儿的松绑，女儿目前已经初步恢复了一些动力，至少，她愿意主动回校上学了，和我也建立起了一种良好的沟通关系。

我的老公也把我的生活照顾得细致周到，从原来爱宅家的一个人，到现在一放假就想带我出去玩。

至于婆婆，我也看到了，未必有一个强势的婆婆就无法沟通。从前我只是一个被动的承受者，其实我也可以是施予者，让爱流动起来，家庭才会有生命力。

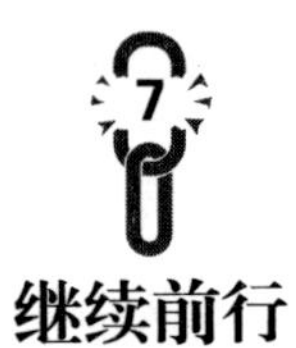


## 继续前行

我在最开始提到，经过了两年休学，女儿愿意回校了。而这对我来说，其实意味着新一轮测验的开始。在今后漫长的人生中，我还要面对女儿人生道路上的种种考验，升学、工作、成家……我是否能够有足够的勇气、松开对女儿的抓取？我是否可以疗愈好自己的伤痛，给她纯粹的爱与信任？我是否可以做到真的活出自我，同时放手让女儿活出她的人生？

虽然未来存在种种的未知，但我至少有了努力的方向和动力，对于现在的一切，我非常感恩。我感谢抑郁症，也感谢女儿，教会我与人生和解，臣服事实，相信生活。

最后的内容，是我想对家长朋友们说的一些话。

首先，我想对各位爸爸妈妈们说，请真的好好修炼，去和自己的情绪好好相处吧！

作为一位母亲，我也特别想对妈妈们说，也许，我们不用做一个事事都为子女考虑周全、事无巨细的一百分的母亲，我们还可以做一个能够健康地表达自己情绪的母亲。

我们中国的很多父母，都有很严重的情绪问题，而往往，这些无法控制自己情绪的父母，对家人会有极大的控制欲。因为这些家长大多内心脆弱，同时，有着对自身生活无法掌控的恐惧感，因为他们无法控制外在的环境，所以就将注意力转向身边的亲人、孩子，以此来获得对于生活的掌控感。

要知道，**家，不仅是爱与温暖的传递通道，往往也会是恨与伤害的传递通道。**如果父母很情绪化，长期从外部向孩子强行灌输、施压，那么，孩子心中的“爱”，很容易被转化成对父母的“恨”，长此以往，孩子会缺乏幸福的能力，同时，他也会丧失对于外部世界的好奇心，从而丧失灵性。所以，父母如果真的希望孩子幸福，就从改变自己、自我成长、管理好情绪开始吧。

其次，当听说我的孩子从重度抑郁、离家出走，到现在顺利回校上学后，许多家长都非常急切地想知道我究竟用了什么方法，给孩子吃了什么“灵丹妙药”？

往往这样问的家长，内心都有一个共同的期待：希望有一个“厉害”的育儿方法，或是一个巧妙的沟通话术，甚至是一所只要把孩子送进去、出来后就能回归正常的特殊学校，可以帮助自己一下子解决所有问题。

可是我想告诉这些家长，凡是说能一下子解决你孩子问题的人，都是有问题的人，不可轻信。凡事需要顺势而为，不可急迫。

我没有办法改变你的孩子，让他去上学，去接触社会，去做一个你眼中的乖顺的好孩子。世上并无一家商店，可以订制一款你心目中的孩子，而我们却意图准备好一个模具，用这个模具去打磨我们的孩子。

难道我们生孩子，是去淘宝上订购一件货品吗？可以按照自己的喜好决定它多高、多长、什么颜色？

我们总是无法接受并面对事实，我们在潜意识里拒绝接受孩子身上让自己不喜欢、不认可的部分，哪怕它们是真实存在的。我们反而要追求一个虚幻的、完美的孩子，正是这样的分裂，造成了我们孩子的情绪问题。

我们为什么不能去爱孩子的本来面目，接纳他当前真实的样子呢？真实才是最有力量的。当儿女不用去讨好父母，不用假装去获得父母的关注，只需要身心合一、自然生长，反而能够结出丰盛的果实。

我们当父母的，能不能安静下来、平稳下来，给孩子一个小小的港湾？让他可以充分地休息，无论他做什么，我们能够为他兜底。给他一个平稳的爱的基调，让他自己慢慢调整，从紊乱的瞌睡中醒来，从紊乱的思维中出来，从当前的混乱中慢慢回归秩序。

你为什么总想一下子解决问题呢？

各位爸爸妈妈，我们需要一个强大的内心来修炼自己，让自己勇于接纳任何后果，并且在后果产生之前，竭尽所能地努力，尽人事听天命。这个竭尽所能，包括去做自己原来没做过的、不愿意做的，包括自我的巨大成长，培养自我巨大的耐心和爱心。我们不能将希望寄托于外部力量的介入，指望着他人来拯救自己，要知道，打开孩子内心的钥匙，永远都在我们自己手上。

我知道这个过程必定非常坎坷，甚至我们有时候会迷茫和不知所措，找不到方向又回到旧的道路，但这都不要紧，你只要能够时不时地停下来，静静地想一想，如何才能让这一生变得更好。我想，我们每个人都有这样的智慧，能让自己找到继续前行的答案。

第一组
孩子视角

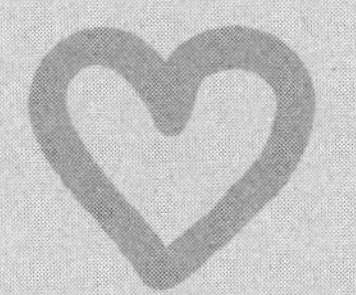

# 父母爱我至深，也伤我至深

“孩子为什么会抑郁？”

我想，这个问句，已经成了一个时代问题。

**讲述人：小七**

背景音乐：《精卫》
歌手：30年前，50年后

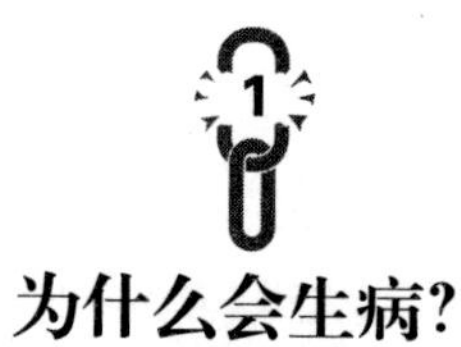

## 为什么会生病?

其实这个问题，很多人问过我，但我都没有正面回答过，尽管确诊了挺久，但我不喜欢聊这个话题，依旧觉得难以启齿。

在确诊双相[①]的那一刻，我不知道这个病的严重性，我甚至有点高兴，因为我终于可以大声地反驳他们：我不是胡思乱想不是矫情做作不是无理取闹，我是真的生病了！

至于为什么会生病，一时之间，我竟不知道该从何说起了。是说自己那个赌博成瘾把工资全部输完，整夜整夜不回家的爸爸？还是那个被爸爸举起的菜刀吓坏，摔门而去的妈妈？是说我那一落千丈的成绩，还是我青春的迷茫？是说我和妈妈无休止的争吵，还是让人崩溃的学习环境？是说我分崩离析的友谊，

---

① 双相，全称双相情感障碍。属于心理障碍，是一种躁狂与抑郁相交替发作的严重精神疾病。

还是那一辈子难以释怀的校园暴力？

好吧，那就先从我的原生家庭开始说吧。

在我小的时候，父母总爱吵架，爸爸总爱去赌钱，次次输、次次赌，妈妈怎么说也没有用，他们之间的矛盾越来越深，甚至大打出手。而我只是一个小孩，我帮不到妈妈。

那时候的我，在日记里面写道：**如果我没被生出来就好了，这样妈妈就可以离开爸爸，我就不会是妈妈的累赘了。**

童年发生的种种过往，我永远都记得。

有一次，妈妈半夜跑了出去，我发了疯似的到处找妈妈，眼泪怎么也止不住。还有一次，爸妈吵架，妈妈说要回老家。放学回家后，我的心在颤抖，我好害怕一回家看不到妈妈的身影，我好怕妈妈掉眼泪，看着她发红的双眼，我一个字都说不出来。

那时候的我恨透了爸爸，但我什么也做不了。

初中，可以说是我人生中最快乐的时光，也是我最难过的时光。为什么这么说呢？在初中，我交了两个知心的朋友，我很爱她们，事事把她们放在第一位，可三个人的友谊，似乎总有一个人是多余的。当我看着她们两个手拉着手的背影时，我感受到自己被忽略，于是，我选择了退出。

有些人走着走着就散了，我终于明白这句话了。三个人走在一起的时候，真的会有一个人被落下、被遗忘，而那个人就是我。

我从小就多愁善感、极度敏感，加上那段日子，我和家人之间的感情也不顺，成绩也逐渐下降，我开始入睡困难，从刚开始的半小时入睡，到后来的一个小时、两个小时入睡。我记得自己独自在深夜看着窗外平静的一切，我无法形容那一刻究竟是岁月静好，还是黯淡无光。

随着长期的入睡困难，接踵而来的就是心情低落，我生活中的一切好像都失去了光彩，我感觉我的整个世界都是黑暗的，看不到一点点光了。

到了初二，我开始自残了。

我拿着小刀在自己的手上划了一道又一道，我不知道自己怎么了，我感觉自己很病态，和周遭格格不入。轻生的念头在我的心里叫嚣着。

可能现在很多人会觉得这在青少年群体中是一件很“非主流”的事情，是跟风，可是在当时，在我的生活中，我并没有接触过抑郁症三个字，自残和抑郁症也不是什么潮流，我只是觉得自己压抑的情绪需要释放。

我成了一个偷偷摸摸在角落里伤害自己的神经病，一点声音和动静都会把我吓一跳，这是属于我的秘密，我恐惧被别人发现。

有一个我这辈子都无法忘怀的画面。有一天，在课间，我的眼泪怎么憋都憋不住，看着教室里没什么人，我就拿出小刀划在了手腕上。那时候我真的很烦躁，我一用力，看到鲜血汹涌地流了出来，我一下慌了神，我害怕被人发现。

忽然，一阵笑声传来，声音并不算大，可那一刻，我觉得那声音好刺耳好刺耳。

“她自残呃。”

我的脸一下涨红了，我的鲜血染红了课本，可我已经顾不上了，我只想找个地洞钻进去，那时我真希望自己死了。

虽然我很慌张，可我一点都没有表现出来，我没有说话，没有继续掉眼泪，只是默默地拿纸把手上的血擦干净。那带着嘲讽的笑声，我这辈子都记忆犹新。

让我更绝望的还有我的成绩。我的成绩一直是班上的中上水平，可随着我情绪的波动，我的成绩越来越差。我真的学不会，数学让我彻底怀疑自己，我是不是根本就不是学习的料。

青春期的叛逆我也没能逃过。因为一个礼拜回一次家，我和父母也有点生疏了，话也少了很多，不爱听父母的唠叨。那个时候，我总是被妈妈骂，然后一声不吭默默流泪，但是不管父母怎么说怎么骂，我知道他们是爱我的，我也一样爱着我的父母。

可是有一次，当我听到我的妈妈叫我去死的时候，我真希望我死了。我一个人跑出去，站在河边，看着那肮脏的、深不见底的河水和远处漂来的垃圾，我好想跳下去，好想好想，我在河边站了好久好久，可是我并没有跳下去，河水太脏，父母的眼泪我承受不起。

随后的日子，我继续自残，满脑子都是轻生的想法和死去的场景。

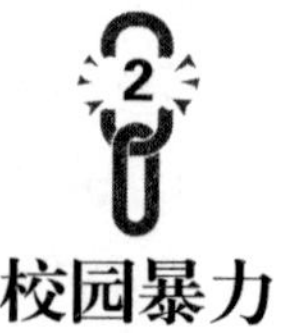

# 校园暴力

说说校园暴力吧。

由于中考失利，我不得不回家找了一所不太好的高中读书。到了那里，我才发现那儿居然是一所艺术学校，但是脚已经踏进去了，我不得不硬着头皮前进。

说实话，我没见过这么差劲的学校。学生全是两三百分的成绩，上课打游戏、闲聊、睡觉，一节课下来，听课的人十个都不到，甚至闲聊的声音比老师的讲课声还大，老师也管不住，我快被这个学习环境逼疯了。

夜晚休息的时间，我也没被放过。宿舍的室友总是闹到很晚都不睡觉，吵闹的声音此起彼伏，让人睡不着。我从来没有在课堂上睡过觉，所以我只能趁着课间十分钟眯一会儿，再赶紧爬起来听课。

同学之间也不好相处，我终于明白了鲁迅先生说的“人类的悲欢并不相通，我只觉得他们吵闹”这句话的意思，班级里到处都是打闹声、聊天声，不知道为什么，我的火气就冒上来了，我好烦好烦，但我没有任何的办法。

也是在这段时间里，我遭受了最让我无法释怀的校园暴力。

其实一开始，我并没有意识到我遭遇的是校园暴力，可能施暴者自己都不知道他们的行为对我造成的伤害，究竟是我太敏感还是他们做错了，事到如今，我已经分不清了。

我只记得那个被丢出教室窗外的小本子，我只记得那本我一笔一画写下的笔记本被扔在地下踩烂，我只记得那晚我流下的无助眼泪，我只记得在班里被体重悬殊的同学推得连连后退，我只记得冬天被丢在肮脏角落的外套……

可我不敢反抗，也不敢说不。我不仅讨厌施暴者，更恨懦弱无能的自己，在无数的夜晚，我都想杀死昨天懦弱的自己，可我做不到。

可以说，遭遇校园暴力的高中生活，是我抑郁症爆发的导火索。

## 从开朗爱笑到胆小自闭

青春期遭遇这一切，对我最直接的影响就是我的性格变了。

记得在初中时候，我还是很开朗爱笑的，好朋友总说我笑起来像鹅，“嘎嘎嘎”个不停。我爱笑、爱闹、爱疯，以至于当别人听到我生病的消息后，都是不理解和不相信，就连妈妈也说，你以前是很快乐的一个人，怎么变成这样了？

上了高中之后，我的性格开始变了，我不再爱笑，也不在教室里面嬉戏打闹了，教室里的嘈杂声让我无比烦躁。

后来复学，我来到新的环境，面对新的人，愈发感到煎熬。我坐在教室的第一排，面对来来往往的同学，我甚至不知道跟谁说话。杯子里的水没有了，饮水机就在我的正对面，一米的距离，我居然连站起来去接水的勇气都没有。

我知道，我的生活没有观众，每个人都很忙碌，没有人会去关注你要去做什么，可是我依旧不敢迈出那一步。

每一次上学的路上，我都要酝酿好久的情绪，一走到学校门口我便开始心跳加速，我害怕进去面对同学，害怕与人交流。

其实在休学前，在学校，我也一直是一个人，偶尔觉得孤单，一个人也觉得尴尬，上课下课吃饭，我都低着头，害怕遇到同学，纠结要不要打招呼，如果打招呼我应该说什么。

很多时候我都假装玩手机，我一直滑动手机，就好像是在告诉别人，我不是不打招呼，我只是玩手机没有注意到，避免尴尬，这是我唯一能想到的办法了。

我害怕和同学交流，更害怕进入社会。我不敢一个人去理发店，不敢去店里买东西，在路上看到心心念念好久的汉堡店近在咫尺，我也没有勇气走进去，我不明白我为什么会变成这样一个胆小鬼。

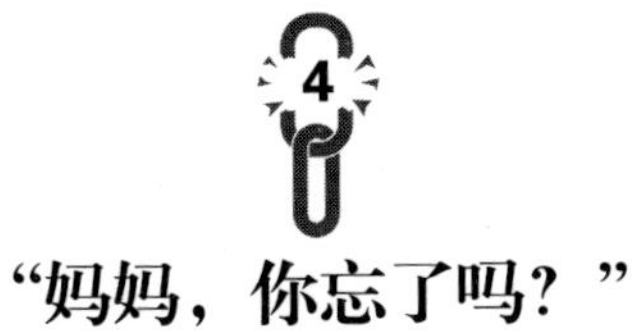

# “妈妈，你忘了吗？”

压抑的高中生活，加上没有来自父母家人的支持和理解，终于让我的情绪崩溃了。

我永远不会忘记，在2021年4月26日，我瞒着所有人独自去医院做了检查，并确诊为抑郁症。

那段日子，现在回想起来是浑浑噩噩的，我每天陷入黑暗之中，只想着如何离开这个世界，我明白这个想法是不对的，但我无法把它从脑海里消除，所以我打算求助。

我来到了当地的一家精神病医院，我还记得当时接诊医生的名字。我感觉一个人好绝望，拿到报告单的那一刻，我觉得我的人生好像就这样了，我控制不住我的眼泪了。稍稍整理情绪后，我告诉自己，不能哭不能哭，不能让别人看到。

当时，我并没有打算将这件事告诉我的父母，因为我觉得难于启齿。但随后突如其来的心悸，让我乱了阵脚。我无法缓解，很难受，只能告诉妈妈，说我生病了，可是我并不想让她知道我的真实想法，我也不敢。

妈妈领着我去了医院，但我不敢说实话，医生说没多大事，我又回到了学校。可是在学校的每一天，我的痛苦都没有得到任何缓解，我无法入睡，眼泪也是说来就来，我想离开，这种想法越来越强烈。

我再一次被抑郁症打败了，我终于把自己的真实想法告诉了妈妈。我再次站在医院门口，医生给我开了药，妈妈为我请了假，我也办理了休学。中间父母觉得我的情况有所好转，想要为我办理复学，可是他们不知道的是，此时我正在计划着如何离开他们，得到解脱。

医生开的药我存下了，我又在网上买了一样的药，我默默看着它们的数量慢慢增加，盘算着离开的日子。其实，有时候连我自己都不知道自己在想什么，我甚至一度以为自己没有病。那段日子，我也挺开心的。我有讲不完的话，用不完的精力去逗别人，但情绪说来就来，我就是觉得活着真没意思。

开学的日子要到了，我计划好了一切。2021 年 8 月 13 日，那个晚上，我实施了我的计划，我望着准备发给妈妈的草稿，犹豫了很久才发出去。随后我吞了药，整整 300 粒的药，我一粒不剩地全部吞进了肚子里。我以后再也见不到父母了吧，我真太不是人了，父母把我养这么大，一想到这个，我的眼泪就控制不住，可是我真的好累啊，好想离开。

当我醒来的时候，是在一个很大的房间里，我清楚这里一定是医院。一瞬间，我想到自己的所作所为，我为什么还活着，为什么啊？我被救了，我失败了。

我没有脸去见我的父母，我更不知道该如何去面对他们，为什么我没有成功？我身上插着很多管子，还吸着氧，我尝试讲话却发不出声音。我呼吸困难，躺在那里很难受，但是心里的难过远比肉体的痛苦更让我难以承受。

我不知道该怎么面对，也不知道该怎么解释，我很害怕，我害怕被责怪。

我永远也忘不了妈妈拉着我的手向我道歉，对我说她不能没有我，父母这一辈子累死累活，都是为了孩子啊。

是啊，我的妈妈对我很好，她很爱我，我也很爱她。

可是妈妈，你忘了吗？

在我确诊之后的几乎每一天，你都会问："你为什么会这样？难道我对你不好吗？这个家有什么亏欠你的？你还有什么不满意的？"

你忘了吗？你忘了我洗碗后找不到抹布时，你对我的责骂了吗？你忘了我上学前找不到毛笔，被你扣在家里不准去上学的那个中午了吗？你忘了我一句玩笑般的话，换来你劈头盖脸的谩骂了吗？你忘了你说后悔生下我，叫我去死的那个晚上了吗？你忘了我因为小事受到了委屈，跟你哭诉，换来的是你的那句"真矫情"吗？

也许你都忘了，可我依然都记得。

我只在你面前掉过一次眼泪，那就是在我第一次轻生，从 ICU 转到普通病房，你拉着我的手掉眼泪的时候。那是我长这么大，第一次在你面前掉眼泪，其他时候，我都不敢让你看见。因为我不知道你是否会在我的伤口上，再插上一把刀子。

如今我生病了，你却对我说："要会撒娇，会哭的孩子才有糖吃。”

妈妈，你不觉得可笑吗？当初，我在你面前撒娇的时候，我永远不会忘记你嫌弃的语气和神情，现在我长大了，你却告诉我，会哭的孩子才有糖吃，可是，妈妈，我已经做不到了啊。

你还记得每一次，学校要我们交杂七杂八的费用时，你破口大骂的语气了吗？后来不管要交什么钱，每次话到嘴边，我都不敢开口，我知道你骂的不是我，可我也害怕啊。

我从小爱唱歌，我羡慕那些能够站在舞台上唱歌的人，那时候他们好像发着光一样，我就连做梦都梦到自己终于站上舞台唱自己喜欢的歌了。

记得初中音乐老师曾经说，如果有想学唱歌的，每个月交三百块钱，他亲自教。有两个爱唱歌的女同学去了，我也很想去，可话到嘴边，我又咽了回去。这件事情，我从来都没有向你提起过。

你忘了我因为贪玩没回家洗澡的那次，那个被你打断了的铁衣架吗？不，你没有忘记。直到现在，你也爱当着我的面，跟别人炫耀说，我被你打一顿就打乖了，仿佛你做了什么伟大的事情一样。

从小到大，每一次我做家务，都是提心吊胆，因为我知道我一定会被骂。我每一次认认真真做事情妄想被你夸奖的时候，我的期盼都石沉大海，而责骂一顿没少。

在我的青春期，我们之间的话越来越少，各自的脾气却越来越大，经常一句话不投机就会吵起来，到后来，我也不再反驳你什么了，我只选择沉默。

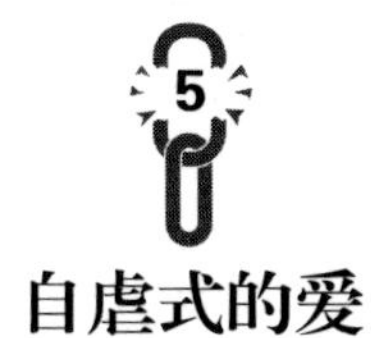

## 自虐式的爱

再说说父母的付出吧。我知道他们很爱我，他们早出晚归，努力赚钱，只是为了给我更好的条件。

爸爸妈妈总爱说，就算砸锅卖铁，也要怎么怎么样；爸爸妈妈是为了你才怎么怎么样；如果当初不是为了你，我就怎么怎么样了。作为子女，听到这些话，其实心里面不是感动，而是会产生负罪感。我会觉得我父母的人生中，所有糟糕的部分都是我造成的。

> 父母用整个一生去等待孩子的一声道谢，孩子却等着父母的一个道歉。真心希望父母在爱子女的时候，能够自私一点，更爱自己一点，我们都希望父母是因为自己而感到幸福。

这是我在一个社交平台上看到的一段话，仿佛就是在形容我的感受一样。

我想起我的父母每一次“自虐式”的付出，我除了感到抱歉，还是抱歉。我记忆犹新的还是我爸的那一句："你要是不这样，我第二层房子都建好了。"是的，都是我的错。

很多时候我都在想，是不是我消失了，他们才能过得好一点，是不是我死了，他们才能更幸福？

我也知道父母做这些事情、说这些话，只是想让我更懂事，可是我的理性永远战胜不了感性，我只会想，没有我他们会更幸福。

很多时候我都觉得自己挺懂事的。我和同龄人一样爱玩爱吃，可是路上遇到好吃的美食我都不敢买，看到好玩的东西我也不敢看，我想着，只要自己不去看，我就不会这么想要了，就可以不花钱了。

高中时期，我开始勤工俭学，用打扫食堂换取每个月的饭钱和额外的两百块钱，这样我就可以不向父母要生活费，就可以不让他们为此生气发怒了。

每一次吃完饭，我都拿着抹布和铁盆去打扫同学们吃脏的桌子，大家都是同学，多多少少都是认识、见过的，每一次收获那些异样的眼光，都让我想逃离，可我还是坚持做了。

后面，我又开始每天爬到教学楼五楼，帮老师们打扫办公室，也只为了每个月的两百块钱。

第一次轻生醒来后，那时候我想着，反正不知道能活多久，就对自己好一点吧，我拿亲戚来医院看我给的现金，买了自己喜欢的小裙子。从 ICU 出来，不到半个月的时间我瘦了十多斤，我终于穿上了自己心心念念的小裙子，可妈妈却说："你以前不是这样的，怎么现在这么自私了？”

我没有反驳，我也无力反驳，原来在满心欢喜的时候被自己爱的人泼冷水，是这样冷啊。

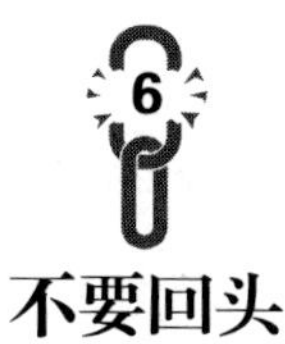


## 不要回头

短短一年半，我三次轻生，进了三次 ICU。

我不知道在 ICU 那道厚厚的门外，父母绝望的面容是怎样的，但是在普通病房，我看见了妈妈的眼泪。从来不掉眼泪的爸爸，在喝醉之后，当着我的面崩溃大哭，跟我说：“你知道我在外面上班哭了多少次吗？”

马上 19 岁了，那是我人生第一次看见爸爸掉眼泪，那个晚上他哭得像一个丢了糖的孩子，我很心疼，但我说不出半个字。

因为割腕，我缝了 18 针，那些疤痕刻在了我的手腕上，也刻在了我心里。但我依旧在尝试好好生活，我热爱生活中每一个美好的小瞬间，我会为在风中摇曳的花草驻足，会拍下每天的日出日落，我每天早睡早起，好好吃饭。

现在的我，仍然是一名重度抑郁症患者，我依然在想活着的意义，在想我为什么而活。我看着同学学业有成，看着那些步入社会、经济自由的人，我很羡慕，因为我现在是一个需要药物控制情绪的“废人”，一个在昏暗房间思考活着的意义的

19 岁病人。

虽然直到现在，我也没得到答案，但我想告诉那些和我有相似经历的抑郁症患者们。我们要努力活着啊！总有人在乎你的冷暖，总会有人出现，用心来爱你。

如果你是和我一样的同龄人，在此，我想告诉你的是：不论有多绝望，不论你的童年有多少不快乐，不要回头，往前走吧。转角是什么，你要转过去才会知道，在抗郁的道路上，你不是一个人在战斗。

如果你是父母，我想用我的这一次呐喊，恳请你们去看见自己的孩子，去听见他的每一声求救，去反思一下，为什么自己和孩子会有隔阂。一段良好的关系是需要双方共同维护的。我想，没有哪个孩子不爱父母，不要质疑孩子给你的爱，只不过，孩子会比你想象得更敏感、更脆弱。

最后，愿天下抑郁的孩子能够越来越少，愿更多人的童年能够无忧无虑。

## 醒来[1]

如果爱不能唤醒你
那么生命就用痛苦唤醒你

如果痛苦不能唤醒你
那么生命就用更大的痛苦唤醒你

如果更大的痛苦不能唤醒你
那么生命就用失去唤醒你

如果失去不能唤醒你
那么生命就用更大的失去唤醒你
包括生命本身

生命会用生命的方式
在无限的时间和空间里
无止境地来唤醒你

生命会用生命的体验
在无尽的生死和轮回里
不停息地来唤醒你
直到你醒来

---

① 《醒来》这首诗歌广泛传播于网络，作者释隆奇，生平不可考。

第二组 孩子视角

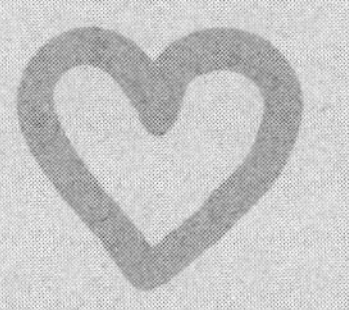

# 有坏蛋占据了爸妈的身体

每当爸爸要和妈妈吵的时候，爸爸往往会先点一支烟，然后将打火机扔到桌子上，当打火机发出“啪”的一声，就意味着一场激烈的争吵要开始了。而当他们争吵了一段时间后，爸爸做深呼吸、发出喘息声的时候，那就是他准备动手了。

**讲述人：雾清**

背景音乐：《鬼》
歌手：草东没有派对

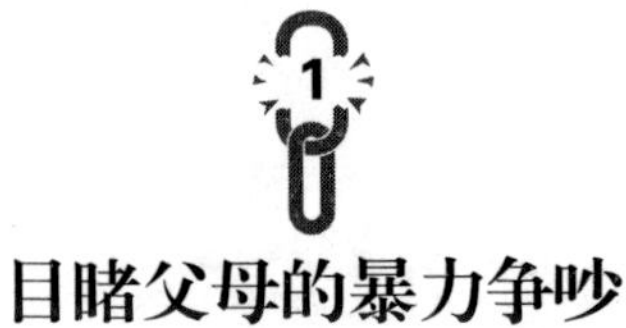

## 目睹父母的暴力争吵

我和负能量抗衡，已经有 16 年了。

在没有落笔之前，脑子里真的有很多话想说，可是，当真正动手写的时候，脑海里的话语却消散得一干二净。

那就暂且按照我那不完整的回忆，来记录一下我这一路的故事吧。

我出生在很普通的一个小县城里，妈妈是教师，爸爸也有稳定的工作，单看表面，说实话，我也看不出来有什么问题。

我的妈妈是一个在外人眼里很厉害、很善解人意的优秀女性，爸爸在外人眼里也是热情友好，而我在外人眼里，是一名开朗大方的女生，从小性格阳光活泼。

就是这个有着善解人意的妈妈、热情友好的爸爸、开朗活泼女儿的家庭，在我留存不多的童年记忆片段中，两天一小吵、三天一大吵。

在爸爸跟妈妈吵架非常激烈的时候，那个小小的我，会哭着、拉着妈妈逃离这个家，是的，我想要保护妈妈。

记得有一年，我还未满 10 岁，因为一次激烈的争吵，我拉着妈妈一起跑到山上躲避。在逃上山的途中，我的腿被树枝划了一道很长的口子，流了好多血，可我没空在意，我甚至不敢大声呼吸，因为我怕我们被爸爸找到，我怕妈妈再次被爸爸暴力对待。

其实，妈妈自己也离开过家好多次，她不带着我，也不接我的电话。当我发现妈妈不见了的时候，我就哭着求奶奶带我去找妈妈。记忆中，我弱小的身躯好像跑遍了整个县城，我不知道累，我只知道，我不能没有妈妈，我要妈妈。

回想这些模糊的故事片段的时候，我发现，我那时候好像真的很小很小，还没有公园里的健身器材高。

还有一个令我记忆犹新的细节：每当爸爸要和妈妈吵的时候，爸爸往往会先点一支烟，然后将打火机扔到桌子上，当打火机发出“啪”的一声，就意味着一场激烈的争吵要开始了。而当他们争吵了一段时间后，爸爸做深呼吸、发出喘息声的时候，那就是他准备动手了。

这时候，我的内心就会激烈地自言自语：“他们会不会吵架？”“千万别打架，求求你们了。”巨大的恐惧感让我选择讨好他，以平息他的怒火，我总是边哭边喊：“爸爸最好了，爸爸最好了，爸爸别打妈妈。”

现在，每每听见类似的争吵声或者感受到冲突的氛围，我就会瞬间害怕；当我听到打火机的声音和沉重的喘息声，我会不由自主地身体紧绷。

记忆中，爸爸妈妈最激烈的一次争吵，是爸爸拽着妈妈的头发直直地往墙上撞。每当一些电视剧里出现这种片段时，我都会咬牙切齿，更何况，现在发生在了我的妈妈身上……

我本来一直不明白妈妈相册里那些受伤的照片是怎么来的，后来，我才知道，原来我不在家的时候，发生了很多很多事情……

于是，为了保护妈妈，我更不敢离开家了，我宁愿自己生活在一个令我窒息的牢笼里面，也不愿看见自己爱的人被伤害。

妈妈，对不起……

总之，这些挥之不去的记忆，像毒瘤一般存在我的脑海里，直到十几年后的今天，依然没有去除。

小时候，在他们争吵完之后，他们还会对旁观的我说一些话。爸爸对我说："我不会无缘无故打她，她说话太冲。"妈妈则对我说："你外婆问你爸妈是否吵架的时候，你就说没吵过。"

**可是，好像没有人站在我的角度，去考虑我的感受。**

妈妈心疼外婆，怕外婆担心她，可是我作为她的女儿，我是看着他们吵架、她被打的，我又是什么心理感受呢？

当我向外人说爸爸过分的时候，他们会告诉我，因为你是女生，所以你妈妈管你比较多，你才会觉得你爸爸过分；当我说妈妈过分的时候，他们又会说，你妈妈不容易，多体谅体谅你妈妈。

总之，在不同人的眼中，妈妈是容易被欺负的，很可怜，让人心疼，爸爸理所当然是可以摆烂的，而我的感受，一点也不重要，我在他们眼中，依旧是那个矫情不懂事的孩子。

**好像所有人都在指责我，好像我是一个错误的存在，好像我很不懂事**，纵使我努力改变，身边的人也好像从来看不见似的，他们会把我的缺点无限放大，他们好像自动屏蔽了我的努力。

这样的生活持续到第 14 年的时候，我彻底疯了。

## 抱着同归于尽的态度，他们终于带我去看病了

其实，早在八年级的时候，我就病得很明显了。很痛苦，不单单是抑郁包围着我，更多的是强迫，精神上的强迫，我仿佛受到了控制，明明知道正确的答案，可我仍然会钻牛角尖去思考为什么不用错误的答案。

我当时真的受不住了，我向爸妈求救。他们却告诉我：“这很正常，我小时候也这样，我还以为是什么大事呢。”

就这样拖拖拉拉又是一年，到九年级寒假的时候，我又发病了，这一次，我被爸爸追赶到了大街上。我现在不知道那天具体发生了什么，想不起来了，总之，那天下午，我抱着同归于尽的态度，让妈妈带我去看病。

很幸运，那天我疯得彻底，于是，我如愿到了心理咨询室。妈妈把了解的状况告诉了爸爸。没过多久，我又去了濮阳第六人民医院，接受住院治疗。

入院后，爸妈也发生了改变，翻天覆地的变化，弄得我受宠若惊，我也放肆起来了。因为自己过度放肆，寒了爸妈的心，渐渐地，一切好像又回到了原点。

2021 年 2 月中旬到 6 月，是我最开心的一段时间，我可以用短短的几个月去治愈我破烂不堪的心。那段时间是我最惬意的时候了，因为我住到了三姨家，那是我以前奢求不来的。

平常，我会跟着三姨去接表弟放学，等他们有空了，三姨就会骑着她的三轮车带着我们去玩。在这三个月的时间里，我玩了以前从来没有玩过的东西，得到了我奢求不来的快乐。

爸妈相比以前确实变了很多，但他们依然争吵不断，而我的恐惧依然没有消失。

虽然爸爸不再动用暴力，但他开始以教导我的方式，变着法地指责妈妈，让我很讨厌。当我把他的心思说破的时候，他会说："你说这干啥？"然后发脾气，大吼大叫。

其实我爸不知道的是，我的那些让他看不惯的行为，都是复刻他的。当我按照他对待我的方式对待他时，他就会生气，说我这不对那不对，但他不知道，其实我是他的影子啊……

## 是不是有坏蛋，占据了我爸爸妈妈的身体？

就这样，时间到了现在，和爸爸妈妈生活在一起，我好像带着任务一样，他们亦是如此。他们好像不会笑，我好像也找不到笑的理由……

**我一直有一个可怕的念头：我现在的爸爸妈妈，不是我真正的爸爸妈妈，而是两个“怪物”、两个“坏蛋”，它们占据了我爸爸妈妈的身体，而我真正的爸爸妈妈，被它们吃掉了……**

我也知道爸爸妈妈是爱我的，可是，他们爱我的方式，太过于沉重，也太过于极端。

当我和他们观点不一样的时候，他们老是习惯性地否定我，说我认知有问题，但否定了之后，却不给我指明正确的方向。

有的时候我真的无法开口，因为当我准备说出一些话的时候，我脑海里已经可以复述出来他们会回应的话了。

比如，当我说“你这里不对”的时候，他们会问我“那你说我该咋做吧？”；当我指出来的时候，他们又会说“按着你想法来呗”；当我诉说了很多我们共同的问题的时候，他们又会说“不，你说这么多是想表达什么啊？”，是啊，我想表达什么呢？我也不知道。

我以为他们可以从我直白的话里明白我的难受，然而他们总是听而不闻。不管我说什么，不管我如何表达，他们都不能领会我的意思。

每当产生矛盾的时候，他们总是说，我不跟他们交谈，可是每每我鼓起勇气和他们交谈，又总是不欢而散。对我来说，和父母的交谈，好像根本没有什么意义。

**是不是真的有坏蛋，占据了他们的身体，让他们听不见我的呼救，也看不到我的难受？**

现在，我的强迫症好像又回来了。

以前喝药的那一段时间，远离了强迫症，我真的好快乐，我不会再重复做一些自己不喜欢的事情了，也不会害怕被看不见或者没有生命的事物责罚，不会让不属于自己的想法占据自己的大脑。

举个例子吧。那个时候，如果饭桌上有四道菜，而我只吃了其中三道菜，最后一道没吃，我脑海中就会出现一个声音，是那道没吃的菜在指责我不公平，说自己被其他三道菜孤立了。而我，没办法去停止自己头脑中这种思维的运转。

可现在，这种病好像又复发了。一句话，我会因为自己说得不满意，就重复地去说；我会害怕别人听不懂我的话，重复地去解释。我完全无法控制自己，我真的好难受好难受。

所有人都在期盼着我好起来，健康起来，他们总是说对我抱有很大的期望，可是，我连可以呼吸喘气的空间都没有啊！

就好像一个人摔倒了站不起来了，其他人总是告诉他，“你站起来啊，你努力一下啊”。可事实上，身边连一个扶他的人都没有。

爸爸妈妈、我的朋友、亲戚们，这两年那个“刁蛮、霸道、胡搅蛮缠、丧尽天良”的我，不是真的我！我知道真正的我不是这个样子的，不是一个任性霸道的人，也不是一个不听父母话只会伤害亲人的人！

属于我的意识，被它吞噬了！难道你们感觉不到我不正常吗？

爸爸妈妈，我求求你们醒醒，救救我，把它从我的身体里赶出去！

## 我今年才 16 岁，我真的很想尝一尝甜

现在的我，感觉自己的身体好像被三种意识同时主宰：混沌糊涂、极度理智、理智糊涂。

混沌糊涂的意识，主导了我近两年的身体。确诊的那一年，对于我干的所有的事情，我已经完全没有了记忆。可以说，混沌的状态，摧毁了我的自我意识，击垮了我的身体，让我的父母对我失望，让我的朋友远离我，让我的学业被自己亲手毁掉。

而极度理智的意识，让我接近疯狂。我的头脑有时像一台高速运转的机器，我总是会在没有防备的情况下被它带入思维的深渊，我经常越想越乱，然后跌入情绪的谷底。

当糊涂和理智相结合的时候，我的表现是开朗活泼、毫无病态的，我可以和别人正常地交谈，但是，那种不正常的、过于兴奋的感受一直伴随着我。

事到如今，我只想把那个真正的自己找回来!

我知道，有很多和我一样的郁友、同龄人，他们好像也迷失了自己，我希望我们都可以醒来，去拯救自己，去爱自己!

有一个小说作者说过：人生就像上帝抛给你的一枚硬币，不是说转到哪面是哪面，而是说，你想成为哪一面。

我带着这些话，去抵挡外界对我的伤害，当然也有撑不住的时候，那就大哭一场，抹干眼泪再一次站起来，去保护自己!

是的，我今年才 16 岁，我会迷茫，我会消沉，我会摆烂，但我不会放弃，因为我经历了酸苦辣咸，而我真的很想尝一尝甜。

第二组

家长视角

# 装病的儿子

我完全不曾想到，在我漫长的人生里，遭遇的第一件自己觉得完全无法把控的事，竟然是孩子的事。我不知道为什么从小乖巧懂事的儿子，突然会变成这个样子，甚至连书也没法好好读了，更要命的是，他完全不按照你所设想的道路前行，而你对此毫无办法。

**讲述人：岁月弦歌**

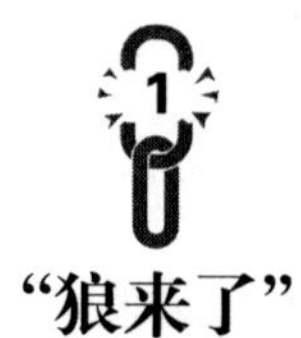

## “狼来了”

“狼来了”的故事，我想大家都是耳熟能详的。

我们家，曾经也上演了一出“狼来了”的故事，只不过，我们这个故事中的恶畜，不是狼，而是一只名为抑郁的黑狗[①]。

从儿子出生开始，他就显露出了超越同龄人的聪明和机灵，我们也和所有望子成龙的家长一样，为他的成长创造一切条件，小学读的是当地最好的小学，各种培训班安排得满满当当的，初中进的也是名校。他的学习一直没怎么让我们操心，他的成长，也是一路被光环和鲜花围绕着。

在我眼里，他就是一个聪明绝顶的小孩。

---

① 英国首相丘吉尔将人生中的黑暗低潮时期称为“黑狗”。他曾说：“抑郁就像只黑狗，一有机会就咬住我不放。”丘吉尔之后，“黑狗”便成了英语世界中抑郁症的代名词。

所以，初二下学期开始，当儿子频繁地说自己肚子疼、拉肚子，上学经常迟到，吃药也不管用，去看医生又看不出什么名堂时，我便觉得，这是我那聪明的儿子为逃避学习找的借口。一时间，我感到很火大。

后来，除了肚子疼，头疼、发烧等各种说法也都出现了，有时有症状，有时没有症状，我便更加认为是他在装病。

虽然我在心里已经认定这是我儿子为了逃避学习所使的“小伎俩”，但我还是带着他去医院了。那段时间，我至少带着他去各个医院的科室看了几十次，做了能做的全部检查，但都没有什么结果。还有数次，儿子半夜提出要我带他去医院看急诊，父子俩白白折腾一宿。

我更加坚定了自己的想法。当儿子对我说自己身体又不舒服时，我也愈发不耐烦了，心想这个“小骗子”，又来折腾人了。

再到后面，儿子提出要去医院，我更厌烦了，我直接对他说，你自己去吧，我不去了。我就像那个童话故事中被欺骗和捉弄了数次的农夫，内心已然失去了对儿子的信任和耐心。

后来，随着他迟到、缺勤的频率越来越高，我的火气也是越来越大，和他的关系也越来越差，冲突越来越激烈。

当时，我和儿子住在我工作的大学附近，妻子在城里上班，只在周末回一趟家，夫妻俩相隔几十公里。矛盾逐渐激化的父子俩，又不得不生活在同一屋檐下，家里的气氛差到极点。

记得有一次，在父子俩爆发又一次冲突之后，他买了刀片、红酒，吃了百乐眠，把自己关在浴室里，浴缸里放满水，穿着衣服坐进浴缸里。他被发现后，把我和妻子折腾得够呛。不过我虽然嘴上还是哄他，但我心里已经认定他就是在恐吓我们，我依然不相信儿子有什么心理上的问题。

就这样，拖拖拉拉到了初三下学期，他直接整周整周不去学校了。不仅缺席学校的统测，在家还把自己锁在房间里，不愿意和我们说话，甚至不出来吃饭。我真是痛苦、彷徨、无奈，想着他可能中考也不去参加了，最后连初中都毕不了业，只落得一个小学文凭，那他将来可怎么办啊。

心如刀绞的我，真是痛苦得想去撞墙。

此前，我完全不曾想到，在我漫长的人生里，遭遇的第一件自己觉得完全无法把控的事，竟然是孩子的事。我不知道为什么从小乖巧懂事的儿子，突然会变成这个样子，甚至连书也没法好好读了，更要命的是，他完全不按照你所设想的道路前行，而你对此毫无办法。

不知道原因、看不到希望的我，那段时间真的是每时每刻都处在内心的煎熬当中，我的好多白发，就是在那时冒出来的。

记得当时，因为要调整教室，班主任让我去学校收拾他的东西。到他们教室后，我看到其他孩子在那里说说笑笑，阳光活泼，而我蹲在那里默默收拾儿子的东西，眼泪只能往肚子里咽。

随着中考逐渐临近，我的焦虑也开始直线上升。市统测开始那天，他又说他发烧，我摸了一下他的额头，没感觉发烧，但我毫无办法。中午的时候，他的班主任和年级组长到家里来请他，在老师半劝半哄之下，他在脑门上贴了一张退热贴，跟老师回学校去了。此后的二十多天，虽然偶有迟到、请假，不过我基本又回到了每天接送他的正常生活，我以为是儿子想通了。

中考成绩出来后，没想到还超出了一级一等高中的录取线10多分，这个成绩出乎我们意料，也出乎他自己的意料。

因为考得不错，儿子和我的精神头都回来了，于是我到处奔走去帮他考察高中。事后回顾，其实儿子虽然长期请假，但是升学的念头一直没有熄灭，在家里自己还是学了一些。

那时候，我根本不知道抑郁症，也压根没想过“黑狗”会和我的儿子纠缠那么久。

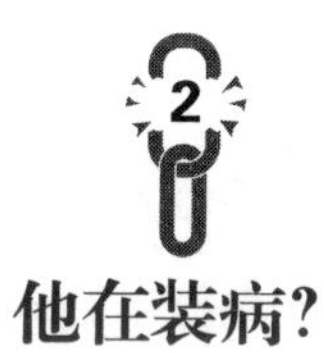


## 他在装病?

就这样，儿子坎坷的初中生涯结束了，我本以为可以和这段令人痛苦的回忆彻底告别，但没想到，更大的考验还在后面。

进入高中后，因为中考的成功，也因为学校的风气带动，第一年基本正常，儿子还竞选上了学生会副主席，科技活动周也拿到第二名，代表学校去北京交流学习。因为儿子住校，我也不用每天接送他，把更多的时间精力投入到了自己的工作和学习中，我们家似乎过上了幸福的日子。

但在幸福中，抑郁症的阴影又开始逐渐显露。

高一下学期，因为文理分班，能和他处得来、他也比较信服的班主任调去了理科班当班主任。接近期末的时候，他又开始说肚子疼、头疼，推迟返校时间，提早让我去学校接他，甚至期末考的时候，还硬要我带他去看病，带他去了医院，他又发脾气不看了，扭头就走。我也气炸了，对着他的背影喊：“你有本事走了就永远不要再回来！”说完我开车就走了，心里真想着从此不再管他了，还打电话告诉他们班主任也不要再管他了，班主任还劝我对孩子要有耐心。

高二换了班主任，儿子起初还算正常，不过随后又开始说睡眠不好、头疼，肚子疼的次数也在增多，那个“狼来了”的故事，又开始在我们家上演了。

期中考之后，发生了一件小事。他和同学打架了，其实那个同学只是揪着他的衣领，并没有打他，但他踢了别人，老师打电话和我说了这个事，我也打电话和对方家长道了歉，对方家长挺通情达理，也没有责怪孩子。我认为这是件小事，而且老师也处理得挺好的，就没往心里去，想着有机会还要说说儿子，带他一起去看看那位同学，让他们和好。

结果那个周末，他拿刀在自己手臂上划了些道道。之后的一周，儿子说不去学校了，说他有抑郁症，还把他百度出来的资料给我看。他说划伤自己手臂觉得放松，还说他集中不了注意力，要休学调整，不然他就没有未来了之类的话。

于是，他妈妈带着他去看了精神科，医生说是重度抑郁症。

因为初中时有过被他骗和折腾就医的经历，所以我是不信的，长期和儿子的拉扯，让我对这种说法已经麻木了。

而且，我一直觉得我儿子太聪明、太会装了。他自己上网先把那些抑郁症的症状、表现查得清清楚楚，就凭门诊那十几分钟的问诊和填量表，他把自己测出一个重度抑郁的结论再去蒙骗医生，是很容易的。

不过当时，就诊医生对我们说了一句话，我记忆犹新，他说：**“你们要放下。”**

事后回想，其实医生的这句话，已经包含了全部的解决办法，但当时的自己听不懂，更确切地说，也不愿意去听懂。放下，放下什么？怎么放下？

从精神科回来，他就有了不去学校的理由，但对此，我当时内心的真实想法是：大不了让他休息一两个星期，再或者一个月，最后，他总归还是要回学校去的。在我看来，休学是完全不可能接受的一件事。

我诱导他说，先走读一段时间，晚自习后我去接他回家，他也同意了。于是我把他送回学校，他进校后我松了一大口气。谁知到下午，他又打电话让我去接他回来，我窝着火去把他接回来了。

后来，期中考的成绩也出来了，他考了班上第6名。我把我的态度给儿子说了，希望他休息几天还是回校，谁知他坚决不肯回校了，让我给他办休学，甚至说如果诊断证明不能办休学，那他就去精神病院住一段时间，还说，他坐在飘窗上，看着下面，会想往下跳。

我觉得让他回校无望了，我的天塌了，黑暗再次降临。

我开始满世界求助，求助同事、朋友、同学，也听到了各种各样的孩子的状况，各种各样的意见，几个之前和儿子还算熟识的朋友都专程跑来家里看望，和儿子谈心，不过基本没有什么用处。有的人建议去做心理咨询，但是儿子根本不愿意出门，也不愿意和我们说话。

当时，儿子把自己关在房间里，拒绝和我们交流，我只得把自己想说的话写在纸上，一直写到第二天天亮，然后把写好的信从他房门底下塞进去，期望他看了之后能回心转意。但儿子就像一块冰冷的铁板，彻底封闭了自己的心门。

我想不通，为什么会这样？到底该怎么办？原来家里养的很多植物，我也再不想照管，全部干死了；我们养的一只猫，如果不是每天起床就来围着我转，可能也会被饿死。

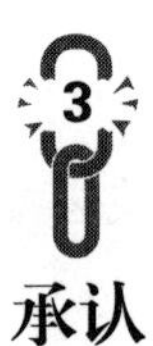


## 承认

虽然我还是不相信儿子得了什么抑郁症，不过万般无奈之下，我开始在网上查找抑郁症的相关资料，研究那些药的功效和副作用。

有一天，我在知乎的一个帖子上看到郁金香陪伴公众号，我怀着一丝希望关注了郁金香陪伴公众号，也加了郁金香小小编的微信。然后就进了郁金香的家长群，群里真是热闹，里面都是抑郁症孩子的家长，每天几百条信息，我就像久旱逢甘霖，每天如饥似渴地“爬楼”，认真阅读每一条信息。

郁金香的书《回到人间》我买了好几本，还送给朋友。通过那本书我开始了解抑郁症，后来又进了家长成长学堂，参加一阶段和二阶段的学习，老师推荐的3本书，我都认真地看完了。

这时我才真正意识到，我以为我聪明的儿子使出的“骗子”伎俩，原来都是真的，他真的病了。

就像是旧中国苦苦探索救国救民之道的革命青年接触到马克思主义一样，我终于在黑暗中看见了一座灯塔，看见了方向。

之前我一直在想，孩子为什么会这样？要怎么做才能让他改变？就像走进了一条死胡同，痛苦、无助，做什么都无用。经过在郁金香的学习，我认识到，是我的方向错了。孩子出问题，是家庭、外部环境有问题，我们不是要改变孩子，而是要改变自己。

可以说，方向不对，努力白费。

于是，我把目光从孩子身上移开，开始检视自己的问题、老婆的问题、家庭的问题、时代和社会的问题，越检视，越是发现了很多之前没意识到的问题。

我的本职工作是一名大学教师，教的是计算机语言，从大学毕业开始，我一直写程序到现在，长期参与教学科研工作。

可能是因为程序员的思维，对格式有特别的高要求，代码要写得非常规范，所以，这份职业也养成了我严肃、死板、一丝不苟的性格。在日常的教学工作中，我对学生的要求也一直很高。

而儿子天生的性格，可以说和我完全相反。

比如，对自己的东西，我一向是收拾得很整齐，每用完一样东西，我都会放回原处。但儿子和我完全相反，鞋子经常是放得东一只西一只，每每走进他的卧室，我都火冒三丈，经常是臭袜子、学习用品、衣服、各种杂物被随意丢弃在地板上、床上、书桌上。这个时候我就会说教，要求他按照我的习惯来整理房间，直到房间恢复成让我感觉舒服的样子。

再比如说吃饭，我一向习惯把饭菜吃得干干净净，米饭是一粒不剩，但是儿子从小向来是不爱吃的菜，随便吃两口，爱吃的，也不会吃干净，往往这个时候，我又会去训斥和要求他。

对自己的个人物品，我一向很爱惜，一样东西，我可以用好多年都不换，但孩子对待自己的东西就特别随意，他的作业本，两个角永远都是卷起来破破烂烂的，我也看不惯，总是忍不住批评教育他。

总之，在儿子从小的教育上，对他的学习习惯、学习成绩、行为准则、生活习惯等方方方面，我都会要求他按照我的标准来。一旦他的表现出现偏差，我就会严肃地批评、说教，即使对他有偶尔的夸奖，那也是暂时的。儿子的内心一直知道，我对他不满意、不待见，他的表现，始终没有达到我对他的期望。

有时候，儿子偶尔向我抱怨生活中的一些小事，我从来没有站在他的角度去共情他的感受，而是觉得，出问题了，那永远都是孩子的错，然后针对事件开始新一轮的教导。

看到了这一点后，我开始学着把自己代入孩子的成长环境，去体悟、理解他的感受。

**慢慢地，我开始接受孩子的抑郁症，也许其中有表演的成分，但我也逐渐看到，在表象下面，是儿子那颗长期没有受到爱的滋养、伤痕累累的心，我看到儿子的精神体，因为缺少心理养分而始终没有健康成长，而这些，可以说全是我们做父母的责任。**

此前，在孩子提出休学后的一个多月里，我都在想尽各种办法把他再“弄”回学校，现在我接受了他生病的事实，接受他短期内无法回校的现状后，我为他办理了休学。在休学办理完后，我感到，儿子的精神，明显放松了下来。

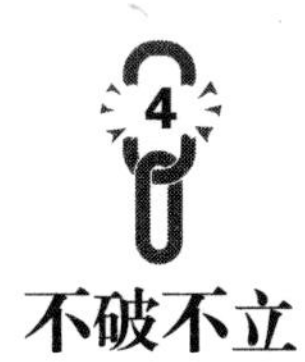

## 不破不立

随着学习的深入，我也开始意识到，想要打破现在的困境，我最需要做的不是在儿子身上动脑筋，对他拼命地拉扯，而是要下决心在自己身上“动刀子”，重塑自身的三观。说直白点儿，就是一个“破”字。

我想，许多家长到了我这个年龄，世界观、人生观、价值观都已经固定了，除非遇到颠覆性的事件，不然不会想要主动地去调整自己的三观。

但是现在，孩子出现了严重的问题，现实告诉我，我的教育方式是有偏差的，如果我坚持旧有的做法，只会得到旧有的结果，孩子的情况只会越来越糟糕，因此，我不得不逼迫自己去面对这个重大的课题。

所以说，孩子生病，对家长来说真的是一个破茧重生的机会。

那么，什么是“破”呢？我认为，就是我们之前观念中的是非、对错、好坏、看得惯看不惯的、喜好的厌恶的，全部都要打破，然后重塑，这是一个漫长的学习过程。破的决心越彻底，我们改变的速度就越快。如果没有破的意识和决心，即使我们去学习，也无法真正学进去，只会选择性地吸收对自己有用的或者认为是对的东西，潜意识里还是老方一帖，那么孩子的情况，也谈不上会有多大的改善。

认知完成转变后，我开始尝试改变。

首先，我让老人不要再过来给我们做饭、帮孩子打扫卫生、收拾房间、洗衣服鞋子，也不要再送吃送喝了。说白了，其实就是我自己要“断奶”。

我开始每天下班回家动手做饭。开始的时候，七八点回到家，家里还是黑黢黢、冷火秋烟的，儿子还关着门睡大觉，心情真是好不了。不过我克制住，特意打开多年不看的电视放着新闻，然后洗刷锅碗、洗菜做饭。一段时间后，儿子从不闻不问，到偶尔会摸过来看一眼，再到后来会搭几句话，我就乘机把掌勺的机会让给他。儿子有些做菜的天赋，做菜比我讲究，比我做得好，我就夸他是我们家的大厨，让他掌勺，我干脏活累活，给他打下手，气氛逐渐融洽，他自己也说享受一起做饭的快乐。

我也开始尝试改变和老婆的相处方式。之前我们不时会冷战，特别在孩子问题上，经常意见相左，互不买账，她在儿子面前数落我，我怨她没脑子，说话做事不经大脑。就算没有爆发矛盾的时候，心里也还是有隔阂。儿子出现问题后，我经常把她叫过来开会，她不情愿但又无可奈何，只得来听我训话。

学习了郁金香的理念后，我把对老婆的埋怨收回来，关注点放在自己身上，做自己该做的，也积极地去做家务事。虽然忙了点，但是内心渐渐平静下来，怨念也渐渐消散了。随着我的改变，老婆也慢慢改变了，在家里发脾气、低气压的时候少了。家里的氛围渐渐有了温度，我和老婆的关系也大有改善。

除了郁金香推荐的资料，我还找了些心理学、哲学类的书来看。我看到有本书上说，心理学家曾经做过一个实验，让养老院的一组老人自己决定探视的时间，而另一组不能自己决定，结果能够自己决定的那一组，情况明显好于没有决定权的对照组。

我想应该多给儿子决定权，于是我不再限制他上网，还给他明确了每月零花钱的额度，无条件给，让他自己掌握怎么花，我不过问。

要知道，在此之前，对于儿子上网玩游戏的问题，我一直如临大敌。

之前，在不去学校的日子里，儿子一直是沉迷于玩手机和电脑的。基本上，只要他醒着，睁着眼睛的每一分钟，不是玩手机，就是玩平板和电脑，一分钟都放不下。

为此，我想了各种办法去限制孩子玩手机和游戏。因为自己熟悉网络架设，所以对付儿子，我也用了几个“狠招”：一个是限速，我停用了家里的 200M 电信光纤，换成了广电 20M 的网络，还限制了端口，平时只有几百 k 的网速，可以上网，但玩起来会非常不爽。此外，我还限时，我在路由器上做了设置，上网时段只有上午 9 点到 12 点，下午 2 点到 6 点，晚上 7 点半到 11 点。

针对使用手机，我也绞尽脑汁。我给他办理了只有 1 个 G 流量的套餐，同时限制他的花销，不给 1 分零花钱。他平时要买什么东西，必须清楚地向我汇报到底是什么东西、多少钱，如果是淘宝上买，要发商品链接，为的就是怕他拿钱去充流量、充值游戏。

为了让孩子远离电脑手机，可以参与一些别的活动，我和妻子甚至有一次哄骗儿子，说我们要去水库边上吃土鸡。但我们的真正目的是带他去水库中的一个没有网络的小岛，在那里住一个星期，以期待他能适应没有网络的生活。

结果，我们折腾了半天，连哄带骗地带着他上了岛，才住了一个晚上，他就编各种借口要回家，最后，我们只住了一晚就回来了。

事实证明，这种一味限制的方法，根本起不到一点效果。反倒是当我不再管他玩游戏的问题，甚至单独给他拉了一条高速网络，还每月给他零花钱之后，儿子自己主动放下了对网络游戏的痴迷，好几次我走进房门，看到的都是他在主动学习。

**我也在思考为什么会有这样的转变，我的答案是：因为儿子的需求得到了满足。**

追求没有得到满足的东西，是人的天性。儿子从小被我们拉着上各类补习班，因此他玩乐的需求一直没有被满足过。如果我们一味地去限制他的需求，那就很容易演变成拉锯战，一方极力渴求，一方严防死守。当我费尽心思和孩子在手机和游戏这个事情上斗智斗勇的时候，孩子也在同样的斗争中，这会让他无心也无力再去探索别的事物。而一旦这方面的需求得到满足，他才有心思和精力转向新的需求。

**至于说沉迷游戏，也是类似的道理。饥饿的人才会渴求馒头和白米饭，未通关的游戏才有吸引力，真正放开，深入了解之后，没有哪个游戏的深度、广度能及现实世界的万分之一。如果孩子对现实世界的探索得到比较好的支持，那么虚拟世界的吸引力就会大大下降，变成饱汉眼中的馒头。**

除此之外，我还和他一起制定了做家务、锻炼、早睡早起的奖金发放章程，这个对于鼓励他参与做饭还是起到了积极作用，他也偶尔会收拾自己的房间、冰箱。

春节，我让他全权负责制定出游计划、预订车票、住宿等，后来因为疫情影响没去成，退款之类的事情也让他负责，虽然没退多少钱，但孩子还是蛮有干劲的。

就这样，孩子的状况渐渐有了好转。不过大部分时候，他还是把自己关在房间里，日夜颠倒，清醒的时候基本是在打游戏、玩手机，不锻炼，偶尔会出去和以前的同学朋友玩。

我虽然不再像以前一样像只无头苍蝇般着急、焦虑，虽然也在努力地实践和理解“三不”原则，但是看到孩子每天大白天睡觉，晚上玩游戏大呼小叫，心里还是苦闷、担忧。我也在不断地学习、思索，比较大的困扰是到底怎么做才会比较有效，才能帮孩子尽快走出来。

我觉得对我启发比较大的几个契机，一是群里老师有一次发的视频，说孩子首先要有安全感，才可能萌生出社交、价值实现等高层次的需求；二是我看到群里有一篇文章说到，父母要和孩子说的话 80% 应该在 12 岁以前说完，12 岁以后父母要学着做孩子的学生；三是有一次班级共修的时候，有一位妈妈说，“要相信相信的力量，担心是一种诅咒”。

听了老师的话，我察觉到，儿子一直是缺乏安全感的。以前，我经常对儿子说类似这样的话：“如果你不好好上学的话，我就只养你到 18 岁。”之所以这么说，是想给他一种压力，让他能够好好学习，但事后回想，我这样的做法，让儿子始终处于缺乏安全感的状态中。

于是，我从增加孩子的安全感方面去着手，我开始时不时地对儿子说："不管你遇到什么情况，我和妈妈都会支持你。"我不仅仅是嘴上说，而是用各种行动和细节，让他完全相信，父母始终站在他身后。

我也开始学着做孩子的学生，放下担心，相信孩子最终会走出来，会走出属于他自己的人生。说来神奇，在我决定放下担心的第二天，孩子居然在早上 8 点钟就起床了。

另外很重要的一点，就是我为自己做足了心理建设，也就是说我做好了最坏的打算。儿子这样休学在家，最坏的情况是什么呢？我想，无非就是他一辈子仇亲，不愿意出门，窝在家里啃老。

我曾经对老婆这样说，儿子哪怕一辈子这样把自己关在房间里，我们也可以接纳，只要我们还活着，孩子至少不会饿死，未来哪怕我们走了，儿子靠收收房租，也不至于老无所依。如果他到了 25 岁还没有好起来，我们还可以再给他买一份保险，这样养活他也够了。如果他三四十岁了，想做点事了，我也可以陪着他，哪怕我们父子俩只是在街边摆个小摊卖点烧烤、早点，甚至去收破烂也行。至少，要先保证他的生命安全。

当我做好了这样的心理建设，我发现，我对孩子未来的焦虑大大减轻了。我松了一口气后，明显感觉到儿子也跟着松了一口气。

其实冷静下来想一想，现在中国的很多家庭，都是可以承受最坏的结果的，也无非就是养孩子一辈子嘛，**那么为什么，我们家长还是这么痛苦呢？因为，让我们痛苦的不是这件事情本身，而是我们对这件事的看法啊。**

想要拉动孩子的状态，我们父母首先要把生活过得丰盛，心不随着孩子的状况而起伏。

就这样，一步步地，儿子有了坚实的安全感，需求得到了充分满足，复学的愿望和动力，自然生发。

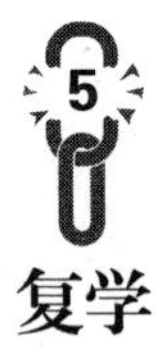


## 复学

儿子状态好转后，向我们提出要换一所学校，原来的学校会勾起他不好的情绪，让他觉得难堪。我们便开始为他想办法，但苦于没有门路，后来还是他自己找同学帮忙，然后同学的父亲很热心地帮忙联系成功，说可以借读。

自从知道可以借读后，他的反应还算积极，和妈妈去医院复查了，和我去社区办了健康证明，也在坚持早起。

如今，儿子已经断药，复学已有大半年，状态一直比较稳定，越来越好。

之前，我一直期盼他能自主学习，能找到学习中的乐趣，有自己的目标和规划，能自尊自爱也尊重他人。以前软硬兼施、各种说教，不仅没有效果，反而逆反、倒退乃至崩溃。回望过去的种种，不论是和孩子的交流，还是和妻子、家人的交流，自己一直在设置绊脚石而不自知，还觉得自己特别正确。

在我放下期待、放手给他自由，给他欣赏和祝福以后，他居然自己达到了比我原来期盼的还要好的状态。这一方面得益于各位老师的辅导、分享，也得益于我做辅导员以后所见所闻及自身的提升。

孩子这场病，这场折腾，真是我们家的一次涅槃，一切都是最好的安排！诚如镜面老师所说，孩子生病是我们改善家庭、提升自己的一笔宝贵财富。

**补记：**2023 年 6 月 28 日，我从机场接了大一放假回家的孩子，一路上听他讲述他在学校的经历，为期末考试的通宵奋斗，被蚊子咬得半死的社会实践，竞选上学生会部长的种种细节……看着他眉飞色舞又略带兴奋地描述着自己多姿多彩的大学生活，我认真听着，心中是由衷的喜悦和对儿子的赞美。

回想曾经我们父子俩一起经历的种种磨难，仿佛已经是上个世纪那样遥远，再去感受如今我和儿子之间的情感流动，我发现这种真挚的情感交流，弥足珍贵。

复学之路漫漫、人生路漫漫，虽然个体的抑郁康复、回归社会之路有很多的困难和挑战，不过我相信，我们携手前行，彼此温暖，阴霾终将散去！

## 你寻找的，也在寻找你[①]

你寻找的也在寻找你
昨天的我聪明
想去改变这个世界
今天的我智慧
正在改变自我

你今生的任务不是去寻找爱
只是寻找并发现
你内心构筑起来的
那些抵挡爱的障碍

① 古代波斯诗人鲁米的作品，摘选自网络上广泛流传的万源一译本。

第三组

家长视角

# 儿子的独立革命

儿子砸碎的不是家里的电器，而是这个家庭十几年来令人窒息的一套规则。他挥舞着稚嫩的拳头，企图用他微小的、不成熟的力量去撼动束缚在我们两个成年人身上几十年的枷锁，他要打碎我那试图让他按照我的意愿而活的虚幻理想，他要打碎我的执念、我的欲望……

**讲述人：赫阳妈妈**

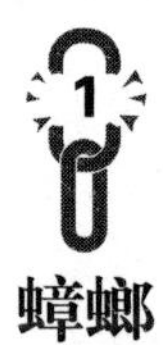

# 蟑螂

我从未想过，有朝一日，自己会感谢一只蟑螂。

那是我那把自己关在房间里、把父母赶出家门整整 6 个月的儿子，他那因为外卖堆积成山、长期没有打扫而臭气熏天的卧室里冒出来的蟑螂。

那是 2022 年 11 月的冬夜，儿子突然在 QQ 上给我发来一条信息，让我们回家打扫一下卫生，说在家里看到了一只蟑螂。

那是儿子与我们彻底隔绝后，第一次发出的求助信号。我立刻叫起老公："快走快走！孩子给我发消息了！"我真的太激动了，立刻回复他："不怕，有爸爸妈妈在。"

我和老公第一时间狂奔到家。在路上我极力忍住眼泪，因为我记得郁金香的明老师叮嘱过我，要让孩子感受到相见时是快乐幸福的，这会让孩子知道他没有错，他的任何行为都是被我们接纳的，而我们任何一个眼神、微表情都会透露出潜意识。

虽然已经想象过6个月没有回过的家的样子，但开门的一刹那，我还是惊呆了。原本井井有条的家，变成了一个大垃圾山。家里堆满了6个月没有扔过的各种垃圾，屋里弥漫着一股刺鼻的腐烂味道，而那些曾让我吓破胆的蟑螂正在满地爬。

但从前我有多恨它，此刻我就有多爱这个小东西。

看到我们高兴的样子，孩子也说话了。他说："对不起了。"

我和丈夫看着眼前的一片狼藉，像打了鸡血般高高兴兴地收拾了起来。我们一直干到凌晨3点，才把垃圾山清理干净。其间，孩子也流露出一丝自责内疚，还问我们有没有能帮上忙的。

大扫除结束，我没有继续窃喜，因为我没有忘记我们是为什么来的。我主动敲开孩子的房门，问他："儿子，爸爸妈妈打扫完卫生了。如果你觉得现在还无法接纳我们，或者这个空间还容纳不了我们，爸爸妈妈随时可以走。"他想了想，说："没关系，不影响。"

不影响。此时，这三个字是多么珍贵啊！天知道我有多激动，孩子终于愿意向我们靠拢了。

这一切果然印证了明老师说的，"孩子与家长有天生的心灵感应，当家长的能量场改变了，孩子自会敏锐地接收到，当家长静心做好自己之后，什么都不用说，奇迹就会出现了"。

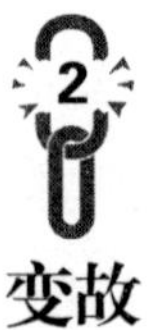

## 变故

凡事有因必有果，儿子如此决绝地与我们决裂，是因为我们曾经的所作所为，给他带来了巨大的伤害。

故事的一切，要从 2021 年 1 月末开始说起。

那时，我的父亲突然去世了，我遭受了巨大的打击，但性格向来坚强的我在悲伤过后，逐步恢复到了正常的生活状态。我未曾察觉，对从小与姥姥姥爷一起生活的儿子来说，姥爷的离开，其实给他的内心留下了巨大的伤痛。

一转眼到了 9 月，初三开学，儿子即将面临中考。因为疫情原因，学校转为上网课。在上网课期间，我发现原本注意力特别集中、常受老师课堂表扬的儿子，居然开始每天上课睡觉了。当他趴在电脑前呼呼大睡时，在一旁陪同的我，看到老师讲解的知识点一个个滑过，看到其他同学都在认真听讲，感到十分焦虑。

我本以为儿子休息几天就好了，可是没想到一天、两天、三天……好多天过去了，儿子依然如此。

我纳闷不已，我那从小品学兼优、被誉为学霸的儿子，怎么突然会这样?

无意中，我发现了原因。有一天晚上，我走到他房门前，看见门缝透出一丝暗光，我推门一看，发现他在偷偷玩手机。

“你在干吗？怪不得上课无精打采的，手机给我！”我果断没收了他的手机。

当时我想，既然手机没收了，那儿子应该会恢复正常了吧。结果好了两天，儿子又开始上课睡觉。我继续当侦探，查明原来他又拿了姥爷的旧手机，我再次果断没收。

过了一段时间后，儿子还是如此，我又发现他拿自己攒的钱买了一部新手机，我第三次没收！此时，已经是 2022 年的 2 月份，我和手机已经大战了三个回合，其间我也和儿子斗智斗勇、你来我往。我就像剿匪一样，一旦发现他用手机就要追查到底，为的就是让这个耽误我儿子学习的罪魁祸首销声匿迹。

显而易见，这段时间，儿子几乎没怎么听课，可出乎意料的是，3 月份模考，他的成绩名列前茅，化学成绩甚至还是全班第一。

我没想到的是，这是儿子为我的理想和期望做的最后努力。

紧接着的 4 月，儿子的状况愈发严重，他白天睡得更加沉，晚上精神更差了。在我不断地说教和逼迫下，他竟然离家出走了三天。虽然最后我通过手机定位把他找了回来，但回来后他和我说，自己没法上课了。之后无论我们怎么劝说，他都不愿意再上学。

**此时我依然以为，是手机毒害了孩子。我认为儿子只是有了网瘾，只要帮他把网瘾戒除，我那个聪明听话的儿子，就会回来。**于是我开始全网搜索戒网瘾学校，想让他去特殊学校治疗一个月，赶紧治好回来，这样还不耽误中考。

好在这时，有过相似经历的25岁的侄儿把我劝住了。他告诉我，如果我那样做，会给孩子带去巨大的、无法弥补的伤痛，就像他一样。当年他妈妈把他送去了一所类似的学校，如今他都25岁了，还没完全走出那片阴影。

好吧，那我换个方法，硬的不行就来软的！我喊了很多人来劝，可是不管谁劝都没用。我甚至把儿子最爱的两位老师请来家里，求他们给儿子做思想工作，可他还是不去上学。

我又根据一些心理学书籍上介绍的方法，每天向孩子承认自己的错误，给孩子写道歉的小纸条，可都没用。此时孩子的状态，可以说是平静得可怕。

可惜我未能看到儿子那份平静之下隐忍的伤痛，我心里依旧想的是：要想办法让儿子去上学，参加中考！

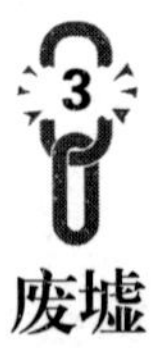


## 废墟

随着中考的时间越来越逼近，学校马上就要组织史地考试。已经错过一模和二模的儿子，依然没有丝毫松动的迹象，我也越来越焦躁。

有一天，一个同样出状况的同班同学家长找到我，说也想来劝劝他。她说："这么好的孩子，咱不能放弃他，太可惜了！"我们计划着让俩孩子一起去吃顿好的，互相加加油，聚点能量，第二天参加计入中考成绩的史地考试。

我和儿子说了自己的计划，当着我的面，儿子笑脸盈盈地满口答应了。谁知就在我和那位家长去找另一个同学一起回来后，我打开房门，却发现儿子不见了！

**这是儿子的第二次出走。**

天色渐晚，开始下起滂沱大雨，我们一行人，一路查监控一路追。"快！你查东边！我去看北边！""他不会出什么好歹吧？我们一定能找到他的！一定能"……

终于看到了儿子的人影，我们赶紧追了上去。儿子看到我之后，嘴角挂着一抹微笑，然后笑着跑走了。看到儿子的笑脸，我傻傻地愣在了原地，这抹让我无法解读的微笑，就像是一道沟壑，隔开了我和儿子的心门。

回过神来后，我拔腿就追。"儿子！你停下好不好！儿子！"我一边哭喊一边追。我记得很清楚，那天的大雨下了整整 3 小时，天气也很冷，没有撑伞的儿子，就这样在冰冷的街道上拼命奔跑，只为逃离我。他的全身都湿透了，我跟在他后面苦苦哀求他停下来，跟我回家，然而，他丝毫不理会我的求告。

走投无路的我，只得边跑边拨通了 110。警察来了之后，总算稳住了局面。

在警察的多番劝说之下，儿子终于松了口，他说："好！让我回家是吧！给我一万块钱和身份证，我就答应！”他的态度十分坚决，我想先答应下来好让他回家换身干净衣服，第二天他应该就忘了，便答应了他。我没想到，儿子说这个话，是认真的。

“行行，我答应你！先跟妈妈回家吧，好吗？”看着周围一大群看热闹的人，儿子没再说什么，默默跟我们走了，回到家后洗了个热水澡，我那一颗悬着的心也放下了。

第二天早晨，我被一阵巨响惊醒。我打开卧室房门，发现家里一片狼藉！儿子把所有能砸的电器全都砸了！他站在一片“废墟”里，说了一句让我至今记忆犹新的话：“为什么在我需要你们站在我后面力挺我的时候，你们居然跟警察站在一起侮辱我？”

随即，儿子愤怒地说：“要不你们走！要不我走！”

从未见过儿子如此暴怒的模样，我整个人愣在原地，腿都软了，还好老公在身后扶住了我，让我不至于倒下。

听到孩子对我们下了这样的“通牒”，除了默默离开，此刻，作为父母还有别的选择吗？2022年5月25日上午，我边抹着泪，边和老公随便收拾了几件行李，随后离开了我们曾经温馨的小家。

当时我们想，孩子在气头上，也许过两三天就会喊我们回去了，可惜我们低估了一个未成年孩子渴望独立、捍卫自我领地的决心，我们这一离开，就是整整6个月。

在中考前夕，父母被迫离开孩子6个月，我想，所有父母都能够想象，那是一种怎样万箭穿心的煎熬。然而，这恰恰是我的儿子为我的成长设置的课题和难关。

现在回过头去看这段经历，其实儿子砸碎的不是家里的电器，而是这个家庭十几年来令人窒息的一套规则。他挥舞着稚嫩的拳头，企图用他微小的、不成熟的力量去撼动束缚在我们两个成年人身上几十年的枷锁，他要打碎我那试图让他按照我的意愿而活的虚幻理想，他要打碎我的执念、我的欲望。是的，他制造出了一片废墟，然而，没有旧日家庭基石的彻底坍塌，何来新的家庭秩序和我内心更为有序秩序的建立？

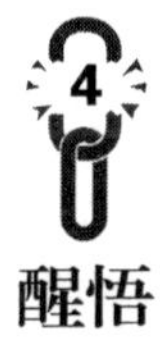


## 醒悟

离开家后，我每日以泪洗面。从前的我自认为坚强，从不示弱，但此时，一见到熟人，我还没说一句话，眼泪便立马决堤。**我的孩子啊，我自以为给了你所有的爱，可你怎么视我如仇人？**

我尝试了能想到的一切办法。我给儿子的微信、QQ 发了无数封道歉信，还发了很多他各个成长阶段的珍贵照片，看有没有希望能唤回我乖巧的孩子，不仅无果，反而我所有的账号全被他拉黑。

后来又有朋友建议我去做心理咨询，我便将信将疑去找了数名心理咨询师。我发现他们给不了我任何力量，也解决不了目前的问题。我崩溃了，开始病急乱投医，在网络上疯狂搜索一切可能的解决办法。

有一天，爱人在网上偶然发现了郁金香这个平台，我想反正已经没任何办法了，就试试看吧。我加入了本地群，按着指导开始学习。

当时，我一阶段的组长是明老师，第一节课，老师就说到了观呼吸[①]，作为声乐老师的我，立即领会，这和声乐中的理念相同，我马上感到眼前一亮，因为这是一个此前我从未尝试过的方法。在老师的指导下，我开始了自己的第一次观呼吸练习。

一做观呼吸，我那颗因为儿子的问题，数月间都处在焦虑中的躁动不安的心，瞬间平静了下来，那真是一种久违的畅快和喜悦啊！接下来，我又听了老师发来的音频，是撒红老师的《我的情绪我作主》系列音频。虽然我从前也接触过心理学，但那只是停留于书本层面、头脑层面的理论知识，对于人的感知层面、情感层面，我一无所知。

那真是我一生难忘的醍醐灌顶。我花了三天时间，心无旁骛、夜以继日、雷打不动地听完了撒红老师在喜马拉雅官方应用上的所有音频。如果用一个词形容自己的感受，那应该就是“顿悟”。

---

① 详见本书下册《青少年抑郁症家长行为指导手册》第二章，第 4 节。

我平生第一次深刻地体会到了自己的情绪是什么，我认识了自己，**也真正发现了让我和儿子之间产生如此大裂痕的罪魁祸首，它不是手机、不是网瘾、不是厌学、不是儿子的不求上进，而是我那压抑许久的情绪。**

我终于知道了问题出在哪里，揭开迷雾、发现真相的一刹那，可以说是我迄今为止的人生中，最让我激动的一瞬间。

是的，数十年以来，我都没有好好感知、认真体会过自己的情绪，我和自我的情绪体一直割裂着、分离着。长久以来，我一直无意识地让我的老公和儿子承担着处理我情绪的职责。那些未被我感知到的情绪，就像一头没被绳索牵制的猛虎，被我肆意地放出来攻击着全家，伤害了儿子的心灵。我对自己情绪的无知无觉，把这个家搅得鸡飞狗跳，让每个人的内心都焦虑和不安。

**情绪这个东西的奇妙之处就在于，当你对它视而不见，它便如一头出笼的猛虎，但只要你正视它，它就是一只温顺的小猫。**可惜，曾经的我对此一无所知。

我在一本心理学书中看到过这样一句话，“也许，你可以不做一个完美的妈妈，但至少，可以做一个情绪稳定的妈妈”。我可以算是一个反面教材。我自认为是一个完美、出色、能干的妈妈，却不是一个情绪稳定的妈妈。虽然我把家里操持得井井有条，儿子优秀出色，老公温柔体贴，但我失控的情绪一直在给这个家庭埋下暗雷。如今，它的爆发是一种结果上的必然，也是对我的警告和提醒。

我深深地意识到，如今我们这个家庭出现如此危机，我要承担很大一部分责任。

记得第一次共修结束之后，我找到老公，郑重地对他说："亲爱的，我要诚挚地向你道歉，我承认孩子之所以这样，很大一部分原因是我没当好妻子和妈妈，你能原谅我吗？"

他听后对我说："媳妇，我也有错，这不怪你。"我随即忍不住趴在他身上号啕大哭，他也忍不住落泪了。夫妻俩抱作一团，泪如雨下，宣泄着这段时间的压抑、委屈、伤心，把所有的自责、悔恨和爱意，糅进无尽的泪水里。我知道，这之后的路，注定是我们夫妻相互扶持、风雨同舟，带动儿子走出泥潭的艰苦道路。

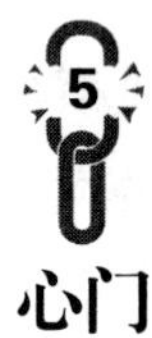


## 心门

我至今不敢相信，这段与儿子完全隔绝的日子，我居然挺过来了。

头十天，见不着孩子，成年人的理性和故作镇定，让我还稍稍可以忍耐。

可是当这种隔绝持续到二十天、一个月的时候，等待和期盼，便成了一种持续的折磨。我每天只能隔着门给儿子送早晚两餐，后来早餐他不取，我便只送晚餐。每天晚上在固定时间敲门，让他知道我们来送过晚饭。这期间，我没有得到过他的一句回应，我尝试过放字条在饭盒里，结果被原封不动扔出来。

有一天，孩子主动联系了我们，说给他带一箱方便面，我又惊又喜，可他说完又立即把我们拉黑，我刚升起的一丝希望立即破灭。我只能继续专注学习，以明老师说的“静能生慧”为信念，一口气买了 100 多本书，用一切业余时间苦读。

一个月过去了，儿子仍然不搭理任何人。这时爷爷奶奶受不了了，想找人强行把门撬开，他们认为孩子肯定是精神上出了问题，要送他去医院。当所有人都在提议撬门的时候，我拦住了，因为我的理智告诉我，这个时候只能冷静，不能再去破坏孩子仅剩的这一块小小的领地，否则会给孩子造成更大的伤害，我愿意等待孩子自己走出来。

虽然我嘴上如此说，但其实心里给孩子设定的时间是一个半月。不管怎么样，中考他总得去吧？可我万万没想到，孩子竟然真的没去参加中考。此时，我才是真的慌了，在学习时追着明老师问该怎么办，这个门我是撬还是不撬。

老师镇定且智慧地说道：“这扇门是孩子的心门，就算你撬开了家门，可还是叩不开他的心门，此刻冒进只是破坏了孩子的独立空间。若你没有改变，进去后，你仍然不知道该怎样面对他，还是会走老路。现在你要做的，是赶紧静下心来修炼自己，彻底改变自己，这才是救你这个孩子唯一的路。”

老师坚定的话语，给了我很大的能量。既然我认定了郁金香，而且我验证了郁金香的理论方法是有效的，那么，这条郁金香为我指明的道路，我会毫不迟疑地坚持走下去。随后，我给孩子办理了休学。我真正安下心来，把注意力转向自身。

随着深入学习，当原生家庭、亲密关系、夫妻关系大于亲子关系等一个个未知的领域在我面前逐一展开时，我才意识到自己一直以来是多么无知。自认为无比强大、无所不能、出什么事都可以摆平的我，被这个发现打击得体无完肤。儿子，成了我这个女强人唯一的软肋和伤处。在他身上，我第一次品尝到了全线溃败的滋味，也愈发静心投入学习和改变。

一转眼，儿子把自己关在家里已经三个月了，我走的时候是春末，如今已是初秋。我需要回家拿全家人换季的服装，我在门外敲门呼唤儿子，依旧无人应答。我再次陷入焦急和痛苦，为什么我努力学习了这么久，为什么我进行了如此深刻的自我剖析，进行了刀刃向内带着刺痛的自我改变，为什么我的儿子还是不开门？

又是一次共修，让我真正放下了这个心结和这扇门。

一位老师说：**“你要把心境放大、放宽，你眼前的这扇门，不是门，你以为是这扇门真正阻隔了你们吗？你感觉你和你的儿子分开了吗？没有。”**

这句充满智慧的话语，一下子打通了我的“任督二脉”，让我从“小我”进升到了“大我”。是啊，我的眼前，就真的只剩下这扇门了吗？孩子的一生在我眼里，真的只剩下眼前的学习和成绩吗？他考上“985”、“211”高校，对我来说真的就如此重要吗？他一生的幸福快乐，就这么被我抛在脑后吗？这一连串问题点醒了我。是啊，还有什么比我们一家其乐融融好好生活更重要的呢？

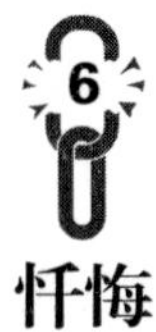

## 忏悔

曾经，我以为儿子考上“985”、“211”高校，就是我人生的成功和幸福，而且，我的父母也是如此教育我的。然而如今我知道了，那不是成功，也不是幸福，那不过是我的欲望、我的执念、我的理想，是我为自己构筑的虚幻的国度。

**儿子为何如此痛苦，是因为我把我的理想强加给了他。我逼得他没有了自我，逼得他到了绝境，逼得他不得不用这种极端的方式，来捍卫他仅存的自我。**

追根溯源，我有这样的认知，和自己的原生家庭密不可分。

回顾我的成长经历，是严苛又压抑的。我的父亲是印刷厂的铅字工人，他在工作时出一点差错就会导致印刷出问题，所以他总是格外认真严谨。记得儿时，父亲回到家要不就拿起四个镜子——一个放大镜加上三个不同度数的眼镜，开始专注地雕刻，要不就坐在一旁抽烟。年幼的我心里不平衡了，难道铅字块是他的孩子吗？为什么爸爸对我的关注还抵不上一个铅字块？从小自己的感受被父母忽略，也导致我在成为母亲后，习惯性地忽略儿子的感受。

我的原生家庭奉行的是“棍棒底下出孝子”式的教育模式。从小爸妈教育我，要对父母言听计从，不然就是棍棒打骂，所以我从来没有好好做过自己，我一直都在努力满足父母的期望，按照父母要求的样子去活，如果不这样做，就是不孝顺的表现。几十年来，我一直都在活成别人的样子，我不知道自己真正想要什么。当我成家后，我也自然地把这样的模式延续给了孩子，延续这种掌控式的教育。

然而新时代已经到来，当我用上一代的教育观念去塑造新一代的孩子时，矛盾一定会发生。我自以为给了他好的生活条件，让他不愁吃穿，也没有像我的父亲一样频繁打骂他，只是督促他好好学习，我自以为自己所做的一切都是为他好，是爱他的表现，实际上，我搞了一个天大的乌龙。**这哪里是爱啊？！这是我对孩子巨大的掌控欲，这是我在用爱的名义造成伤害，我只想让他活成我希望的样子，让他去实现我未能实现的理想，他成了一个被我操控的没有生命的木偶。**

为了证明自己是个成功的妈妈，我让儿子考取好成绩；为了证明自己是个值得被爱的妈妈，我让孩子对我听话顺从……我一直在向外、向幼小的儿子抓取，而这一切对他而言，是多么强烈的窒息感啊。随着儿子个体力量逐渐增强，他坚决地与我们隔绝，是必然的。

要知道，儿子有自己的思想，他是一个独立完整的人，他有自己的个性、爱好、意志，我们给他构建的这样的环境，让他没有了生存的空间，让他找不到人生的意义。而我们，其实早已忘却了生命的意义、生活的真谛，我们麻木机械地活着，从来都没有真正做过自己。是儿子，他敏感的心灵感知到了这种偏差，他奋力唤醒了我们。

自此，我真正认识到，我的孩子，他从来都没有任何问题，是我们把他逼入了绝境，需要改变和成长的只有我们自己。

孩子没有错，错的是我们父母。孩子不过是我们的一面镜子，他帮助我们把问题具象化了而已。

这时，孩子又发来了一条信息，说再给他带一箱水，但这次，他没再拉黑我。是他感应到了我内心的变化和忏悔吗？我不得而知。但正如那位老师所说的，一扇门，并不能隔绝一对母子的心灵。

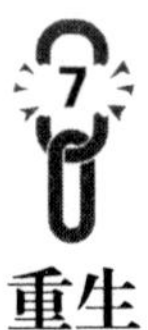

## 重生

反复无常才是常态。发现孩子不再拉黑我之后，我又急切地想与孩子相见了，但好在我很快有了觉察，我发现自己又在期待了。

老师回复我："经过学习成长之后，打开儿子的心门，你还需要一个契机。"我继续按捺自己、平静下来。果不其然，在我放下期待重回平静后，惊喜就来了。之后很快便发生了那个"蟑螂事件"，我们一家人终于重聚了。

伴随着重生的喜悦、伤痛痊愈后的感恩，我们一家开始了新的生活。这六个月的彻骨之痛，我绝不想再经历，我分享自己的这段经历，也是想启发更多的家庭。

如今，我改变了自己从前高高在上、一味指挥和掌控的姿态。我拜儿子为师，放低自我，全心全意地去看见他，他自然也向我靠拢，渐渐向我吐露心声。

从前，面对他的倾诉，我张口就是指责、批判、建议，我从来都没有用心去倾听他的想法和声音。现在，我专注于和儿子共情："当时你是不是很受伤啊？""你现在才知道啊。"孩子随即向我打开话匣子，我们之间的冰山就这样自然消融了。

回头想，为什么以前我如此急躁？我想是因为我从心底不尊重不信任他，总以为他不懂怎么做，因此总是迫不及待地想让他按我的指导做事。

如今的孩子们太聪明了，他们对这个世界太有想法。孩子对我们的诉说，只是想要一份看见。共情孩子当下的感受，就是最好的爱。哪怕我们给的只是一个拥抱、一句安慰、一个肯定、一份认同，当孩子有了爱的滋养，你还怕他做不到想做的事吗？

有一天，我们一家打算出去吃顿美味的涮羊肉，可丈夫因为繁忙的工作赶不上了。儿子听后有些失落："就差这一天吗？"从前的我一定会说："你怎么能这样说呢？爸爸这是工作勤恳，你应该向他学习啊。"

但现在，我立马听出了儿子话里的心疼，他是关心爸爸。我再次欣喜若狂，给老公发信息："孩子好关心你！你抽空回来和我们吃个团圆饭吧。"老公更是激动得像中了五百万："好好好！我无论如何都请假回来，我们一家一起吃这顿饭。"

就这样，在热气腾腾的大锅前，我们一家三口围坐在一起，对着美味的羊肉大快朵颐，喝着美酒直到微醺，互诉衷肠，把埋藏许久的心里话说给对方，言无不尽，言无不欢，一家人的心渐渐靠拢。

后来，我被推荐作为嘉宾参加郁金香《和你有约》的直播，准备把我们的故事分享给大家。儿子知道后，淡淡地对我说："你能不去吗？家丑不可外扬。"

儿子的这句话引起了我的深思，我细细品味，发现这个回答不能含糊，因为这个问题背后，实际上是儿子在试探他在我眼中的形象，他想知道我在经历这么多之后，是如何看待他的，是否完全接纳了他。

如此，我便知道该怎么说了：**"儿子你知道吗？对妈妈来说，这是一件无比光荣的事，在我四十多岁时，我经历了你的独立革命，我才真正认识了自己、活出了自我，重新带着我们一家好好生活。你是我伟大的老师啊，我得向大家隆重地介绍你！"**

听我这么说，儿子愣了："真的吗？"我和丈夫同时点了点头，微笑不语。儿子也没说什么，随即又开始埋头吃饭了，但我能感觉到他的喜悦已经快溢出来了。我知道我们已经彻底让他安心了。

这一路走来，我还特别感谢爱人从没有指责过我，始终跟我一条心，携手共进。深入学习了夫妻关系后，我明白了爱自己是一切的前提，只有在爱自己之后，你才能经营好夫妻关系，然后才是亲子关系。

接下来的时间，我都在着重重塑夫妻关系。之前，我一直以为我的婚姻没有问题，我说什么丈夫都听我的，非常和睦。学习后我才顿悟，我们这根本不是亲密关系，而是领导与下属的上下级关系！

我一直管着他，要求他听我的，若他做得不好我便动辄批评。我们也从不过节，不互送礼物。虽然看上去和睦，但我们的心已渐行渐远。丈夫看似平静的背后，饱含着压抑。

现在就截然不同了，我们真的成了甜蜜的恋人，我也会撒娇会柔软了："哎呀，老公！可以帮帮我吗？""双 12"时我会故意说："老公，今天是什么日子啊，我怎么忘了？"这对他太受用了，他立马回我："送你的礼物正在路上！"有了这样的感情滋养，我们每天面带笑意，我自我感觉也越来越漂亮了。

老师曾说，"劝爱人，不超过两次"，我一直记得这句话。我相信，只要自己改变了，他会如影随形，事实果真如此。有时我太忙了，忘记了学习的时间，他总会及时提醒我，帮我接好电脑，让我不错过每一次共修。我的每一点改变他都记在心里，我们一直在学习的路上互相扶持。

有了良好的夫妻关系，有了夫妻齐心的巨大力量，家庭的序位就摆正了。父亲是父亲，母亲是母亲，孩子是孩子，孩子自会沿袭父母的相处方式，亲子关系也不用多费力，一切自然向好。在家庭里真的要切忌当“大长官”、做管理者，这样会让家失去爱的流动。

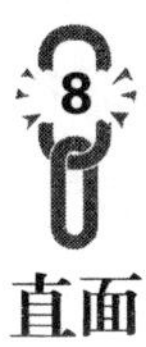


## 直面

虽然目前孩子还是不愿意走出家门，但我很坚定地相信，他一定会活出属于自己的精彩。

我也进入了更深阶段的学习。这次是由一位很有力量又带些许犀利的老师带领，她总会一针见血地点出我隐藏在内心深处的问题，总是鲜血淋漓带着伤痛。一开始我退缩了，觉得这位老师不怎么样，在我需要能量的时候竟然总是揭穿我，掀开我的伤口，但是我的倔强让我加倍学习看书，好反驳她。结果我发现，这鲜血淋漓的真相是多么真实！这带给我多么巨大、多么飞速的成长。

**当自己有勇气掀开遮羞布的时候，才是真正的成长蜕变，**

**痛苦才是自身觉悟的途径，只有自己经历了最深的痛苦，才能拥有最大的力量，从而支持孩子。**

我们真的要敢于直面自己是不完美的、有缺憾的，此时再看向孩子，我们有什么理由苛求他呢？孩子的世界浩瀚如宇宙，充满无限可能，放手去让他自由飞翔吧。

儿子现在日夜颠倒，但我坦然接纳，他自有他的生活安排和生命历程，我全然尊重他。孩子之前把他的手机砸了，我看他总是借用我们的，就主动给他买了新的。这只是因为我爱他，没有任何条件和要求。我还定期给他零花钱，让他自己给自己的手机卡充值，有自己支配的自由和责任感。

这之后，儿子玩游戏的鼠标坏了，他主动并迅速行使了权利，自己用零花钱在网上买了新鼠标，并没有接受我们给他家里闲置的。我当时想这孩子太有主见了，我完全不用为他担心。从前只是我捆住了他的翅膀，并不代表他没有丰满的羽翼。

**最后，我真的想告诉所有家长，抑郁、青春期叛逆、休学厌学……这一切的经历，实际上是在经由孩子，让我们看见自己的伤痛，疗愈自己、活出自我。当自己绽放了，孩子自然会有样学样。这就是它的意义啊。是的，孩子从来没有问题，出现反常也不是灾难，相反是重大机遇和礼物。**

我们一切的痛苦都在于活丢了自己，被物欲蒙蔽了双眼，去向外抓取，成功、名利、面子……不让自己做自己，也强迫孩子做提线木偶。守好每个人自己的边界，才是爱的真谛。

俗话说“儿孙自有儿孙福”，人活一辈子活的是一个鲜活的灵魂。我们现在去逼孩子学知识做学问，却忘了他首先生而为人。一切发自于心，有了丰盈的心灵，外在的一切身体行为都会随之而动。

向内求，把自己活成光，发挥自身能力，提升能量，把家变成孩子安全温暖的港湾，让爱常驻在家。

感谢所有老师，感谢爱人，更感谢孩子，他们让我在四十多岁时反思自我、找回自我、活出自我，感恩一切的发生和遇见！

第三组
孩子视角

# 我的独立宣言

在那个时候，我迷上了《魔兽争霸3》，里面的克尔苏加德，忠诚、智慧、强大。他还有一句让我深有同感的话：“有时候……我真希望能有人来给我一个又大又久的拥抱。”我缺少爱啊……

**讲述人：楚原**

背景音乐：『ブルーバード』（《青鸟》）
歌手：いきものがかり（生物股长）

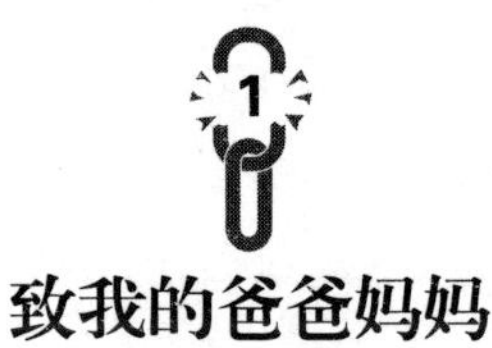

# 致我的爸爸妈妈

我知道我之前的表现让你们失望，你们肯定认为我是养不熟的“白眼狼”，冷血、自私、心胸狭隘、叛逆、无可救药，还抑郁。

我不否认我是自私的，但我之所以是现在的我，除了先天决定的特质，还少不了我的经历。

**从小到大，你们为我付出了很多，不断地把你们认为是对我好的东西加在我身上，却从未问过我要不要。**

你们认为我冷，给我穿衣服；认为我脸和头发脏了，按着我洗脸洗头发；认为某件衣服好看，买给我穿。

我知道父亲为了给我买 VCD 放弃给自己买羽绒服，我知道我生病的时候，你们是怎样焦急地把我放在自行车后座上，带我去医院。

母亲认为我应该懂得感恩，因此经常说起父亲对我沉默的付出。

你们认为我将来会孤单，因此给我生了个弟弟；你们认为我应该有好的教育条件，因此让我转学去了城里的重点初中，还安排我进入了重点班。

因为看中我的前途，在我高三时，你们殚精竭虑地研究我的志愿，认为对女生来说最好的职业是当个老师，因此替我报了省内的师范院校。

我每次回家，总是能吃到你们认为好吃的鱼和饺子。

所以，你们对我现在的表现很失望，怨我为什么一点也不记得你们对我的好，而是把鸡毛蒜皮的“小摩擦”铭记在心。

比如，我小时候你们吵架时，我在日记里写的“我的爸爸像狮子，我的妈妈像母狗”。你们认为，父母吵架是很正常的事情，是我内心太脆弱。当你们撕了我的日记批评我时，你们认为这也是正确的，因为一个孩子不能那么写自己的父母。

**可是，从小到大你们对我做的种种事情，都是你们认为的。**

你们从来没有关注过我的内在感觉，你们从来没有在意过我是否感觉痛苦，或者说，你们并没有意识到，我不仅是“你们的孩子”，还是个有自己的思考方式、自己喜好的独立个体。

## 小小的我，一直独自承担恐惧

我天生就像太宰治笔下的“大庭叶藏”一样，是个异类。我天生脆弱敏感、情感丰富，对人类世界抱有恐惧，没有安全感。

你们也许知道一点，比如我是一个内向的孩子。在小学的时候，和我玩耍的只有那几个人；初中的时候，班主任也说过我很孤僻；高中的时候，我好像性格很活泼的样子，但同学给我的评价依旧是内向，因为我只和熟悉的几个人嬉笑打闹，在她们面前比较放松而已。其实我有很深的社交恐惧。

我不仅恐惧和人打交道，我恐惧的东西还有很多。小时候我经常做噩梦被吓到哭着醒来，我总是梦见自己和僵尸被困在房子里，或者被其他鬼怪追赶。

我的一个记忆片段是在老房子即将被扒掉之前，地上有一大盆洗澡水，水面上浮满了屋顶掉下来的蚰蜒（现在蚰蜒也是我很怕的东西）。

盖了新房子后，我最怕的是漆黑的走廊和不经常进人的杂物间。

可是你们并不知道，我原来如此胆小，内心有如此多的恐惧。当我感受到这些恐惧的时候，你们并没有陪在我身边，更别提给我心理上的抚慰或支持了。相反，你们甚至还逼迫我去进行我最害怕的社交，因为你们觉得“小孩子能说会道”比较好。

一直以来，小小的我独自承受着这些心理压力。

再长大一些，我恐惧的来源直接就变成你们。你们每一次的争吵，对我来说都可怕极了。

有一次父亲喝醉了，不知道为了什么事对着母亲又砸键盘又咆哮，弄得自己胳膊上全是血，淡黄色的瓷砖上也有斑斑血迹和掉落的按键，这个画面如今依然历历在目。

我很怕父亲咆哮的样子。每一次父亲开始发怒，我感觉自己的心脏都要被吓停了一样。可是父亲，每当我“做错”的时候，您总是会这样教训我，直到我长大后，我还是很容易因为一些风吹草动而胆战心惊。

有一天晚上，一位叔叔和您用电脑在看一个关于 UFO 的电影，已经很晚了，我很困，声响弄得我无法入睡，于是我当着您的面，问叔叔什么时候走，我想睡觉了。

您愤怒地指责我不礼貌，把我吓得在被子里直哭。虽然母亲安慰我，但还是不能平复我的颤抖和害怕。

还有一次您的教育，是关于在人死的时候应该悲伤的事。我忘记是哪个舅舅死了，一开始您叫我去的时候我没去，因为我完全不懂，为什么我要参加一个不熟悉的亲戚的丧事。

下午，您一个电话把我叫了过去。我一下车您就吼我“不懂事”。在我走进主屋，看到尸体和一群哭哭啼啼的人后还没什么表示时，您又斥责我“冷血”。直到最后我惊惶失措，如您所愿终于因为惊吓而哭出声后，您满意了。母亲也和旁边的人说："看这孩子还是和她舅舅有感情的。"

从此之后，我便知道了，自己的感受，无论有多么糟糕都是不重要的，因为没有人会照顾我的情绪。

更重要的是，我应该和身边的人保持一致，比如，在听到谁死了的时候，即便我毫无感觉，我也应该像模像样地表示难过，否则就是异类。虽然，我还是不觉得人死了是需要悲伤的事。死亡，多么正常的一件事啊。

## 我的家，不能再给我安全感

虽然我在家庭中感受到了那么多的恐惧和来自父母的情感忽视，但我始终觉得，这个家再不好，至少也是我在这个世界上的一个容身之所。

但这种感觉并没有持续多久，之后发生的一个被我称为“大长今”的事件，让我不再依赖和信任父母，让我失去了对家的亲近，也让我开始不再依赖与信任任何人。

那天，我像母亲一样敬爱甚至比母亲更亲近的祝老师问我："你妈妈是不是生了一个小弟弟了？"（当年，国家还在推行计划生育政策，父母是偷偷生的弟弟。）

祝老师问我的时候，我左右为难，因为你们让我好好保密。但我一直都被教育，小孩子不能撒谎，而且我也不想骗我敬爱的祝老师。

我很痛苦，感觉很恐惧，这种支支吾吾的犹豫，无疑透露了事情的真相。

之后，我有个弟弟的小道消息在左邻右舍间传开了，过了没多久，可以说整个老家都知道了这件事。

也许并不是祝老师说出去的，但终究消息是从我这里走漏的，于是，你们数落我为我们家带来了麻烦，父亲还戏谑地称我为“大长今”。

于是，我在之后的很长时间里都被内疚感折磨，老师的背叛也让我不敢再信任别人了。之后我对需要保密的事也变得十分敏感，比如您让我不要把我要转学的消息告诉其他人，我就真的谁也没告诉，老师问的时候也没有说，因此错过了领初中教材。

这件事看起来确实很傻，好像我不懂什么时候该撒谎，什么时候该说实话一样。可是一个 12 岁的小孩子，真的考虑不了那么多。

如果说在之前，家只是一个有着诸多让我恐惧的地方，随着弟弟的出生长大，家好像藏着一个越来越大的炸弹……

白天他被放在奶奶家，晚上你们把他接回来，风雨无阻，可以说十分辛苦。因为天黑，你们摔倒在水田里的情况偶有发生。我听了十分难受，而且每次父亲都会说，这一切都是为了让我未来有个照应。听到这一切都是为了我，我的心里就更加难受了。

一个夏天的晚上，雷声阵阵，又乒乒乓乓地下起冰雹，**在充满恐惧的等待中，我突然感觉，能给我安全感的家已经没有了。**

随着小婴儿长大，家里的争吵逐渐多了起来，一个新的爆发源头是母亲开店做事业，其实都是因为钱罢了。可是这些乱七八糟的事，引得你们在其他地方的冲突也爆发出来。

有一次回家后，我看到母亲躺在炕上起不来，边哭边骂骂咧咧说是被父亲打的。对于那时候的我来说，这一切无疑是可怕的。我害怕父亲的咆哮、母亲的嗓门，害怕你们争吵，可是最后也只能一个人害怕着，因为父亲的教育，这些事我甚至不能写在日记里。

## 步入初中，恐惧依旧缠绕着我

好在初中后，你们不经常吵架了，但那时候我的恐惧来源变成了陌生的学校和同学。没办法，我只能努力学习，可是我的学习成绩也不是靠前的。

因为个人卫生打理不好，还是来自农村的插班生，初一初二时，我在学校人缘很不好，和我打交道的只有几个人。

那时候我最怕的就是运动会或者元旦庆祝会这样的集体活动了，因为我只能尴尬地游离在各个小团体之间，一个人默默地吃东西，就连合影也没有女生想站在我旁边。

那段日子里，支撑我的精神支柱是《火影忍者》里的鸣人，每次痛苦的时候，我都说服自己要像鸣人一样坚强。最后我终于挺过来了，但那些边写着作业边哭着想死的夜晚，应该也给我埋下了抑郁的种子。

好在初三的时候我换了新班级，初三的一年大概是我人生中最快乐的日子吧。我学习成绩好，有目标、有朋友，还经常运动。也是在那个时候，我迷上了《魔兽争霸 3》，里面的克尔苏加德，忠诚、智慧、强大。他还有一句让我深有同感的话："有时候……我真希望能有人来给我一个又大又久的拥抱。"我缺少爱啊。他成了我的偶像。

所以，每次你们批判我的"不良"喜好，凭着一个简单的名字而不做任何深层次了解就攻击我喜欢阴暗的东西时，我是愤怒、无奈、痛苦的。

## 恳请你去用心看见自己的孩子

以上都是“你们认为”背后的故事。实际上，更关键的问题之前也说过，**你们只是做你们认为应该做的事，却从来没有想过我的感受。**

比如逛公园，给我的感受糟糕透顶，可是你们认为我需要逛公园，而这让我感觉我像条狗一样需要被经常遛、放风。

比如我喜欢听日语歌，然而你们就认为我应该听接地气的乡村流行乐和班得瑞。

你们认为我应该当一个老师，这是最好的工作，然而从来没有考虑过我是否喜欢面对人群、是否有社交恐惧、是否有自己的想法，从来没有从我的实际情况去分析我适合哪种工作。你们认为，我说“痛苦”就是无病呻吟，从来没有问过我到底发生了什么。

从小到大，我都不敢和你们说自己受伤的事，因为只会被责怪不小心，你们从来不会安慰我的疼痛和恐惧。有一次跑步时，我被石头绊倒，正好来了一辆车——幸好及时刹住了。还有两次我骑自行车差点出车祸，让我十分后怕。然而，年幼的我只能自己消化。

在一次“濒死体验”后，我想听到你们的安慰，结果依旧是指责我没有照顾好自己。之后我就感觉，无论我身上发生什么事，都和你们无关了。

**所以，你们说我记不住你们的好，原因大概在于，在我真正需要安全和帮助的时候，没有人在吧。**

其实我写这些，能写出来就表示这些已经不是我的心结了，我的目的还是想让母亲放弃去教堂“感化”我的想法，毕竟，我并不觉得自己需要被“拯救”。

反正在父母眼里，我不管是得了“抑郁症”还是“分裂情感障碍”，只要没轻生，看着还行，就不过是小孩子的青春期叛逆而已。

我还有另外一个目的，是想通过说出自己的心声，呼吁看到这篇文章的父母，能够把自己的孩子真正当成一个独立的个体去尊重、去看待。如果能用心去聆听孩子的感受和想法，那就更好了。

我也想让其他的爸爸妈妈们看到，打着为孩子好的旗号，为孩子做各种决定，甚至牺牲自己的幸福快乐为孩子付出，对孩子来说，是多么痛苦而沉重的一件事。

最后，希望天下的孩子都能健康快乐地成长。

## 一个小小孩[1]

一个小小孩
如果他干干净净，衣帽整齐
如果他规规矩矩
这可并非是一件多好的事
如果他一开口就是叔叔阿姨好，再见再见你好
如果他四岁就能让梨，这有什么意义

一个小小孩
应该是满地打滚，满街疯跑
脸和小手都是脏兮兮的
还应该有点坏，有点不听话
他应该长时间玩着毫无目的的游戏
他是一个自私、可爱又残酷的小动物
他来到世上，是为了教育我们
让我们得以再一次生长，而不是腐坏下去

① 引自《海桑诗集》，作者海桑。

第四组 家长视角

# 绝不放弃之心

我到很远的地方找来“高人”到家里做法事，找“大仙”给女儿算命。我还曾拖着女儿上门去找一名“神婆”求助，那是一个远近八方都闻名的“高人”，到了她家门口，我发现甚至还需要排队，门口等待的都是和我家一样情况的家长与孩子。

**讲述人：Teana 妈妈**

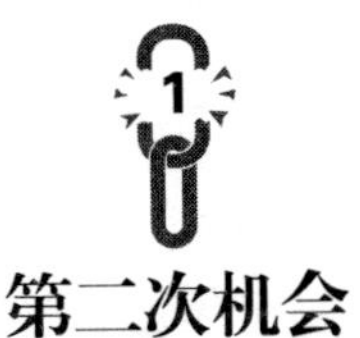

# 第二次机会

清晨起来，我和老公一起下楼，围着我们小区走了一圈。看到待人非常友好的开超市的小两口正在整理货物；开小杂货店的总是开开心心的两姐妹正在太阳下聊天；开茶室的善良纯朴的大姐正在收拾店铺准备开门营业；街头的环卫大叔正唰唰地扫着落叶，认真仔细的样子让人能感受到他的投入……

看着这一幕由普通人构成的生活画卷，我的心头感到一丝温暖。是啊，他们虽然普普通通，但是自食其力，做着力所能及的工作，过着自己想要的生活。

我故意问老公："如果女儿以后不愿回到学校，没能拿到文凭，没能考上我们期望她进入的名牌大学，没能拥有一份光鲜高收入的工作，最后像这些人一样，成为一个平凡普通但自食其力的人，但她开心满足，你能接受吗？"

听到我的发问，老公顿了一顿，然后很诚恳地回答：“当然接受！我什么都接受！”

是呀！经历过这样一场漫长的风暴，我们还有什么不能接受的呢？

就在前不久，曾被诊断为重度抑郁症的女儿开心地对我说：“妈妈，我发现我的抑郁症好像没了！”

听到“哇！好开心啊！”“好幸福啊！”“好快乐啊！”这样的语句从女儿的口中说出来，那一刻，一股暖流流过我心间，我已经好几年没听女儿说过“开心、快乐、幸福”这样的字眼了。

我永远忘不了，2019 年，当我带着气息奄奄的孩子去就医，我们这儿最权威的精神科医生对我说：“**你这辈子哪儿都不能去了，因为你的孩子需要一辈子有人陪伴，她的病情你们拖得太久了，按目前这种情况看，她必须终生服药。**”

听完医生的话，我感觉天都塌了。我想，没有哪个母亲能够接受听到医生对自己的孩子下达这样的“判决”。这道“判决书”仿佛无情地审判了我下半辈子的生活：行尸走肉般活在女儿的病痛里，食不甘味，看不到希望。

一想到我那从小品学兼优、多才多艺、乖巧善良的女儿，以后一辈子将和西药为伴，深受精神疾病的折磨，我泪如雨下，无比自责。

是啊，我太自责了，为什么在女儿生病后整整四年，我都在瞎打转、走弯路，企图用各种不靠谱的错误方法去帮助她、扭转她。

但好在上天给了我第二次机会，又给我一次重新养育她的机会。这一次，孩子，请你相信妈妈，妈妈会陪着你，过你喜欢的人生，爱你本来的样子。

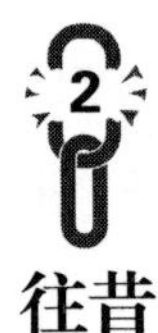

## 往昔

你能想象在整整三年的时间里，1000 多个日夜，一个正值花季的女孩，不去上学，也不外出，不和父母做任何沟通，而是把自己关在漆黑一片的房间里，只在吃饭时才偶尔出来，像一具尸体一般地活着吗？

因为她觉得看见光自己会不舒服，要求父母把她卧室的窗帘拉得严严实实，不允许一丝光线进入，因此她的房间一年到头都是伸手不见五指的黑暗。

她说，只有待在黑黑的屋子里，自己才有安全感。

她的父母，也曾想过女儿是不是有心理方面的问题，想带着女儿去医院，但女孩却坚持说自己不想见任何人，也不想和任何人说话。对心理疾病一无所知的父母，就此不了了之，任由这个已经深陷重度抑郁症的女孩，在黑暗中独自咀嚼着漫长的痛苦。

此后，母亲要不就是忙着用各种办法去拉扯女儿，企图用外力推动女儿，和女儿开展母女间的拉锯战；要不就是整日沉浸在自己的悲痛中，伤心流泪。家中鸡飞狗跳，无一日安宁。

看不到希望的未来，让这位母亲的负面情绪比女儿还多，能量比女儿还低，她无暇去关注女儿的需求、去接住她的情绪、去倾听她的想法和声音。有时女孩难得向母亲倾诉、发泄情绪，但她却根本不知道该如何回应。

她已然把自己关在一个封闭的世界里，一心想着如何让女儿恢复正常、回校上学，没有看见女儿，也没有看见自己。

这三年的光阴，是一段不堪回首的岁月。

一家人，仿佛走在一条看不到出口的死胡同里，无可奈何地挪动着脚步，却又不知道出口在哪里。

是的，这就是我们家曾经真实经历过的日子。

思绪回到 2015 年，正值初一的女儿进入重点班，成为全校优异学生中的一员，且她的成绩在重点班上也是名列前茅。是的，从小到大，女儿都是懂事乖巧的，不管是学习还是生活，她从未让我操过心。

我和丈夫是双职工，我们家在本地算是生活条件较好的家庭，身边许多人也都很羡慕我，有一个好老公，还有一个那么优秀的女儿。多年来，我也一直沉浸在这种满足和喜悦中，我一直认为自己能和其他普通人一样，就这样平淡地过下去，陪伴女儿走过高中、大学，陪她步入社会、结婚生子……我也想过，这一路也许不会那么平坦，会遇到一些小波澜。但我从未想到，自己即将遭遇的，不是小风小浪，而是一场名为抑郁症的狂风暴雨。

新学校的生活才开始一个月，女儿就突然对我说，她不适应学校的教育制度，认为学校是监狱，而监狱是管犯人的，自己不想读书了。

最开始我毫不在意，觉得她只是说说而已。你一个 14 岁的小屁孩，怎么可以不上学呢？可是过了几天，女儿又找我说这事，说她真的适应不了这个教育制度，在学校待着感到人很难受，她还说老师讲的内容课本上都有，而课本上的知识点她都看得懂，她完全可以在家自学，为什么要去学校这个监狱活受罪？

虽然女儿表达的需求很明确，她的想法也很清晰，但在我的认知和我的教育观念里，这是一件离经叛道的事。从小，我自己一直被长辈、老师们教育：小孩子就是要待在学校里好好学习，离开学校不读书，哪怕在家自学，算怎么回事呢？那是叛逆，是出格，是不可理喻。

女儿的决定，对我这样一个受传统教育长大的女性来说，简直是一道晴天霹雳。女儿的言行举止和超前思维，远远超出我当时的认知，我无法理解，更无法共情，我只觉得我曾经引以为豪的女儿，此时已然变成了一道我难以启齿的伤疤，我感到丢脸、羞愧。

然而，女儿的态度特别坚定。不管我如何求，不管我找多少人来劝，女儿都不愿意再去学校了。在请求我的亲戚、朋友，她的老师、同学，甚至校长轮番来家中劝说无果后，我甚至怀疑，女儿是不是中邪了？

我到很远的地方找来“高人”到家里做法事，找“大仙”给女儿算命。我还曾拖着女儿上门去找一名“神婆”求助，那是一个远近八方都闻名的“高人”，到了她家门口，我发现甚至还需要排队，门口等待的都是和我家一样情况的家长与孩子。

是啊，对那些找不到正确方向的家长来说，借助神秘力量的帮助与指引，真的可以说是最后一丝希望了。

可惜，这些努力依旧无济于事，女儿依旧无动于衷。

不知所措的我只能每天以泪洗面，夜里含着眼泪上床睡觉，清晨再含着眼泪去上班。因为害怕自家的“丑事”被他人发现，我极力避免和别人有目光上的接触，无论是上班还是下班，我永远低着头，不说话，有时感受到同事投来的目光，我都觉得那眼神中含有同情和嘲讽。除了必要的工作、买菜需要出门，其余时间，我都把自己关在家里。

我渐渐变得敏感、多疑、胡思乱想，走在街上，我甚至觉得每一个人都在后面议论我、嘲笑我，八卦我的孩子不上学，我看谁都不顺眼。现在想来，那时我自己都快抑郁了，只是不知道而已。

在轮番劝说和做法事无果后，女儿便不再和我沟通了。她关闭了房门，不开门，不外出，自此开始了她长达三年的自我封闭。

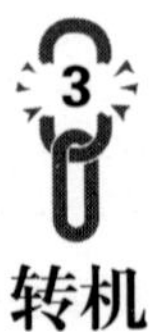

# 转机

我一度觉得女儿这一辈子都不会再出房门了，但在 2018 年，事情迎来了转机。

那时正是女儿这一届的学生面临中考的一年，想着好歹让女儿参加中考，拿个初中文凭。我咨询了相关老师，有老师告诉我，只要孩子能够参加考试，就算只考了十几分，也可以多花点钱进私立职高读书。我将这个方案告诉了女儿，没想到女儿竟然答应了，她去参加了中考，老天在绝望中又给了我一丝希望，我以为女儿在封闭自己这么久之后，终于想通了。

现在回头看，在没有得到任何来自父母的理解支持，没有获得医疗帮助的情况下，女儿能够凭借自己的力量重新站起来，是多么了不起啊！其实，她内心的那颗向好向上的种子一直都在，她一直没有放弃自己。需要反思的反倒是我们父母，在面对困境后竟然变得如此无力和低落。

其实，当时的女儿是强撑着逼迫自己步入高中校园的，但我这个做母亲的，依旧没有看到女儿的伤痛和自己的问题，我以为是老天实在不忍看我如此煎熬，才结束了我的噩梦。

没想到，女儿在高中读了才不到一个月，变故又发生了。

有一天，老师打电话来，让我们去接女儿，说女儿在学校里待着难受，我心里顿时咯噔一下，预感到可能有不好的事情发生了。

给女儿请假需要病假条，我便带着女儿去医院做检查。结果我们辗转了好几个科室，都没有检查出女儿身体上有什么异常，最后医生说，你们去精神卫生科看看吧。

自 2015 年女儿出现问题以来，三年了，我们第一次真正地带女儿去看精神科医生。我万万没想到医生说："你的女儿情况不太好，有重度抑郁，需要服药治疗。"他还要我做好心理准备。

我不相信他说的话，虽然此前我曾想带女儿去看心理医生，但当时我觉得女儿只不过是心理上有些小问题，我的女儿怎么可能有抑郁症呢？

不死心的我又找到当地最权威的一名精神科医生，带女儿做了更全面的测试和诊断，结果医生给出的诊断依旧是重度抑郁。他还说我们应该早点把孩子送来，耽搁了这么多年才送过来，太迟了，她以后必须终生服药。医生还说，如果不吃药，大脑会受损。

那真是一道晴天霹雳啊。震惊过后，更多的是懊悔，我后悔没能早一点说服孩子看医生，我后悔自己将孩子的病情拖了四年，真是肠子都悔青了。我打算开药给孩子吃，但是女儿查看了药的副作用，说她想自己调节，想自己先试一试，她觉得自己能调节好，并且让我不要把她当病人。

好吧，如果女儿坚决不想吃药，那还有别的治疗办法吗？

我开始在网上搜索和抑郁症有关的组织，寄希望于民间组织能给自己一丝希望。

2019年，我在网上看到一篇有关抑郁症的文章，便加入渡过群。在群里我看到了许多和我同样状况的家长们的聊天，他们大多也在寻求方法、讨论如何服药。我一直认真听，也做了许多笔记。我想，如果我一直这么学下去，能成为一个懂得用药的医师，但是后来我明白了，这并不是我要找的方向。

在渡过群半年后，一位好心的妈妈拉我进了另一个群，群名叫“孩子是最好的礼物”，这个群是郁金香家长群的前身。这个妈妈说，这个群不谈药的，我当时就眼前一亮，这不正是我苦苦寻觅的地方吗？世上真的有不吃药，就能把抑郁症治好的办法？ 我当即决定留下来，好好学习。

群主镜面老师在群里分享了“三不”理念和观呼吸这两个方法，他说只要按照这两个方法坚持做，孩子就会好转的。

那时候，我完全是一个这方面的“小白”，此前我只是粗浅了解一些用药知识，对于亲子关系、家庭教育、自我成长、什么是情绪、如何沟通等这些心理与内心层面的知识，我可以说是一无所知。因此，对于镜面老师的指导，我从来没有怀疑过，立马实践了起来。

我唯一的疑惑是，镜面老师在群里发的几本要我们看的书，分别是《镜子的法则》《遇见未知的自己》和《心眼力》，我不太明白看这些书对帮助女儿有什么用，但我还是看了。

事实上，我要感谢自己的这份“空白”，正是这份空白，给予我一份空杯心态，让我在接触到一个成长方向后，能够坚定不移地走下去，不会因为过多的知识储备而左右摇摆，东学一榔头、西学一棒子，最后什么也没学好。

刚开始的时候，我看书看得很慢。因为我曾在渡过群里看见有经验的家长说，得这种病要好起来是需要年头的，快则三四年，慢则七八年，所以我心里想着，慢慢来吧。我打算认真学习，如果花个三四年，甚至七八年，能让孩子的症状稳定下来，我就谢天谢地了！

所以我不再拼时间，我愿意等待孩子，一个月后，我看完了镜面老师推荐的静心三本书。惊喜的事情发生了，有一天我突然发现，从不出门、一直拉着窗帘的女儿，从房间里走了出来。当她拉开窗帘，让阳光洒进房间的那一刻，我感受到家中那长久凝固的空气流动、温暖了起来，有什么新鲜的、鲜活的东西，正在注入这个多年来死气沉沉的家庭。

这是四年来，我第一次看到女儿身上发生好的变化，我便知道，这条道路是正确的，也更坚定了学习的信心。

此后，在生活中，我坚定地按照老师指导的“三不”原则去对待孩子，女儿的情绪好像好起来了，孩子在小细节方面越来越好。

从此我爱上了阅读、爱上了学习，我看书的速度更快，态度也更认真了。我也不追剧、刷视频了，下班后，只要有时间，我都在学习指定的内容，享受着阅读带给我的快乐。

而我也在这个过程中发现，当我把注意力放在自己身上，改变自己、活好自己的时候，孩子也在慢慢地向好的方面变化。不仅仅是孩子，甚至老公、工作，都在悄悄地、慢慢地发生着好的变化……

我不再觉得自己没脸见人，不再觉得周围人嘲讽自己，我开始觉得自己周围都是热心的好人，开始觉得女儿是自己的骄傲。

我真正体验到了《遇见未知的自己》里，若菱说的“境由心转”的那种意外和惊喜，也终于领悟了涵香老师在直播间里分享的“爸爸妈妈活出来，对孩子有多重要”这句话。

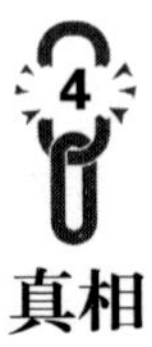


## 真相

当一个一无所知的人，接触到了颠覆自己认知的真相，那种震撼与惊奇的心情，是可想而知的。

这也是我刚开始学习时的心情，走了四年的弯路，向外求了四年的出路，到最后才发现，原来自己才是这一切的根源，是多么令人唏嘘不已！

**是的，如今我能够勇敢地承认：我是一切的根源，我是女儿承受伤痛的罪魁祸首。**

从她小时候开始，我对她的要求就特别高。她考了 98 分，我还不满意，我经常因为她的考试成绩不好摆难看的脸色给她。为了取悦我，女儿只能舍弃自我，更加拼命地去满足我对她的期待。

于是，一个品学兼优、乖巧听话、多才多艺、担任各种班委，集万千宠爱与赞美于一身的“完美”小孩，就这样被我塑造了出来。

除了校内的学习，我还为她报了很多课外班，让她学这学那，却从未问过孩子是否真的愿意。幼小的女儿不敢反抗我们，一直违心地学习着，久而久之，学习便成了一件让她感到痛苦的事。而我，从不知道其实女儿独自承受着巨大的心理压力。

升入初中重点班后，面对更加严酷的竞争环境，面对难度全面升级的课业知识，女儿的不堪重负甚至崩溃，是一种必然。然而当时和此后的四年，我仍然没有看到孩子的伤痛。

这是一种怎样的麻木和无知啊!

为什么我对女儿有如此高要求？我想，是因为自己和许多家长一样，将自己对未来美好生活的希望、自己未能实现的理想，全部寄托在孩子身上了。

成年以来，我一直过得很压抑，我默默努力扮演着好妈妈、好媳妇、好职员的角色，但其实我的内心并不快乐。我努力扮演着社会需要我扮演的角色，但却从未好好看过自己，好好地去满足过自己的愿望，去真正享受生命。我就像庞大的社会体系中机械运转的一个零件，虽然无可挑剔，但丧失了自己的意志，因此，我期盼拥有一个优秀出众的女儿，期盼她能给我沉闷的生活带来一抹亮色，让我的内心能够得到一丝宽慰。可是，幼小的孩子如何去承担来自成年人的重担呢？

在没有学习之前，我就像一个盲人，在找寻方向的道路上跌跌撞撞，不知所由，更不知何往。当我向内探寻后，我才慢慢悟出这些道理。

向外求，死路一条；向内求，绝处逢生。

然而，想要扭转自己几十年来的固定思维，并非一件易事。就拿“三不”原则中的“不指导”这一条来说吧，从知道到做到，我就花了不少时间。

虽然我在头脑层面，知道了“当家长面对孩子的情绪甚至求助时，要始终做到不指导，只需要倾听和陪伴”，可是当我看到女儿哭泣、无助时，我总是习惯性地脱口而出指导的话，把“三不”抛到了九霄云外。

我记得，整整三次，当我面对女儿的情绪开始安慰和指导时，是女儿制止的话语将我拉了回来。“我不需要你的安慰，你听着就好。”“别来安慰我，你陪着我就好。”“你别说话好吗？”女儿的呵斥让我幡然醒悟，原来不指导式的陪伴，是孩子真正需要的啊。从此，我牢牢将这一点记在了心里，再也没有对女儿的事横加干涉。

现在，“三不”已经内化成了我的逻辑，我不需要再停顿、再思考，就能熟练运用“三不”去和女儿沟通。这是一条漫长的和自己的固定思维模式做斗争的路，虽然很难，但却是必须踏上的道路。

## 见证者

记得刚接触郁金香那会儿，还没有现在的家长成长学堂，只有镜面老师组建了一个家长互相帮扶的学习群。群里也没有很多成功案例，因为大家都是刚起步学习，所以，我还是有点焦虑，不知道坚持下去会有什么样的结果，一切都是未知的。但是，我坚持了下来，短短四个月的学习，我取得了很大的进步。

后来，前来求助的家长越来越多，镜面老师建立了家长成长学堂。2019 年底，郁金香家长成长学堂正式成立。开启第一期的共修学习时，我是第一个报名的。后来因为我学习踏实用心和成长进步明显，镜面老师还将我选为辅导员，去帮助其他家长。

如今，家长成长学堂成立已有 5 年时间了，拥有上万名家长学员，几百位辅导员。而我也在 2022 年成为继镜面校长后的第二位校长，被许多家长亲切地称为“渡船人”。可以说，郁金香家长成长学堂一路的成长，我都是见证者。

过往惊涛骇浪，如今风轻云淡。

我深知，女儿遭遇这样的挫折和伤痛，自己才是源头。然而过去的已经过去，今天的我，已然焕然一新，我知道了自己和女儿是两个不同的个体，就算是一家人，但其中的每个人也都是独立的，我需要去尊重每个人的自我边界。

**我更明白了，得先照顾自己、活出自我，我才能更好地照顾家人。我不再是那个习惯过度牺牲、损害自己，为了扮演好妈妈、好媳妇角色而压抑自我的“烂好人”，我开始享受生命、关爱自己。**

如今，女儿正在读高中，虽然她没有每天都去学校，但一直坚持在家学习，我十分感动，不只为女儿，也为我自己。

她现在可以独自外出，一个人乘坐飞机去外地看望最好的朋友，不需要我的陪伴，我对她也很放心。

现在的我，每周有两个晚上在家长成长学堂里继续学习；周末我和女儿一起回家陪老人住两天；我每天打卡画画，日子过得充实愉快。

我过得好，女儿也开心快乐。现在早点都是女儿给我做的。每天早上 6 点，我还想赖一下床的时候，她就叫我起来吃早点。我白天上班，中午也不回去，女儿都是自己做吃的。

是的，她正在变得越来越独立，当我退后给她留出足够的空间的时候，她曾经被我侵占的自我正在慢慢恢复。虽然孩子目前在认知、抗压、人际关系等方面还面临着很大的挑战，但现在，我深深知道这种平凡的幸福对我来说是多么来之不易，我很珍惜，也很知足。

幸福的感觉，是需要苦难垫底的。

从被医生下达终生服药的“判决书”，到女儿开心地对我说：“妈妈，我发现我的抑郁症好像没了！”在这期间，孩子没吃过一粒药，也没看过任何一个医生，更没有接受过任何的心理咨询，我们没花过一分钱，孩子的抑郁症已好转。我想，任何医生得知我家的故事后，都会觉得这是一个不可思议的奇迹，然而，它确实发生了。

事后我也在思考，孩子为什么不吃药就好起来了？也许是因为我不再拉扯女儿，转而看向自己，孩子不再需要花费她为数不多的能量和我对抗，她有了喘息与恢复的空间；也许是我状态的好转带动了女儿，是我渐渐喜悦的心情感染了女儿，就像一株即将枯萎的植物，忽然得到了阳光雨露的滋养；也许是我们允许女儿脱离让她感到不舒服的学校环境，我们彻底舍弃了执念，允许她做自己，女儿终于放下了内心的负担，不再内耗和纠结……

我想，现在孩子所谓的抑郁症，不过是一种外在的表现，社会大众需要一个名词和病症去定义孩子的这种状态和行为，以此来进行针对性的治疗和干预。其实我们的孩子没有任何问题，他们只是不被允许做自己而已，只要我们给孩子足够的空间和爱，孩子强大的自愈力，就会帮助他走出困境。不过，对有些躯体化障碍严重的孩子来说，药物的确能够起到稳定和控制作用，不能一概而论，还是需要根据具体情况来分析。

现在的我，真的感觉比孩子没生病之前还幸福。因为孩子没生病之前，我觉得孩子优秀是理所当然的，一切好事都是理所应当的，而现在，我经历过大风大浪，又再度回归平淡生活，那种幸福感，弥足珍贵。

我真的感恩郁金香，感恩郁金香学校的组织者、老师们，为我的生活带来了希望。我也想好了，我要继续做好爱的接力棒，不管我的孩子以后飞得高，还是飞得低，我都会待在郁金香家长成长学堂里，和同修的爸爸妈妈们一起学习前行，互帮互助，共同成长。

绝不放弃之心，将成为贯穿逆境之光。

第四组
孩子视角

Love Help Rain

# 我临过深渊，也深信光明

凌晨，一个试图轻生的女孩被警察带到医院，躺在医院的抢救室，戴着氧气面罩，身上插着很多管子，床边围着很多护士和医生。她的脸上写满了绝望，而围在她身旁的亲人们却说："这孩子就是不懂事，没事找事，想太多了……"

是的，这样的场景我经历了很多次，是的，这个病床上的人就是我，一个在高二那年被确诊为重度抑郁症，并在随后的时日中一直抗郁的女孩。

以下叙述的都是我的亲身经历，我写这篇文章，是想告诉大家：我们不是无病呻吟，我们是真的病了。我也希望家长们可以看到，一个患有抑郁症的孩子是怎样艰难地活下去的。希望大家对这个疾病的误解可以少一点。

**讲述人：露露**

背景音乐：《万千花蕊慈母悲哀》
歌手：珂拉琪 -collage

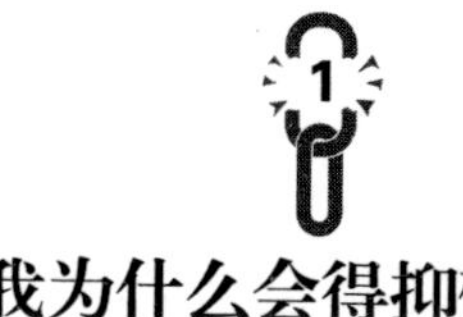

## 我为什么会得抑郁症?

关于这个问题，其实我想了很久。我发现，这个病魔其实在我小时候，就已经在我身边徘徊了，只是后来我的难过和伤心越积越多，才最终导致病症显现。

曾经的我，也许就是大人们口中“别人家的孩子”吧。每次考试都是前三名、代表学校参加全国征文比赛、优秀班干部、优秀少先队员……我从小就拿着各种各样的荣誉证书和奖状，因此成了众多同学羡慕的对象。虽然我表面看起来成绩优秀、积极乐观，但其实我过得并不好。

已经不记得具体是什么时候了，大概是小学四年级吧，我开始被全班同学孤立，现在想想，我是遭遇校园霸凌了。

每天到学校，等待我的就是同学们的各种谩骂和恶作剧。当时的我并不知道怎么解决这些事，我向妈妈求助，妈妈却说小孩子间打打闹闹很正常，写信和老师说，也没有被重视。我很无助，不知道该怎么办，我就这样被同学欺负了整整半年。

妈妈总是逢人就说我的成绩有多好，因此很多亲戚都知道了我成绩优秀。可我并不喜欢这样，这给了我很大压力，我怕我考不好会遭到他们的嘲讽。

后来中考因为各种原因，我考得很不好。亲戚都以为我会考上市重点高中，可我没有。中考结束的那几天，我每天都在掉眼泪。虽然我最后被本校高中部预录了，可我错过了自己想上的学校。是的，曾经优秀的我失败了，随之而来的就是别人的风言风语，这让我承受了更大的内心压力。

我爸妈都没什么文化，我和他们无法沟通，所以不管遇到什么事，都只能自己一个人憋着。妈妈有时发脾气甚至会对我说：“你去死了算了，我养你来干吗？”虽然我知道她本意不是这样的，可他们说的话也对我造成了极大的伤害。

爸爸从我很小的时候就一直在外面工作，基本只有过年才会回家。我真的很羡慕那些爸爸妈妈都在家的孩子。对于爸爸，我很陌生。虽然他是我的父亲，可我们之间好像始终隔着什么东西。

爸爸每次回来我都很开心。可是，爸爸每次回来都会和妈妈吵架。哪怕他一年也就在家待几天，却几乎每天都在争吵中度过。夹在爸妈中间的我，特别无助。

渐渐地，春节成了我最讨厌的日子。因为每年这个时候，别人都在吃团圆饭，只有我家是爸妈的战场。没有美味的饭菜，也没有美丽的烟花，有的只是爸妈的吵闹声和被摔坏的东西。

我忍着他们吵架带给我的痛苦过了一年又一年，即使很难过，也不会表现出来。

直到那次突发事件，我彻底崩溃了。

那年我正读初二，即将成为初三学生的我，学业压力和心理压力都很大。又是一年春节，和往年一样，他们又吵架了。我端着饭菜躲回自己的房间吃。后来他们的动静越来越大，我感觉不对劲便冲了出去。

之后看到的画面，我这辈子都不会忘：妈妈手里拿着菜刀，爸爸掐着妈妈的脖子。我吓得赶紧丢掉了手里的碗筷，冲过去一把紧紧抱住爸爸。

当时天气很冷，我能很清楚地感觉到妈妈手里的菜刀从我脖子旁边划过，再划向爸爸的手臂。我大叫了一声，以为自己要离开这个世界了。但幸运的是，刀离我还有一点点距离，而爸爸穿的衣服也比较多，只是袖子被划破了，有一道很大的裂口。

我真不敢想象，如果当时刀再近一点，会发生什么。

## 亲人对抑郁的误解，让我逐渐绝望

渐渐地，我开始变得极端，出现轻生想法。我一次次走向楼顶，一次次拿起刀放在手腕上，可还是没有勇气去做，也许那时，我对这个世界还有留恋吧。

其实在确诊抑郁症之前，我接受了将近一年的心理咨询，但并没有什么帮助，情况反而越来越糟了。我心慌、胸闷、失眠，全身无力，出现持续的情绪低落……越来越严重的躯体症状[①]，让我意识到自己可能是生病了。

在老师的帮助下，我到当地医院做了检查，我被确诊为重度抑郁症。因为不想让家人担心，我没有把这件事告诉包括父母在内的任何人。就这样，我自己一个人孤独地复诊，孤独地吃药。

可后来，我的病情越发严重。我开始控制不住地自残，手腕上的一道道伤疤告诉我，我不能再这样下去了。我再一次来到了医院，医生告知我需要尽快住院治疗，因此必须联系父母，于是，我得抑郁症的秘密终于被父母知晓。

随着抑郁阴影的到来，我手里的奖状和证书，也逐渐变成了一张张苍白的病历，那个曾经优秀的女孩不见了。

当时即将高三的我，就这样被迫休了学。可就算这样，我依然坚持着，积极配合治疗。我依旧心怀梦想，我想要参加高考，去我想上的大学。

可我没想到，我的家人对这个疾病的误解，让我的信心一点点消失，并将我推入了更绝望的深渊。

休学后，我每天都和父母待在一起。他们总是对我说类似这样的话："你不要想这么多不就好了。""你出去找点事情做

① 抑郁并不是只有"精神"出问题，抑郁的外显表现也常常伴随着身体的不舒服，也就是抑郁的躯体化症状。

啊。”“我的经历比你惨多了，你那些算什么……”

同学、邻居说：“她就是不懂事，也不看看自己家里什么情况，整天没事找事，就是矫情……”

这些话语，就像是一把把刺向我心口的刀，把本就受伤的我扎得鲜血淋漓。

他们只看到了抑郁症的情绪低落，却忽略了抑郁症最痛苦的躯体症状。

无数个夜晚，我很困却睡不着；我莫名其妙掉眼泪，却连为什么伤心都不知道；我感受不到任何情绪，每天麻木地躺在床上；我食欲下降、吞咽困难，手抖到没法拿筷子，面对以前再喜欢的食物我都没了胃口；我全身酸痛没力气，连下床都会消耗掉我所有的力气；有时候甚至会呼吸不上来，心慌胸闷；我记忆力下降，思维能力下降，什么都记不住……

可是，我经历了这么多，却没有人能理解。

亲人们对疾病的误解，让我逐渐开始将轻生的念头付诸行动。第一次去医院复查，我在医院卫生间吃了一整盒的药（那是我说服爸爸让我一个人去医院，提前藏起来的药）。

医生发现后，带我到急诊洗胃，可我不想被救回来，一直抗拒治疗。直到医生打通了爸爸的电话，听到爸爸担心的声音，我哭了。爸爸赶到医院时，我已经洗完胃，躺在病床上输液，戴着心电监护仪。我不知道该怎么面对爸爸，我知道这样做很自私，可我没办法控制自己。

在我出院后，妈妈把我带到了亲戚家。在亲戚家，有一位长辈对我说："你要死怎么不早点死，你爸妈还花钱给你治病。"听完这句话，我把药瓶里所有的药一下子全塞进了嘴里，却又被妈妈一点点抠了出来。我崩溃了，不管不顾地大叫着、哭吼着。

我的情绪又一次崩溃了。我一个人跑到了湖边，就在我准备跳下去的时候，妈妈赶了过来。我崩溃大哭，活着好难，死也好难。我每天都在想，要是我没有亲人就好了，那样我就会毫不犹豫地穿上自己喜欢的衣服，好好睡一觉，不再醒来。

虽然我轻生了这么多次，但幸运的是，每次我都被拉了回来。在死亡边缘徘徊的我，其实内心深处是想好好活着的。我也不想轻生，可情绪失控的时候，我的身体不受自己的控制。每当我向家人表达自己控制不住的时候，家人总说："你控制不住的时候，就不能找我们吗？"我想，他们没有真正理解"失控"的含义。所谓的失控，就是当时我的身体已经不会做出除轻生以外的任何行动，它变成了一台只能执行自我毁灭程序的机器。

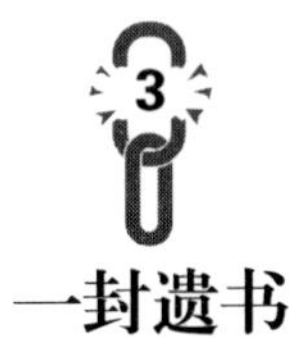


## 一封遗书

下面，是我某一次轻生前写的一封遗书，本来不想写进这篇文章的，但我还是想让大家听听抑郁症患者的心声，如果当时我没有被救回来，那也许这封信，就是我留给这个世界最后的话语了。

## 轻生前，我写给世界的最后的话语

终于挺到了20岁生日这天，可以离开这个世界了。对，我本来就是一个自私.的人，为了亲人、那些帮过我的人活了这么久，我真的累了，请允许我自私一次，为自己死一回吧。

得了抑郁症之后，我才知道这个病有多痛苦。唯有真正经历过这场“感冒”的人，才能体会这种“生无可恋”的苦。

亲人都说我不懂事，可我心里想的全是爸妈、小姨。没生病时，我努力学习，想着考上大学可以帮助你们；生病后，我每天想的都是我的病带给你们太多负担，所以我一次又一次地想结束自己的生命，我不愿意成为这个家的累赘。

虽然，我会控制不住地对你们发脾气，这个我真的控制不住，你们只知道我对你们发火，可你们不知道的是，每次过后，我都会后悔、自责、愧疚……得了这个病，让我没办法控制自己的情绪。对不起，我控制不住，我像个神经病，我自己很痛苦，也不想连累别人了。

你们总在我面前说家里经济有多么困难，你们越这样，我就越觉得是自己拖累了这个家，所以，我一次又一次做出伤害自己的事，想着自己死了，就不会拖累你们了。

你们总说，不是只有读书这一条路，可是读书对我来说，不仅仅是改变命运的方法，更是一件让我真正快乐的事，是我实现十几年梦想的途径，只有在学校学习的时候，我才能感觉到真正的快乐。

可是现在，我的快乐没有了，也许你们体会不到我的感受，不能上学对于我来说就像死刑的判决书。洗胃我没哭，做电休克治疗我没哭，割腕血止不住地流我也没哭，可得知我不能上学了，我哭得撕心裂肺。

你们总对我说，你们有多么多么不容易。可我又容易吗？每天凌晨才能睡着，有时候甚至通宵醒着。你们知道想睡睡不着的痛苦吗？你们知道长期失眠有多难受吗？你们知道呼吸不畅、心跳加速、感觉心脏要跳出身体、心慌胸闷、全身发抖有多难受吗？

你们不知道。我为了不让你们担心，一个人咽下了所有委屈。

你们总觉得这个病没什么大不了的，你们总是站在道德的制高点上，批评我不懂事。

可是当我被全班同学孤立时，你们又在哪儿？你们知道校园暴力对孩子的伤害有多大吗？我只能独自承受这一切。你们知道我当时有多么无助吗？

爸妈不停地吵架，甚至要打死对方。你们知道夹在父母中间的我有多难受吗？看着对自己最重要的两个人互相伤害。

我很小时爸爸就在外面工作，虽然我知道他也是为了这个家，可你们知道从小没有父亲的陪伴会对孩子造成多大的影响吗？这些你们都不知道。

后来，有了妹妹，我很开心。可是妈妈动不动就说我打了妹妹。妹妹哭了，妈妈不分青红皂白就说是我打的，你们知道我有多难受吗？妹妹感冒了，就是我没照顾好她，你们又不停地骂我。

可我也是个孩子啊，我没照顾过婴儿。再说了，难道你们自己照顾的时候就能保证妹妹不生病吗？有一次你们甚至因为妹妹，让我去死，也许这不是你们的本意，可你们知道当一个十几岁的孩子听到妈妈亲口说这样的话，是什么感觉吗？也许你们说过了就忘了，可那些话在我脑子里挥之不去，对我造成了不可逆转的伤害。

我真的累了，放过我吧。让我每天带着痛苦生活，才是最残忍的。我不想活得像个废物一样，每天在家除了吃就是躺着，死亡对我来说是一种解脱。如果真的有下辈子，我希望我不要再成为你们的女儿。

我也知道轻生的行为对父母和亲人很不负责，我知道父母为了我付出了很多。可是我真的活得太累了，这几天，我几乎没有停止过掉眼泪。每天几乎都通宵醒着，控制不住地想伤害自己，情绪发作就不停打自己，我的身体已经完全失控了。

你们说我在逼父母做能力以外的事，可事实是，我一直在放弃、妥协和努力中挣扎。

没钱上学，我就放弃了自己十几年的梦想；没钱治疗，我就在家硬撑着，独自忍受着疾病的折磨，假装自己可以好起来；医生让去调药你们没在意，我也理解；我每天都在网上咨询工作，找不到工作就想方设法去摆摊卖东西，可你们也不支持……到底我要多懂事才算懂事？

你们总说不会让我饿死，可我是个人，不是宠物，不是有口饭吃就可以的。我只是想有份收入可以治疗自己的病，难道这也有错吗？对我来说，最难受的不是那些难以忍受的疾病的折磨，而是活得像个废物一样，成为累赘。

我也不想再和你们说抑郁症有多难受了，没有经历过的人，永远体会不到那种生不如死的痛苦。

警察叔叔、哥哥姐姐，你们好啊！对，我承认，我刚开始轻生，内心只是想被关注、被爱。真对不起，给你们添麻烦了。可是后来不是了，我只想离开这个世界。谢谢你们一次又一次救了我，对不起，我还是没有珍惜你们努力救回的生命，我真的累了，对不起……

遗体捐献是我最后的愿望了，希望可以对这个世界做最后的回报，希望你们可以帮我实现，我生前已经提交了遗体捐献申请。对不起，我的尸体把湖水弄脏了。

那些曾帮助过我的人（粉丝、社会上的爱心人士、为我捐钱治病的人），对不起，我还是没有撑下去，让你们失望了，对不起……

希望我的离开，可以让社会多重视一下抑郁症。

再见了，这个痛苦的世界，下辈子不来了……

写下这封信的时间是2022年7月21日凌晨，也就是我的 20 岁生日那天。是的，我在写下这封遗书后跳进了湖里。不过，我真的很幸运很幸运，我被巡逻的警察救回来了，上天给了我又一次生命……

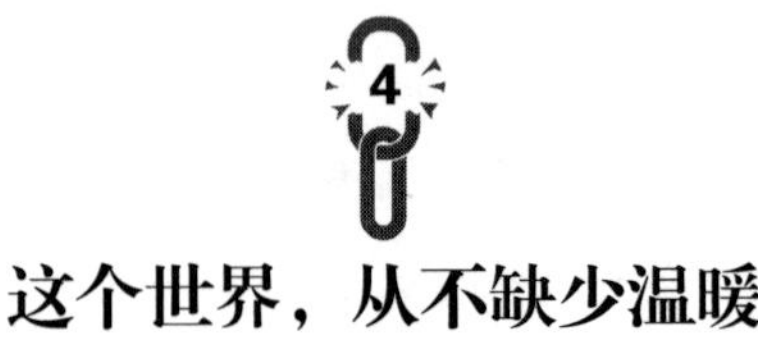

## 这个世界，从不缺少温暖

生病之后，虽然我被疾病折磨，但我也收获了许多温暖。

记得坐在 13 楼时，警察安慰我并把我拉了回来；一个人跑上高速时，交警把我送回了家；割腕时，警察不顾危险抢了我手里的刀，抱着我跑去医院；情绪不好的时候，我给心理援助热线打电话，接电话的姐姐陪我聊了很久；还有一次坐高铁时抑郁症发作，警察叔叔陪了我很久，带我去吃饭，还安排高铁工作人员送我上车，因为怕我伤害自己，在高铁上一直有工作人员陪着我，直到我到站后帮我打了出租车送我回家……

其实他们把我安全送回家后，本可以不管我了，可是好几个警察都给我留了联系方式，他们对我说："有困难可以找我，不开心了也可以和我聊天，我有时间一定会回你的。"他们是给了我新的生命的人，给了我一个可以倾诉的地方，他们不会讨厌我的坏情绪。

现在每每想起这群可爱的人，我都心怀感恩。

住院期间，我割了腕，幸运的是被护士姐姐发现了。包扎完伤口，得到医生同意后，我和爸爸出去散步。我们来到了一家书店，在那里我看到了《我在精神病院抗抑郁》这本书。作者的抗郁故事让我相信，抑郁症是可以好起来的。

通过这本书，我知道了郁金香这个平台。认识了小白和猫爪姐姐，加入了郁金香的跑跑营。在跑跑营里，我认识了很多和我一样的郁友，他们成为我坚持下去的一股力量。很高兴能认识郁金香的各位哥哥姐姐，在我快放弃的时候，是你们让我有了继续坚持的动力。

我发现，这个世界，其实没有我想象的那么糟糕……

今年 5 月，是我第四次长期住院。前几次已经花了很多钱了，家里还欠着别人的钱。面对高额的住院费，我再一次迷茫了。我想活下去，可是家里的经济条件却承担不起继续治疗。

在我快要放弃的时候，社会上的爱心人士让我又一次看到了希望。我发起了水滴筹，通过朋友和陌生人的捐款，还有郁金香的帮助，我顺利控制住了病情。不久后，我带着那些爱心人士的温暖和祝福顺利出院了。

确诊抑郁症后，我也开始在网络上发视频记录我的抗郁经历。刚开始只是为了记录这段不美好的时光，后来变成想让更多的人了解这个病。我想让大家看看，一个真正的抑郁症患者是怎么一路跌宕地活下来的。

我的视频意外地在网络上火了，我也得到了越来越多的关注。

渐渐地，我用自己的故事帮到了别人。我的粉丝中有患者的家属，他们告诉我："谢谢你让我知道要怎么陪伴我的孩子，我现在和他的关系越来越好了。"也有和我一样生病的病友，他们说："是你让我看到了坚持下去的动力。"

当我感到绝望、无法安慰自己的时候，我的粉丝告诉我："那就换我们来安慰你。"当我大晚上躺在抢救室，联系不上家人时，虽然我们未曾谋面，粉丝还是义无反顾地转钱给我；在我没钱住院的时候，是我的粉丝帮我一次又一次转发水滴筹，帮我筹款。

粉丝还给我寄了很多零食和玩偶，只是为了让我开心。**我问他们："你们就不怕我是骗子吗？"他们说："如果你真的是骗子就好了，这样的话你就不会被抑郁症折磨了。"**

虽然看我视频的人有限，但我还是让更多人了解了这个病，帮到了一些和我一样的病友，我很开心，我发现自己的存在其实也不是那么没用。那些看我视频的人也给了我温暖，我们彼此鼓励对方热爱生活。

在我和疾病抗争的这段时间，虽然亲人们对抑郁症的误解给我带来很多伤害，可我知道他们是爱我的。

爸妈的长期争吵，遭遇校园暴力时妈妈的视而不见，生病时亲人的不理解……都让我拼命想要逃离这个家。但为了治好我的病，他们也付出了很多。住院的 40 多天里，爸爸每天睡的都是病床旁边的椅子，很耐心地照顾我。没钱了，贷款也要给我治病。

记得小姨跟我说："露露，我不会放弃你的，就算全世界放弃你，你爸妈放弃你，我也不会，所以你也不许放弃。"小姨把我从老家接到上海治疗，每天想方设法逗我开心。有一天她喝醉了说："你是除了叔叔以外，我心中最重要的人。"我哭了："在我心里，你已不仅仅是小姨，你和爸妈一样重要。"

看到我伤害自己时，我闺密会难受。没钱治病时，她会跟我说："要是我有钱就好了，这样我就可以帮你了。"住院时，朋友们几乎每天都给我打电话，过生日给我寄一堆礼物到医院，她们会说："加油，我一直在。"

在我想轻生时，总会有人把我拉回来，让我感受到温暖，看到这个世界的美好。我也渐渐有了活下去的动力，我不断告诉自己："为了家人，为了那些曾拼命救你的人，还有陪着你的朋友们，露露，你要好好活下去。"

现在的我，也开始慢慢热爱生活。我喜欢上了摄影，去记录生活中那些不可复制的美好瞬间。虽然我不懂那些复杂的参数，但我拍的照片能够被别人喜欢，我很开心。

我去参加摄影比赛，拿到奖时的心情是任何人都无法给予的。这些小比赛也许没有很多人知道，也不是很重要，但对我来说，是一种让我看到自己价值的方式。

抑郁症患者往往会对未来失去希望，觉得自己是个很没用的人，其实不是这样的，每个人都有自己的优点，有自己的独特之处。我们每个人都是这个世界上独一无二的存在，我们每个人都有仰望星空的权利。

我以前总是想改变身边的人对抑郁症的看法，可渐渐我发现，这几乎是不可能的。说实话，自己没得抑郁症之前，也没办法理解抑郁症患者。既然没办法改变别人，那就改变自己吧！

抗抑郁的这条路上，注定要一个人战斗。我的世界是黑暗的，但我相信，只要一直走下去，就会看到阳光。放弃很容易，但坚持一定很酷。

如果你也是抑郁症患者，请一定坚持下去。我知道这很难，但请相信我，抑郁症是可以好起来的。别害怕，这只是一场心灵的感冒，还有很多爱你的人在等你好起来。好好配合医生治疗，给医生一点时间，也给自己一点时间，会一点点好起来的。

如果你是抑郁症患者的父母，希望你可以多去了解一下这个病，别再对孩子说这样的话了："你就是想得太多了，不要想这么多，抑郁症有什么大不了的……"这些看似安慰的话，其实是对病人的二次伤害。我知道你们也是关心孩子，但可不可以多一些耐心，多给孩子一点时间，多一些陪伴和鼓励，你的孩子才有战胜病魔的信心。

小漫画

Love

Help

# 就这样被救赎了

Rain

绘者：B站up主 無無無鱼子

背景音乐:《群青》
歌手：YOASOBI

❶

今天上午闲来无事，
就坐在沙发上。

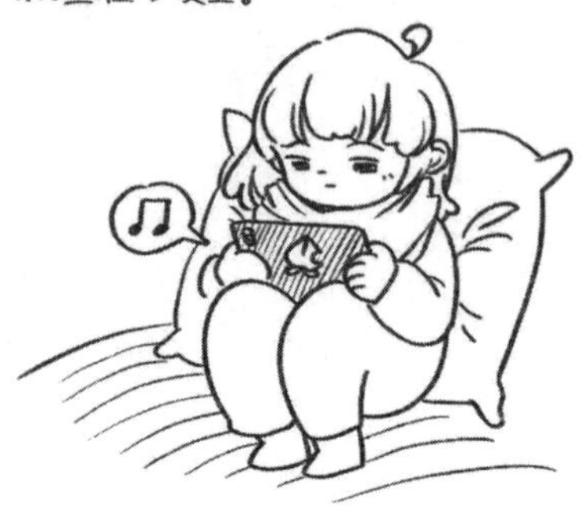

妈妈在我前面的
茶几边包饺子。

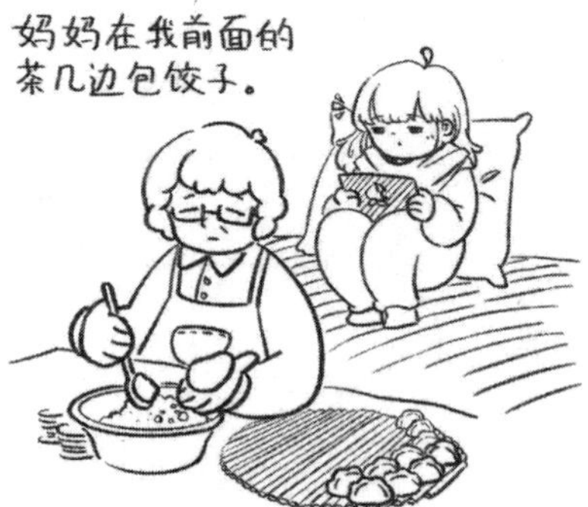

刷到了很有趣的漫画，
很想找个人分享——

妈你快看这个漫……
我忙着呢，
你自己看去吧。

❷

没有看到呢。

啊……

很苦恼没有人可以
一起笑的时候，

问题不大，我自己
看也行。转发一下
试试！！
怎么没人点
赞啊？
又坐回去了

爸爸下班回来了。

我回来了！

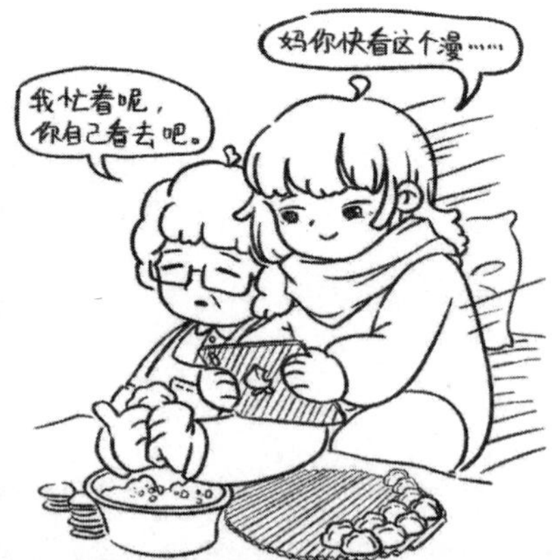

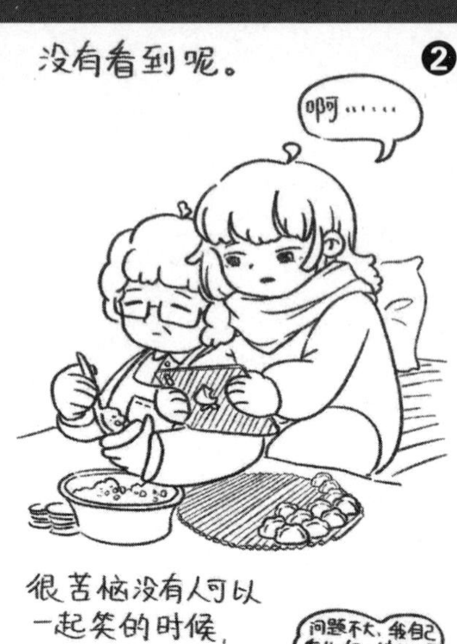

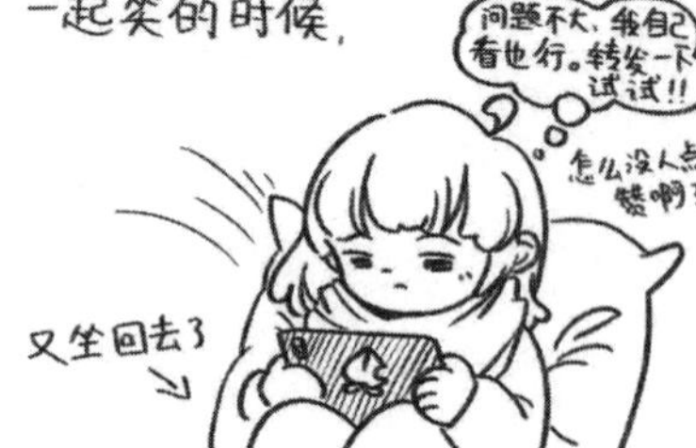

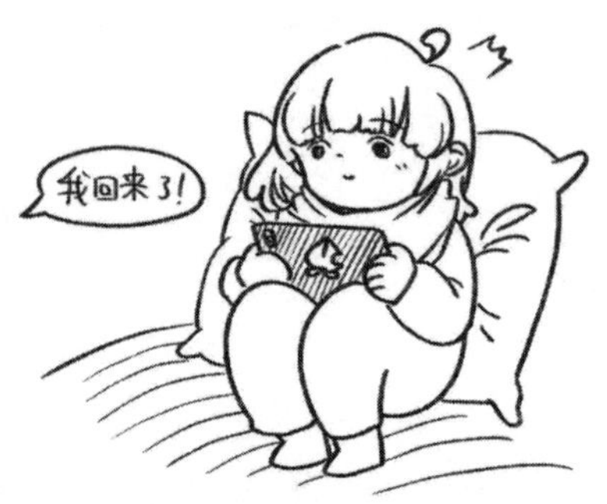

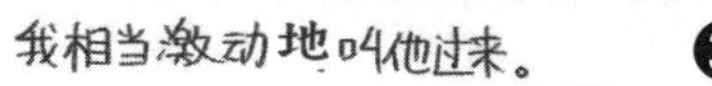


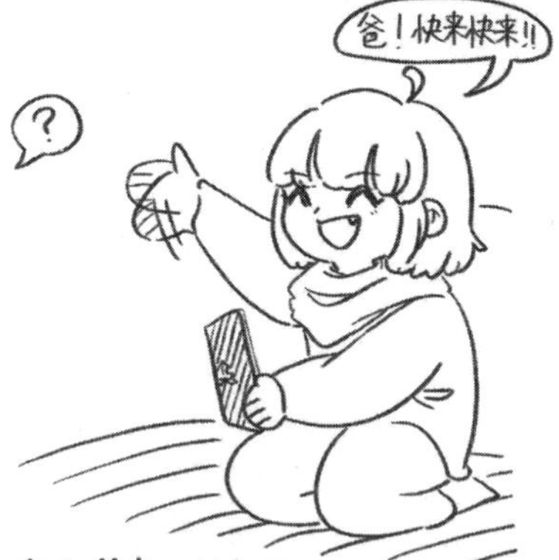


爸爸笑点比较低，
我想他一定会笑出来的。

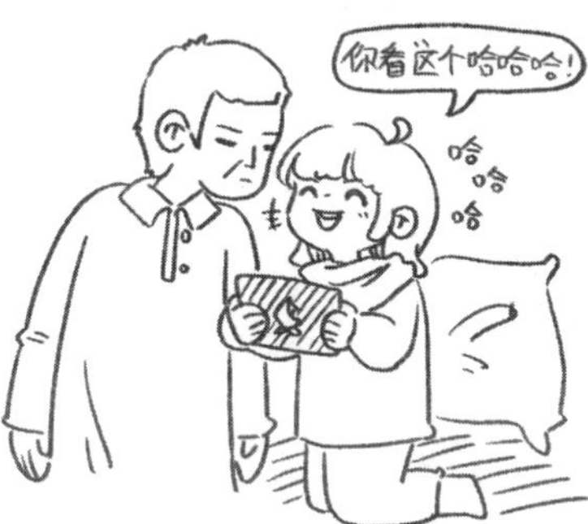


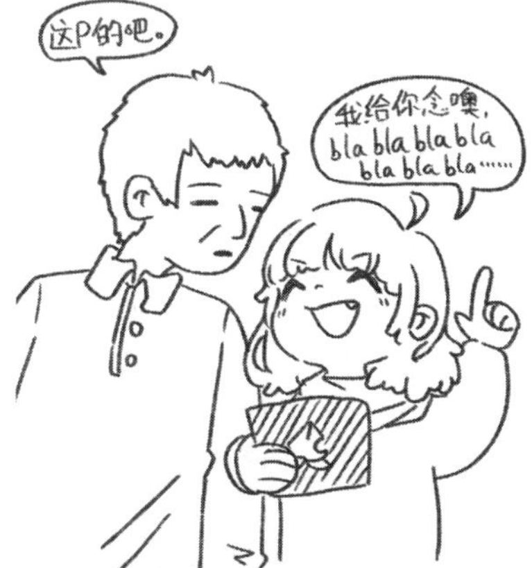


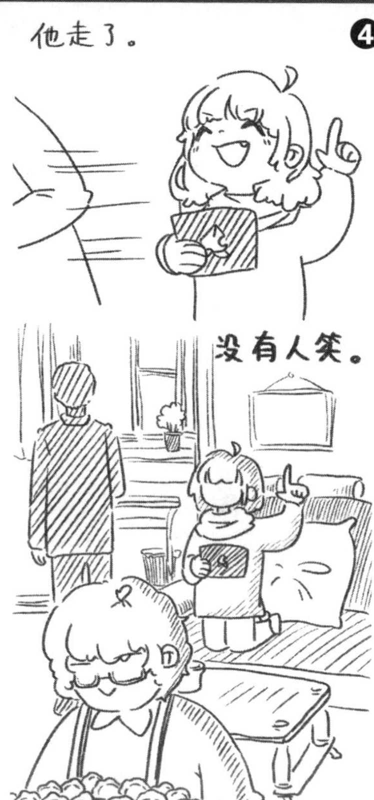


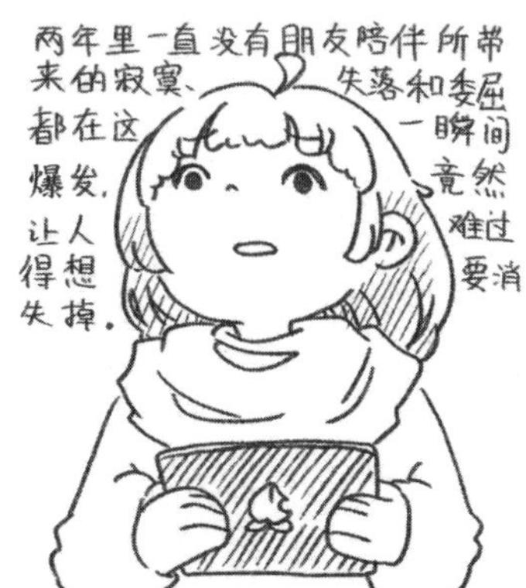

5

烦死了!!!

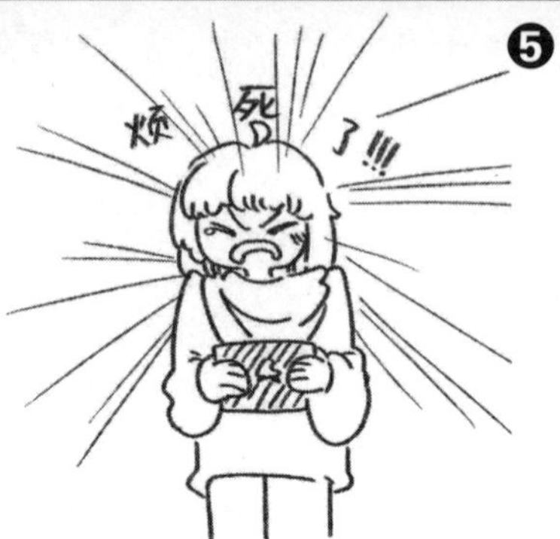

我这样大喊着，
逃跑似的一头钻进了卧室，

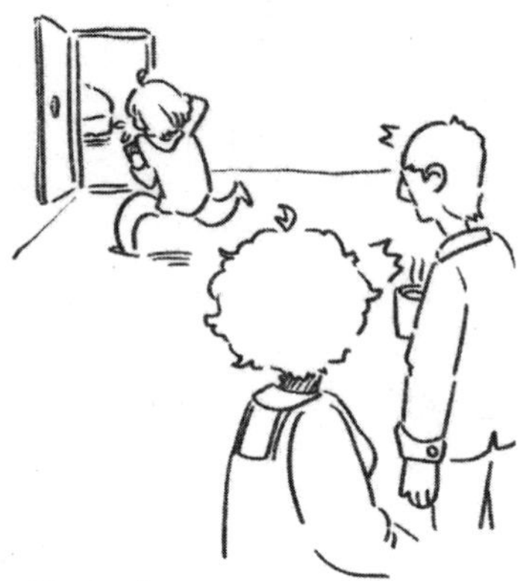

并狠狠带上了门。

嘭!

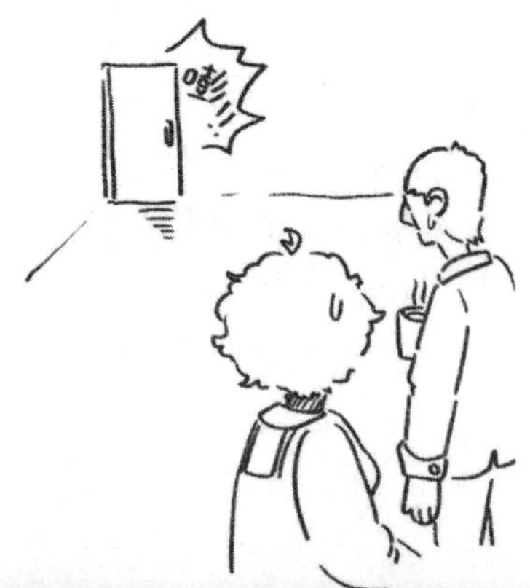

6

没有想要责怪任何人的意思，
只是突然觉得自己很可悲。
我悄悄发了条负能量说说。

没有可以分享的人，真可悲。我真的好难过。

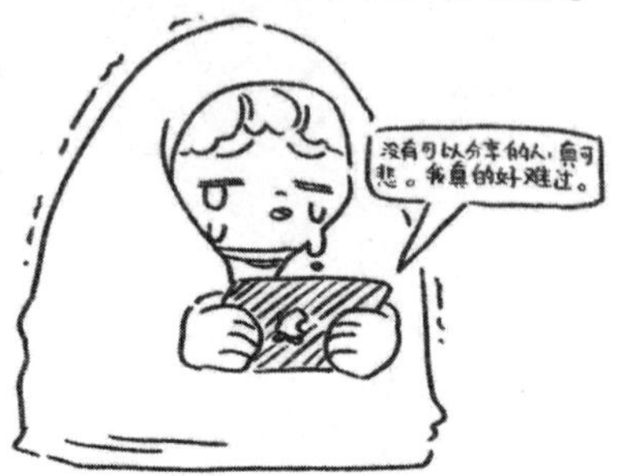

虽然确实不想让大家看到，
但是只有几个赞的事实，
让我觉得更可怜了。

点赞是什么意思嘛!!

陷在难过的沼泽里越来越深，
刚开始还只是小声地抽泣，

呜呜呜……
呜呜……
呜……
呜……

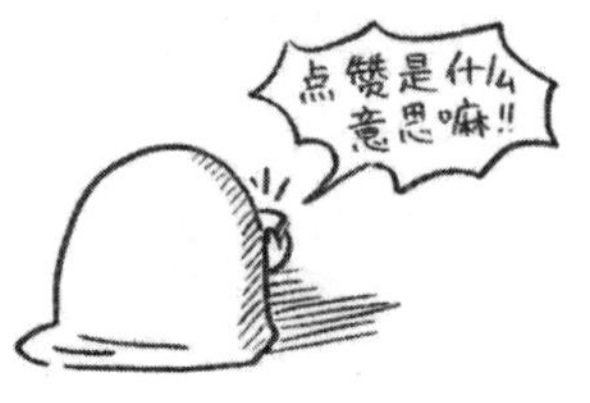

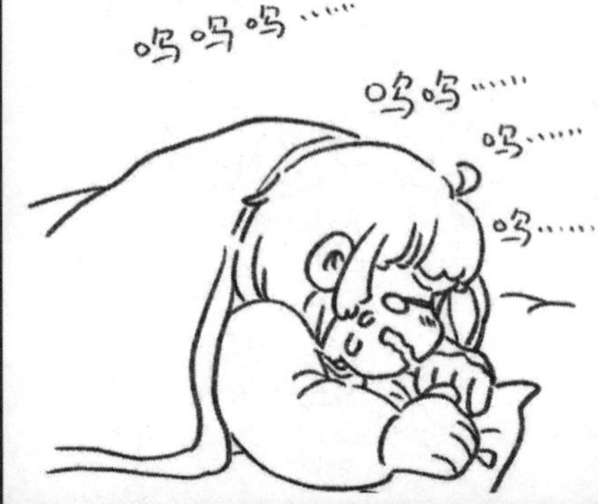

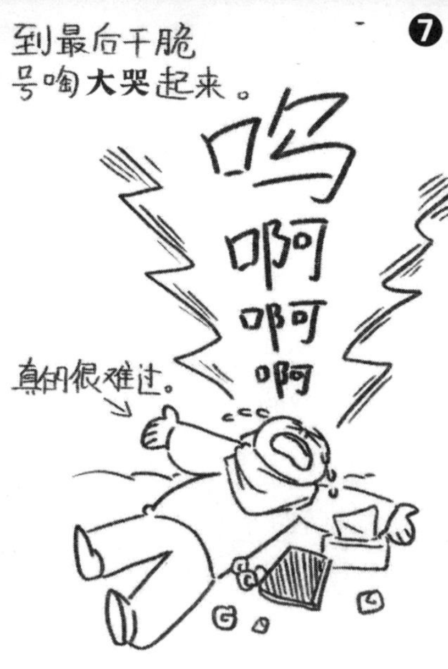


平板响起了提示音。

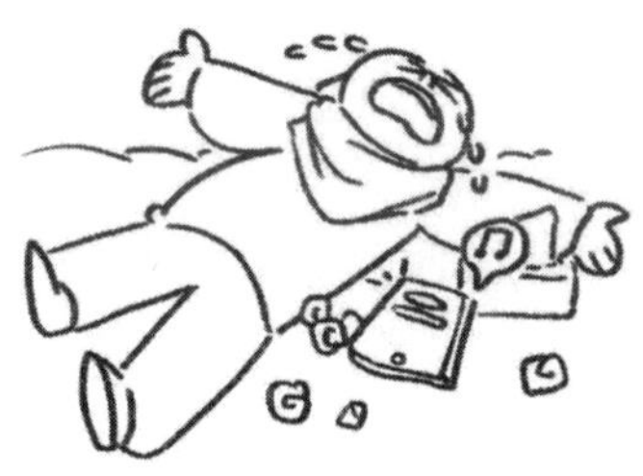

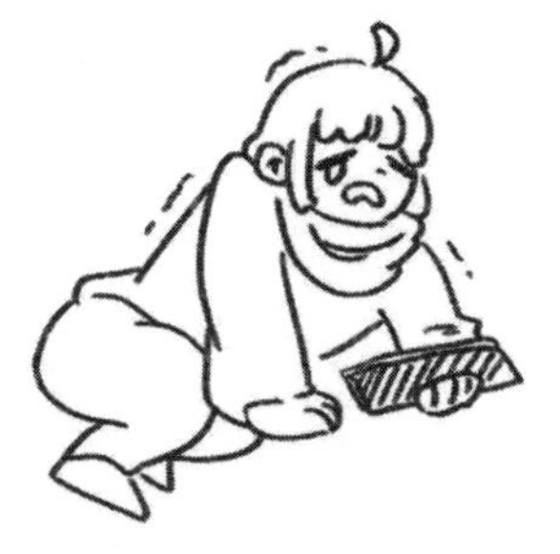

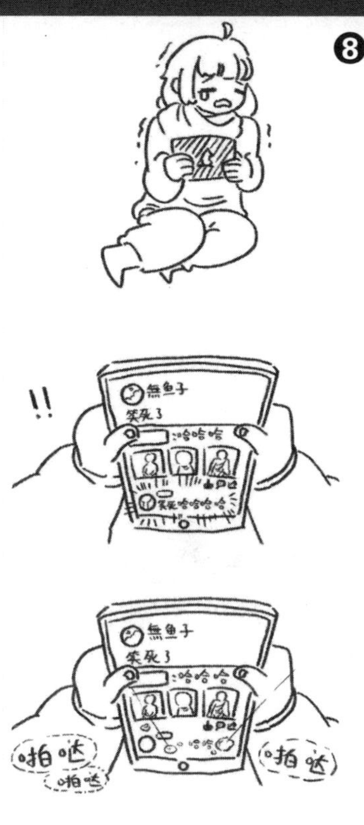


自己深深埋在角落里的痛苦，
被小心翼翼地捧了起来，

她用自己的方式，
告诉了我，我不是孤身一人。

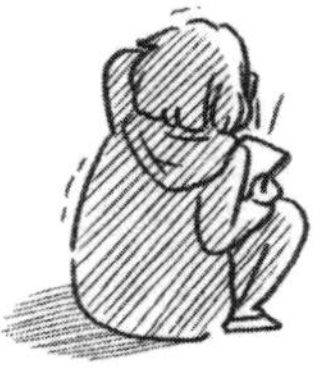

就这样被救赎了。

## 相信相信的力量[①]

不是从孩子身上看到了希望
你才相信孩子
而是你相信了孩子
你才能有希望
……
不是孩子听话了
你才尊重孩子
而是你尊重孩子了
孩子才听话
……
不是孩子优秀了
你才接纳孩子
而是你接纳孩子了
孩子才优秀
……
不是孩子幸福了
你才幸福

① 网络流传，出处已不可考。

而是你幸福了

孩子才能获得幸福

……

爱是一切如是

爱是让我身边的人

按照他自己喜欢的方式去生活

爱是深深地理解与接纳

成为爱本身

爱自己

爱家人

爱身边的每一个人

第五组
家长视角

# 胡作非为的女儿

当我告诉你，我那14岁的女儿，不去上学，她的日常生活就是网购、每天拆快递、做美甲、傍晚出门玩，要不就是约了同学逛街，要不就是唱卡拉OK、吃夜宵，每天都要12点多才回家。有时甚至还喝酒，一个月能点3000多块钱的外卖，零花钱能花5000多。不仅无节制地花钱，她还多次不远千里坐飞机去外地，就为了见网友一面。

而我这个当妈的，不仅不指责她，反而理解、接纳、允许，你是不是会觉得非常不可思议？

**讲述人：星星点灯**

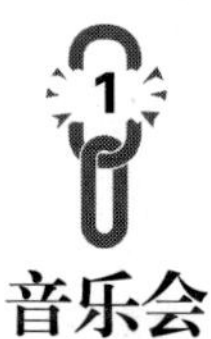

# 音乐会

2020 年 7 月份的福州，正是一年当中最热的时节，加上疫情依然肆虐，一条大街上都看不到几个人，大部分人都在居家办公、隔离。

我们 14 岁的女儿，就在这个 7 月的某一天，突然说："我要办一场音乐会！去给我找一个大音乐厅！"

在疫情形势颇为严峻的当时，要想办成一场线下的音乐会，困难可想而知。然而，面对女儿的需要，我和老公没有丝毫的犹豫，我们立即开始张罗、四处奔波，费了不少力气打点上下，联系了一个小音乐厅。老公更是化身搬运工，忙着搬乐器、搬设备，我则是忙着联络人，联系、安顿她的朋友。

一切一切的努力，只为满足她的愿望。

当晚，当女儿站在舞台中央，灯光打在她脸上，她神情落寞地演唱时，那种无奈、孤独、沧桑的感觉，和她 14 岁的年龄，是那么不相符。

音乐会后半段，女儿唱起一首对她这个年纪的孩子来说很老的老歌——《外面的世界》，她用懒懒的嗓音唱道：

外面的世界很精彩
外面的世界很无奈
当你觉得外面的世界很无奈
我还在这里耐心地等着你

听着女儿忧伤的歌声，看着女儿心事满怀的神情，台下的我们心疼不已、流泪不止。

事后，我和老公又反复观看了女儿演唱的视频，我们两个一次次地被女儿的歌声和神情刺痛。孩子心里，有着太多的创伤，好像我们给她再多的爱也不够，当时的我们心想，我们可爱的女儿，什么时候才能再度阳光起来呢？

## 我以为是“青春期叛逆”

去回忆这段煎熬的往事，我想，很多爸妈和我的感受是一样的——不忍回忆，也不敢回忆，因为，实在是太痛了。

2019 年 9 月份，女儿 13 岁，刚升入初一。开学第一天，孩子到了学校就被老师批评说头发不够短，不符合学校的规定，要求孩子再去剪短。此前，为了配合学校，孩子已经剪短了一次头发，却没想到还是不符合要求，于是，当天晚上，孩子回到家便大哭，说我不去学校了。

我心想，你一个才刚上初中的小孩，怎么可以不去学校呢？孩子的举动让我顿时慌了神，我从没想过孩子会有这样“叛逆”的想法。

是的，那个时候，我以为孩子不过是青春期叛逆，才不愿意去学校的。于是，为了让孩子返校，我和老公、闺蜜一起，想了不少办法。闺蜜给我出主意，说如果实在不行，你就把孩子丢在学校门口，她没地方去就只能进学校，或者你骂、打，她总会回去的。

又有朋友给我出主意，说孩子可能是中邪了，才会叛逆得那么过分，要不带孩子去做法事吧。于是，我们找了一个“高人”，前后花了两万多块钱，做了两场法事，但一点用也没有。

那段时间，我和老公每天一起床，就开始为今天要想什么办法而绞尽脑汁。有一回，老公出了一个馊主意，他说，今天，要不你试试装病，兴许你一装病，孩子可怜你，就去学校了。

于是那天我便“病”了。当孩子看到我“病”了，便开始撕心裂肺地哭。她扑到我身上，一把鼻涕一把泪地说：“妈妈，我真对不起你啊，我不上学还把你弄病了。”看到孩子这么真切地为了我伤心，我这个做大人的，也升起了浓浓的愧疚感。

可是，事后，我心里想的还是：你怎么能不去学校呢？那个时候，我们根本不知道孩子是病了，只想着如何能够让孩子尽快回到学校。

那两个月，我基本上每天都在哭，上班的时候会躲在一个没人的地方哭，可是哭完了，我还要面对孩子的问题。我的体重一下子掉了十几斤，整个人每天都灰头土脸的，大把大把地掉头发。老公回到家也是沉默不言，家里压抑沉闷的气氛让人感到窒息。

也许是看到了我心力交瘁的样子，几个月后的一天，孩子说，要不我转学吧。

我们在黑暗中抓到了一丝希望。然而孩子想要转学的对口学校的校长，知道了我家孩子的情况后，拒绝她入学，任凭我和老公没有尊严地一再去求，对方学校都不收。无路可走的我只得给人大副主任写信求助，最后，在政府的帮助下，女儿获得了寄读的机会。

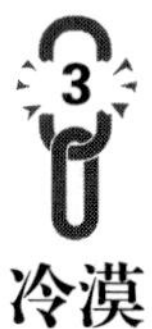


## 冷漠

就这样，孩子在我们的拉扯、哄骗，甚至威逼利诱之下，又回到了让她感到痛苦的学校。

那时，天真的我以为，只要换了学校，一切就会好起来，结果到了早上，孩子又开始说肚子疼，不去学校了，我只得每天早上硬拖着孩子去学校。就这样，孩子在我的生拉硬扯下，勉强坚持了两个多月。

因为经常无故缺席，加上又是寄读，班主任对孩子的嫌弃非常明显，他甚至明确地对我们说：“下个学期，你们家孩子不要再来了。”孩子也能感受到班级对她的排挤，对上学这件事更加抵触了。

但是，我们依然没有看见孩子的煎熬，没有发现孩子出现了精神问题，眼里依然只有上学这件事。

那段时间，孩子断断续续上学，时而会打电话给我们，让我们接她回家。那个时候，老公就会和我说：“不要去接她。”或是我们故意晚去接她，为的就是让孩子可以在学校多待一会儿。

孩子一个人在学校忍受着身心的折磨，期望父母的关怀，我们却一再将她推远，一味地逼迫着孩子，直到将孩子逼到深渊，将孩子逼到无路可走，将孩子逼到精神恍惚。

记得那是 6 月份的一天，家里停电了，天气又很热，我们便对孩子说：“今天你去学校吧，至少学校有空调吹。”其实私心是至少孩子能去一天学校。于是孩子就去学校了。

到了中午，不出意外，孩子打电话给爸爸，说想要回家。爸爸对她说：“我现在没空，你让妈妈去接。”我接了老公的电话，我说：“老公我不想去，我不敢面对她。”老公说：“如果我去，我就给她二十块钱，让她自己打的回来，反正我不管她。”

总之，我们夫妻俩像踢皮球一样，都不想去接女儿，最后还是老公妥协了，把孩子接了回来，丢在家里后就出门了，对她没有一句安慰的话，言语和举动更是充满了冷漠和嫌弃。

到了下午，孩子忽然打电话给我，说：“妈妈，你快回来吧，我好难受。”

当我在电话里听到孩子明显异样的语音，我便觉得，事情可能不大对劲。

但回到家打开门的那一刻，我还是震惊了。我看到孩子在厨房接了满盆的水，从头顶直直地往下浇，身上只穿了一件背心和三角裤，整个厨房的地板上积了几厘米深的液体，混杂着被从冰箱里丢出来的牛奶和果汁。

满身是水的孩子，就这样站在“水漫金山”的厨房里，脸上挂着呆呆的神情，看向我，眼里没有一丝光。看着孩子熟悉又陌生的样子，那一刻，我才幡然醒悟，我们只想到孩子是不想学习、不爱学习，才一天到晚喊着要回家的，却没有看到孩子是真的病了，她的心理出现了严重的问题。

我赶紧拿条浴巾把孩子包起来，问她怎么了。孩子抽泣着说：“妈妈，我不是不想上学，我在学校实在是太煎熬了。可是，你们为什么都不来接我呢？妈妈，我不是不想上学，也不是不爱学习，只是，你给我点时间好不好，让我缓一缓，按照自己的节奏来。”

当我抱着她，听着她的哭诉，我这个做母亲的，才真正看到了自己的女儿。我看到一个受伤的、瑟瑟发抖的孩子，正在急切渴望着父母的关爱和温暖。她不是不想学，她是没力气学了啊！可是，我们却一再地推开她，甚至让她感受到冷漠和嫌弃。天啊，我们都做了些什么？

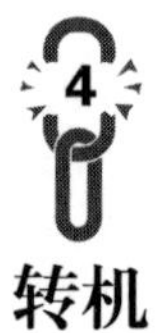

## 转机

后来，在家长成长学堂学习了之后，我才明白，**当孩子的身心出现了严重的问题，你再怎么给她换学校，她也无法继续学业，这就好像一个不会游泳的人，你再怎么给她换游泳池，她还是不会游泳。孩子需要的是休养，而不是拉扯。**

可是，当我们醒悟过来时，已经为时太晚，孩子的身心状态已经很糟糕，医院诊断为重度抑郁症和焦虑症。

到了 7 月份，孩子进入仇亲阶段，开始不跟我们讲话，她变得只要和我有眼神接触，就会狠狠瞪我。如果我们走到了她跟前，她会破口大骂，不是喊“不要靠近我，你不要靠近我”，就是一边说着“滚”，一边后退，连我给她做的饭，她都不吃。

有一次，因为我实在忍受不了孩子整天捧着个手机玩，一把夺走了孩子的手机。孩子一下就爆发了，把我推出门外，并且把门反锁，嘴里直喊：“我不要了，再也不要你这个妈妈了！

你给我走开！”

听到这样刺心的话语，我感到自己成了一个被女儿抛弃的绝望母亲，正在被恐惧感一点点吞噬，我再一次无助地泪流满面。

我知道，自己真的真的，必须静下心来学习了。

其实早在之前，我就接触了郁金香家长成长学堂，也了解了“三不”原则，只是内心一直烦乱焦躁，无法去静心学习。这次，我再次主动联系了镜面老师，并且把老师发来的学习内容、相关文章全部打印了出来。

我一头扎进了学习里，每天除了上班的时间，其余时间我都在学习。我如饥似渴地阅读着其他家长的故事和他们的经验，渴望从中找到帮助孩子恢复的方法；我坚持观呼吸打卡；听撒红老师的音频；我接受了亲子之间多用眼神交流的建议，尝试用心灵去联结女儿；我认真参加班组共修；我紧跟《和你有约》直播节目；我每天记笔记、写感想，吸取科学有用的方法、别人的成功经验，累计在简书上发表文章 500 篇，共 70 万字。

当我的日程充实后，也无暇顾及女儿了，她也更有自己的空间独立做她自己。

在学习过程中，我注意到，一直以来，我的关注点都是错的，我关注的不应该是孩子能不能继续上学的问题，而应该是孩子能不能继续活下去、能不能好好活下去的问题。

我还看到了，原来我和孩子一直都是“共生关系”，我一直把我的痛苦、我的焦虑、我的不快乐和没有安全感，长期投射在女儿身上，女儿一直在替我承担伤痛。是我越界的爱让女儿感到了窒息，让她丧失了活力。

**我需要做的，是去清理、疗愈我自己，而不是让女儿去承受来自我的内心负担。**

而这些发现，我想，如果我不去学习，我可能永远都不会察觉。

在学习当中，我还经常把课程的学习理念和实操经验与老公分享，没想到他比我领会得还精。很多状况下，都是老公的定力在支撑着我，我们的家越来越稳定，在家里以老公为主，让他引领家庭的方向。老公虽然没有系统学习，但是也坚持“三不”，我们夫妻二人每天都会总结经验，共同营造和谐的家庭氛围。

几个月的学习，让我的状态也潜移默化地发生了改变。

从前，我甚至比孩子还焦虑、害怕，孩子想来找我，我会退缩、会发抖。孩子一发脾气，我抖得比她还厉害。我害怕她瞪眼睛、摔东西，完全不敢面对她，内心时常感到恐惧。

试问：面对一个这样的妈妈，孩子能够得到什么力量呢？

通过学习，我意识到了妈妈自身情绪稳定、能量充足，对孩子康复的重要性。而现在，每当女儿有状况、我有情绪时，我会及时地觉察，把她的情绪和我的情绪分离开，在接纳她的同时，去分析自己情绪的来源。当我一次次找到自己问题的根源、化解自己内心情绪的时候，我整个人也越来越轻松，越来越平和，应对突发状况不再惶恐，而是能稳稳接住。

在我的改变下，女儿悄然发生了一些变化，她有了一些想要恢复的动力，于是就有了故事开头的那场音乐会，她随后又主动提出看病、住院。她有了想要走出来的动力，事情终于有了转机。

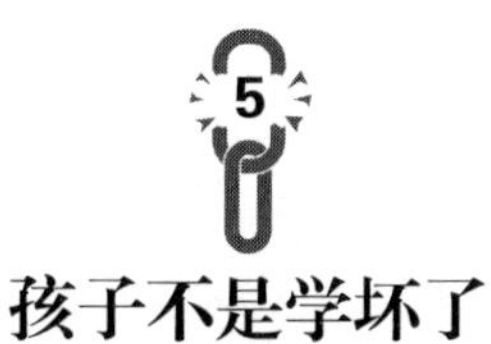

## 孩子不是学坏了

10 月份，女儿经历了 25 天的住院，在药物作用和医生的疏导下，孩子的整体状况稳定了下来。出院半个月后，她不愿意再吃药了。经过了学习，这次我没有强求她吃不吃药、看不看医生，在她安全的前提下，我尊重她，而尊重就是不控制。

随着她动力和活力的升起，女儿的各种要求也随之而来，一些新的情况接踵而来。

出院后，孩子开始网购一些小东西，各种装饰品、手机壳、小玩意、衣服之类的，每天都有快递，女儿每天拆开包裹的时候最开心，尽管有些东西拆开后就扔在一边了，我们都接纳和允许。

11 月初，女儿要求买新手机，她的手机是 3 月份买的华为，功能配置还不错，但她说要买苹果手机。一开始我是抗拒的，怕孩子胃口越来越大，后来和辅导员老师沟通后，我答应给她买了一部 4950 元的苹果手机，孩子非常高兴。

在孩子自我价值感低的时候，也许一部新手机能带给她满足感，提升她的自信心，她的行为，也许只是想试探出父母到底有多爱她。

在之前，我想的是孩子花钱有点多了，要让她节约开支，以后上学用钱的地方多着呢，想着为她今后打算。可是，如果当下她都不开心，那我还打算以后干吗呢？我们要活在当下，先把今天过好，明天的事明天再说，先满足孩子。

手机买了后，孩子和我的关系亲近了一些，心情明显好多了。

我的咨询师也对我说：**“千万不要认为你的孩子是学坏了，她是用自己的方法在探索，即便她做得不好，做错了，父母要在后面做她坚实的后盾，给她试错的机会，放手让她做自己，孩子自会成长起来，相信‘相信的力量’。”**

买了新手机后，女儿又要求去广西柳州见网友，一个和她同年同月同日生的女孩。我答应了，但前提是要陪着她去。

可孩子要求自己去，不让我陪同。我们的底线是坚决不同意她一个人去，后来女儿找不到伴，一个人也不敢去，只好答应我陪同。

我买了来回机票陪她到了柳州，她又不同意我陪着她和网友见面。记得那是当晚六点多，天都黑下来了，我陪她到那女生的学校门口，她就让我回酒店。我本想跟着她的，可是一眨眼的工夫，她就在昏暗的路灯下消失了。

看着不见女儿踪影的马路，我的内心瞬间又被熟悉的焦虑感包围了。我坐在酒店外的马路边上，一直默念着“阿弥陀佛、阿弥陀佛”，祈祷她能平安归来。但是我知道，这是一次考验自己的重要时刻，我不能追上去、我不能打电话，再去干预和插手女儿的私事。女儿已经渐渐长大，她需要自己的空间，她需要成为一个独立的人，我需要战胜和面对的，只是我内心的那一份不安和焦虑。我需要学会处理自己的情绪，而不是通过控制女儿来安抚自己，我需要和女儿从这种共生关系中主动剥离，虽然这是一场漫长而痛苦的精神分娩，但只有如此，我们才能成为两个彼此独立的个体。爱，需要空间，才能流动起来。

忍住、忍住、再忍住！忍住伸出自己的那双想要紧抓着女儿不放的手，放手让女儿去成为自己。我这样不断地告诉自己。

一小时后，女儿打来电话，让我去接她。看到女儿，我的脸上挂着一抹微笑。我想她一定无法想象，在她消失的这一小时里，她的妈妈，经历了怎样艰辛的心路历程，内心又获得了怎样的突破和成长。

第二天晚上，她又要再去见那女孩，我和她打的到了那女生家小区，她又让我回酒店，我说我在小区门口等她。她们聊了半小时后，女儿打电话让我来接她了。

我们母女二人从福建福州坐飞机到广西柳州，就是为了见网友，总共待了三天，女儿和那个网友聊了两次，总计不到两个小时。但我想，这对女儿来说是一次宝贵的成长经历，她看到了我的接纳、我的允许，在我给出的空间里，她可以喘息了，我们的关系也有所缓和。

再来说说零花钱问题。10 月份，女儿花了 5000 多元，11 月，买手机花了 4950 元，两个人去柳州花了 4000 元多，她用我们的亲属卡花了 3000 元多，点外卖 3000 元多，真的是无节制地花钱。我也有点担心会不会女儿以后花钱更厉害，老公说，我们赚的钱就是给她用的，让她花吧，不要多说。是的，当下如果钱能让女儿开心，那钱真是好东西了。

12 月初，我们和她商量后，先给她支付宝转了 1000 元作为一个月的零花钱，没想到女儿 4 天就花完了。当她再要钱的时候，我和她具体讲了父母每个月的收入和各项开支，女儿接受了，之后她花钱也有所节制。

整个 12 月，她点外卖少了，网购也少了，但是她想要的东西我都会满足，隔几天会带她去买一堆她爱吃的零食。我还研究起她的穿着喜好，给她买了一套衣服、一件卫衣、一个背包，孩子看到后惊讶地说："妈妈，你最近眼光不错啊！"我觉得和女儿的距离更近了。

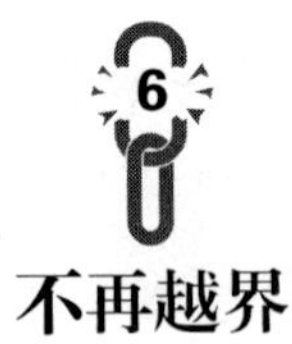


## 不再越界

成长的道路不是一蹴而就的，这其中有突破的欣喜，也有重蹈覆辙的警钟。

在女儿逐渐恢复的期间，我的一次错误举动，就差点将我们的所有努力付之一炬。这次事件，再一次让我看到了留出空间的重要性。

有一天晚上，女儿参加同学生日会，回来后指甲缝里都是蛋糕的残留物，看得我怪不舒服的。她睡着后，我就帮她把指甲修剪了。我本以为自己是在帮助她，却没意识到，自己又像以前那样越界了。

第二天，女儿醒来后看到指甲没了，大发脾气。原来她是计划去做美甲的，指甲没了当然生气，她要我给她道歉。当时我有点不太理解，并不是很诚意地道了歉。爸爸也指责了她，说她对妈妈发脾气不太好。

女儿再一次感受到了我们对她的不理解、不尊重，她开始骂人、摔椅子、摔水果。女儿已经半年没有这样发脾气了，我顿时意识到了问题的严重性，我看到了自己的越界行为，虽然这只是一件剪指甲的小事，但这个举动，又让女儿感受到了我对她的那一份控制，激起了她内心的伤痛：以前，妈妈就是这样控制她，就是这样不尊重她的。

女儿大哭起来，我走过去想要抱她，她推开我，继续摔水果，我再次走过去抱住她，她又一次推开我，大哭大吼，我一边说对不起，一边再一次抱住她，这次，女儿让我抱了，她坐在地上大哭，我便陪她坐在地上，她又躺在地上哭，我也躺在地上陪着她。女儿渐渐平静下来，就那样，我抱了她好一会儿，她才愿意和我坐在沙发上。

这期间，除了道歉，我一句其他的话也没有说，我知道，此刻我需要做的，只是陪伴和倾听。

也许，是女儿感受到妈妈真诚的道歉了，感受到了妈妈的理解，感受到了妈妈的爱，随着她将心里的怨气发泄了出来，情绪也慢慢稳定了下来。

这次激烈的冲突事件，让我真切看见了女儿的痛苦、理解她的痛苦，也再次看见了自己的问题所在。从那以后，我再也没有对她做过越界的行为。我变得更加坚定和有力量。

看见即是疗愈，看见即是爱。

## 我坚定选择，用爱化解磨难

接下来的一周，女儿每天傍晚都要出门去玩，约了几个同学逛街、唱卡拉 OK、吃夜宵，每天都要到 12 点多才回家，有一次还喝了酒，怕挨骂不敢回家。

我和辅导员老师联系，她让我放手，相信孩子，她说孩子是在发泄她的情绪，是在同伴中寻找自我，是在寻找好的感觉；我和师姐咨询，她让我聚焦在孩子好的一面，相信吸引力法则，用爱把女儿引领回来，而不是用抗拒把女儿逼出去。

经过我自己内心能量的调整，我选择相信和接纳女儿，接纳和允许她，我告诉自己：不是女儿胡作非为，是她想宣泄自己的情绪，是她想寻找自我，是她想找到好感觉。

孩子回来很晚，我没有一句责怪，都会给她准备吃的，我问她：“和同学在一起开心吗，是不是他们都喜欢听你唱歌啊？”女儿总是愉快地回答着。

过了不久，在柳州见过网友后，女儿又独自坐动车去莆田找一个同龄的女病友玩。但没想到在莆田的第二天，那个女生因为失恋吞了一大堆药，被送去医院洗胃住院了。

当晚，我们开车接女儿回家，已经感觉到她的情绪不稳定。回来后她彻夜不眠，把自己关在房间里抽烟喝酒，一定是同伴的痛苦勾起了她的伤心。女儿抱着爸爸大哭，说自己也不想活了，很痛苦……

接下来的一周，我们轮流陪伴女儿。她有时一整天把自己关在房间里，一晚上抽两包烟，有时喝白酒喝醉了，还有一天半夜吃了两粒舍曲林、六粒维生素 B，还找了我的治疗心脏的两粒西药一并吞了进去。

那天，我守了她一整夜，内心没有惶恐和担心，只有满满的心疼。女儿想要尝试、想要发泄，那我就用稳稳的爱接住她。第二天一早女儿开始胃痛，我便带她去医院做检查，开胃药。经过这次折腾，女儿感受到了妈妈的爱和陪伴，慢慢温和了下来。

一周多之后，女儿的情绪越来越稳定，心情好了起来，没有再在晚上外出了，也没有抽烟喝酒了。待在家里的时候，她看电视、玩手机、弹琴唱歌。从她的琴声中，我感受到了她内心的平静祥和。

一直到今天，孩子的情绪都比较稳定，也和我们说了好几次想去上学了，但是早上起不来，下午没动力。这都是正常的，我接纳她、允许她、陪伴她。当她看到我和老公爱意满满的眼神，女儿是放松的、自在的、安全的，她一定是开始慢慢恢复动力了。

每一次与自己的和解，每一次看到女儿行为背后的需求并予以看见、看到女儿的进步，我都欣喜若狂，我也为自己的进步和努力而感动。

女儿的这次生病，并不是一场突如其来的灾难，而是一次注定会到来的对我们这个家庭的考验。年幼的女儿，不过是像一面镜子一样，反映了我们这个家庭和我身上多年以来的种种问题，种种需要修补和成长的地方。她的病，是提醒我去看见自己、疗愈自己、清理自己、学会爱自己。

虽然现在女儿的状况还不是最好，但当下，我和女儿都在进步当中，我让女儿开心地做她自己。我的重心则是在自身，我相信自己，相信女儿，不放弃，不嫌弃，我选择用爱来化解磨难，迎来美好。

第五组 孩子视角

Love

Help

# 我是自己的英雄

Rain

我明白这只是我人生中一个艰难的时期，只要熬过去就好了。许多事情即便你不愿意接受，但它还是如约而至真实地发生了。你只能唏嘘感叹生活的无情，而后继续前行。

**讲述人：林寻安**

背景音乐：《我用什么把你留住》
歌手：福禄寿 FloruitShow

## 从小，我被父母寄养在外

自小，父母忙于工作，无暇顾我，于是任务便交到亲戚手上。自此，在我心中悄悄埋下了一颗“地雷”。

我与父母沟通甚少，极少见面，他们只叮嘱亲戚要看顾好我，要我好好学习。

我的成绩处于中上游，这是事实。似乎每个中国父母都只关心自己孩子的学习成绩，却忽略了旁的。

但年少时，我总是有些许调皮捣蛋的，放学时和周末，是我最快乐的时光。我爬树、下水、捉鱼、摸虾，总是和邻居家的小孩玩到天黑，才优哉游哉地走回家，万家灯火中，我总能看到姨娘着急的样子。

于是回家总少不了一顿打，那时的自己脾气倔，遭了打之后，满身藤条印子，我嗷嗷大哭，被罚不能洗澡吃饭睡觉，在廊外站着深刻反省。

夜半里，我总是忍不住饿，偷摸着去吃凉掉的饭菜，灯也不敢开，只得借着外头的光，小心翼翼蹑手蹑脚地偷吃。澡也不敢洗，偷偷摸回房里睡去了。

于是第二天一早，又是劈头盖脸的一顿骂。

即便如此，姨娘的话我依然是左耳进右耳出，依然我行我素。于是依旧是遭打被罚。

日子就这样过去了，我丝毫不理解大人的教育方式，对他们的爱里夹杂着恨。

## 从小学到高中，我身陷校园霸凌

上学之后，尽管我成绩尚可、被老师关注、安排出班级墙报事宜，还被推选为班长，却无法改变一个事实：班里分成几个小帮派，而我孤立无援，被踢出阵地，只和个别同学要好。

因为我生来娇小，长大后的我在人群中毫不起眼，很容易成为众人欺凌的对象。一年级起，我便受到了小朋友的排挤。班里那些男孩子总喜欢把我的文具藏起来，或是揪着我的头发绑在椅背上，我起身时总是疼得龇牙咧嘴的，他们便哈哈大笑。

好不容易升上初中，我翘首以盼，以为受人欺凌的日子终于可以结束了。未承想，这只是一个新的开始。

男孩子依旧喜欢捉弄我，在我回到位置坐下的时候，去踢我的椅子。娇小的我，在不注意的情况下，便被踢倒在地，一屁股坐在了地上。我瞅瞅他们，起身，拍拍身上的灰尘，坐下。他们努努嘴，便觉无趣，走回了自己的位置。他们似乎以此为乐，隔三岔五地重复着这些动作。

个别女孩子则喜欢嘲笑我身材娇小，还给我起了外号。我依然无动于衷，默默忍受。

年复一年，日复一日，我总是孤身一人，默默忍受着这些欺凌，不敢告诉家里的大人。从小学六年级一直持续到高中，我就是处在这么一个环境里，身陷一场旷日持久的校园霸凌。

爆发的那日，是一个晚自习。

我埋头在书堆里，耳边传来各种不同的声音，吵吵闹闹。我在嘈杂声里侧脸看向窗外，细想未来。抬头便能看见黑板，而我却看不到未来。所有的平静在伴随着椅子倒地的声响中，将我拉回现实。

有一个男孩一脚把我踢翻。那天也不知怎的，我突然有了勇气，忍了许久怒气终于全面爆发。我起身扶好椅子，依旧拍拍身上灰尘，而后走向那男孩的位置，也一脚踢了过去。

那男孩也恼了，想不到一向文弱的我会突然反抗，惊诧之间，便与我扭打起来。班里乱作一团，没人敢劝阻，也没人去报告老师，后来我甚至觉得这是小小的幸运。

我拉开距离后，操起椅子连同水壶便砸了过去，周边同学都躲得远远的。

从一开始的默默忍受到孤军奋勇顽强抵抗那些恶意，虽然有些许狼狈，事后也偷偷地哭，但此后，那些人再也不敢欺凌于我，我的日子拥有了从未有过的平静。

这场硝烟，这场战争，终是我赢了。

然而这些遭遇与向我袭来的恶意，犹如埋下了一颗“种子”，在阴暗潮湿的土壤里生根、发芽、成长、爆发，而后如藤蔓般疯长，紧紧缠绕我。

## 高中，痛苦将我掩埋

终于告别了备受欺凌的初中，我顺利升入高中了。不出所料，我依然是人群之中渺小的存在。

我被班主任指定成了班长，这不能使我高兴，也不容我拒绝，我只能兢兢业业，默默无闻，安排班级事宜、开会、出墙报，尽力扮演好班长的角色。

但不知从何时起，一股悲伤、不安的情绪开始在我心里肆意横行，犹如一场海啸，猛烈又恐怖。

我的情绪开始反复无常。我夜里总爱哭，每夜睡不好觉，第二天顶着黑眼圈继续生活。

我依旧是被排挤的对象，被起外号，被语言暴力。我好似已经麻木，对于这些压根儿不想搭理。我只期望日子赶快过去，赶快结束这漫长的暗无天日的日子。我的情绪像一只失控的兽，无法控制，张狂怒吼。

实在撑不住了，我给母亲打了电话，是哭着打过去的。我低声哽咽：“妈，我不知道怎么了，心情大起大落，无法控制，总是想哭，我想去看看医生。”

我听见电话里那头母亲的声音：“你是不是学习压力大？不要想太多，放轻松，会好的。”千言万语，满腹的委屈在那一刻咽入腹中。“嗯。”我轻声应允，挂了电话。日后，关于学校的事儿，她没问，我也没提。

日子依旧不紧不慢。我的情绪爆发得越发厉害，总是忍不住哭。我不知道自己是怎么了，压抑得难受，像火山爆发，没有预期。

**而母亲只关心我的成绩，从不问我学校里的事。而我也好似在跟她赌气，执拗地不肯向她倾诉。**心底的东西，在时间的滋润下，爬满心头。

我像海上在狂风暴雨中漂浮的浮木，不停地被风雨吹打，沉沉浮浮；像一棵空心的树，从外面看虽然一直笔直地屹立不倒，内里却早已空空荡荡；像一台老旧的机器，嘎吱嘎吱作响，依然不停地运作着。

我像海底两万里被海草缠住的艇，像一头海底溺死的鲸，像一株花期结束、即将枯萎的花儿。

悲伤浸染我整个身躯，无法控制的情绪、失眠、呼吸困难，以及痛苦，将我掩埋。

## 在校园昏厥，我被告知得了“重度抑郁症”

高三的某日，我突然昏厥，醒来记忆全无。后来我更加频繁地晕倒，老师说要告知家长，而父母忙于工作，全然不知我晕倒这回事，无暇顾及我。

几次三番，在校方的“威逼利诱”、最后通牒之下，父母终于将我接了回去。随后，我在医院接受了一个月的治疗。

在那漫长的一个月里，我体会到了前所未有的孤独和不安。这一方小小的天地，就如同一个牢笼，困住了一些可怜人。他们犹如被忘却的存在，与世隔绝，不知哭笑嘲讽痛苦为何物。

每每想哭的时候，我总会躲到无人的后花园。那里有一张石凳，坐上去可以摇晃，就像摇椅一样。我轻轻地摇晃，努力克制自己悲伤的情绪。我怕自己的情绪暴露于人前，显得狼狈。只有在这里，我才能有些许安心，这是我后来发现的一个“秘密基地”。等情绪稳定些了后，我才会回病房。

末了，临近月底，主治医师对我说：“你要笑，要开心点，再观察两天就可以出院了，来，笑一个。”于是我扯开嘴笑了笑，他满意地点点头。

**出院之日，我记得护士长手拿档案，告知我患上了重度抑郁症，就像是给我情绪不佳找了一个合理的解释，而我，感觉自己被冠上了“罪名”。**

而后，父母同意了校方的建议，我开始休学，回家休养。

## 在孤立无援的战斗中，我是自己的英雄

回家后，我依旧难受。我的记忆力开始下降，头疼、腿疼，被各种疼痛包围，手抖、焦虑、睡眠不佳抑或陷入昏睡，食欲不振、兴趣缺失，除了被各种疼痛包围外，还要承受不稳定的情绪。

我开始大口呼吸，犹如溺水之人，周身都是一望无际的海，恐惧与绝望贯穿我整个身躯。

**即便医生已下了诊断书，我的父母却始终不肯承认我病了，**

**依然对我的痛苦视若无睹。**

即便我曾苦苦央求他们陪同我去医院；即便我满手伤疤，满脑子有不好的想法；即便我曾实施过自毁的行为，换来的还是一次次冷漠。我挣扎哭喊求救，终是徒劳无功、白费力气。

生活将一个残忍的现实摆在我的眼前，而后生生将它一次次撕裂。我曾寄予的希望，满心的期待，为之所努力的一切，通通在那一刻化为泡影。我哀嚎、怨恨、绝望，却又无可奈何。

但人总是不死心的，喜欢一遍遍去求证各种事物，不弄个头破血流、身心俱疲，是不会放弃的。

我一直所期许的并未回应自己，于是我便再无挣扎。

自此，我明白了这是一场孤立无援的战役。自己身处孤岛，只能靠自己走出这个困境。

于是我学会了一个人去医院，哪怕在夜里偷偷哭泣，白日里也得强颜欢笑。我学会了在人前扮演一个“乐天派”，我一边吃药，一边学着社交，和病友讨论病况。我看日漫、看小说，努力把生活填满，让自己在忙碌的时间里不去乱想。

偶尔，我好像听见旁人在叫自己，只要看见别人交头接耳，哪怕瞟一眼自己，嘴巴动动，便觉得那人是在议论自己。抑或是看见一些虚幻的景象，在不清醒的状态下走到马路中间，而后被刺耳的鸣笛声惊醒，也曾走到过围栏旁，一脚跨出栏外，下边是步行街。我不喜出门，出门也只是喜欢坐在角落里，对声音敏感，不想被人关注。

自残，则好似成为一副“良药”，每每动手，我总觉得格外舒心。虽然知道不可以这样，却又无法控制。我的手上密密麻麻满是伤疤，触目惊心。我摸摸那些疤，才隐约觉得自己活着。

我不敢告诉身边的朋友，生怕他们离去，于是便极力掩藏这些伤疤，我还佯装着，洋溢着笑脸，戴着面具在人前度日，把自己伪装成一个“正常人”。然而却又显得欲盖弥彰，因为即便是炎炎夏日，我也穿着长袖衬衫。

我明白自己不应就此颓废，可情绪总是无法自控。我曾设想过未来，却又不敢去想，我知道我应该努力，用尽力气，走出这个囚笼。

我只能告诉自己，这些只是暂时的，会好的。我一遍遍挣扎，一遍遍努力，不去期待，努力过好每一天。偶尔情绪像拧紧的阀门，无法表露，我努力酝酿出一份巨大的悲伤，却流不出几行眼泪。我全面袒露自己的软弱，捶胸顿足，像小丑般无理取闹，可万物充耳不闻。

我无数遍讲述自己的孤独，又讲述千万人的孤独。我总是越讲越尴尬，直到最后，我独自一人站在地球上，无法收场。

我有一条黑狗，它名为“抑郁”……

我明白这只是我人生中一个艰难的时期，只要熬过去就好了。许多事情即便你不愿意接受，但它还是如约而至真实地发生了。你只能唏嘘感叹生活的无情，而后继续前行。

即便我在别人的世界里什么都不是，但我知道，我是自己的英雄。

## 我发誓，我的孩子[1]

我发誓我的孩子
没有人在这个世界上比你更珍贵
看一下镜子
好好看看你自己
还能有谁，超越过你
现在给你自己一个吻
用甜美的耳语
塞满你的耳朵
看到美从你身上反射
为你的存在唱一首情歌
你无论如何赞美你的灵魂都不过分
你无论如何宠爱你的心都不过分
你都是
是父亲也是孩子
是蔗糖也是甘蔗
除了你，还有谁，请告诉我
有谁能取代你
现在，给你自己一个微笑

① 古代波斯诗人鲁米的作品，摘选自网络上广泛流传的万源一译本。

钻石不闪耀

那还能值多少钱呢

你是整个屋子里的宝藏

你和你的影子永远存在于这个世界上

你是荣耀的天堂鸟

第六组
孩子视角

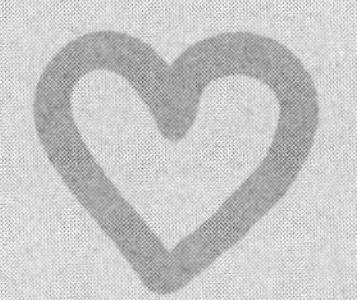

# 妈妈，让我喘口气吧

这封信写在作者的妈妈即将前往瑞典探望他的前夕。此前，在瑞典留学的他一度与妈妈断绝联系，在国外不去上课，不参加考试，也不与任何人联系。妈妈如同疯了一般焦急，在终于办下护照后，妈妈告知他自己要去探望，于是他写下这封长信，希望阻止妈妈前来。在信中，他吐露了自己的心声，并告诉妈妈关于自己的一些真相。

**讲述人：戴维（David）**

背景音乐：《我要你看穿我不是杀了我》
歌手：悲伤玩具

## 写给我的妈妈

妈妈，好长时间没和你说话了，我肯定知道你的感受是什么，有很多次我都想给你写点什么，但是最后想想还是算了，我真的需要喘息一下了。

以下的话，我希望你能认真对待，对你可能难以接受，但这都是我的真实想法。不要想着改变我的想法了，接受这个事实吧，如果实在难以接受，我建议你找心理咨询师，把这些话给咨询师看。

对于爸爸，虽然我们相处的时间不多，但是我的想法同样适用于他。另外不要觉得我恨你们，相反，我感谢你们，能够给我支持。但我希望你们能认清关于我的事实。请不要觉得这是你们的错，这是整个中国社会的问题。

**不知道你的感受是什么，我在家里就觉得永远像在水里憋着，喘不过气。我永远是被动的，我永远被推着，永远被束缚着，永远不能表达自我。**

之前好像听你说我没怎么叛逆过，你以为我真的没有过吗？我只是不想表现出来而已，因为我知道，如果我表现出来的话，来自你的麻烦会一直伴随着我，我实在是想避免这种情况，才装作正常。

但事实上，这种情况由来已久。我还记得我上小学时你说的一些话，比如“我是你亲人，你却把我当成仇人”“要强了一辈子生了个什么东西”“放弃你的兴趣，把学习当成兴趣”。

我之前一直以为，学习才是我人生的重点，一切都是为了学习，但是直到去年，我才发现学习只是表象，**核心是你把我当成你的一部分，我从来就没有存在过，我的意识是你意识的一部分，我的想法必须符合你的想法，我的行为必须符合你的期望。**

学习？我真的是在学习吗？课本上有多少知识？课业以外关于这个世界的新知，我基本上全靠上网、看电视来获得。学习不过是一个借口，一个不能反驳的借口罢了。因为你一旦说出“学习”二字，我就不能反驳，只能照做。

我的自我意识从小没有建立，或者说没有发自内心的动力，一切都是外在的压力，这造成了严重的后果，就是我的精神极度麻木。

你可以认为我在高中表现出来的怪异行为就是后果之一

（高中的怪异行为指的是当时我做不出题就自己打自己），但是当时我对此也没有多少认知。

我去参与各种心理咨询也从来不是发自我的内心，都是你的意志强加在我身上，是你希望我去，但我心里非常清楚，这些咨询对我没有任何用，我只是迫于压力才去这么做。

一个人建立自我意识绝对要发自内心，外界的压力只能让他变成没有感情的机器。

开心快乐是我无法体验到的感觉。你总是说要让我开心快乐，但最终结果是我都忘了那是一种什么样的感觉了。

出国以后，我总是感觉有什么不对劲，但一直想不出来是什么。大概在 2020 年底到 2021 年初，我开始思考我的人生和我自身一系列的问题，我渐渐有了想法，我在不受干扰的环境下终于可以安静仔细地思考了。

我没有如期毕业是因为没有动力（本来我应该在 2021 年 6 月取得大学本科毕业证，结果延迟一年毕业），之前我在国内做事的所有动力基本都来源于压力，各方面的压力，我从来没有发自内心地去做一件事，这可以说是因为我没有回归和找到自己的内在。

虽然我丧失了动力，但是我依旧可以思考。去年选择不和你说话对我来说是一个艰难的选择，我也因此难过了一段时间。但是之后我发现，不和家里人说话对我来说简直是一种解脱，我的生活变得非常自由自在，我在没有干扰的环境里反思自己，也在逐步建立自我意识。

这一切都需要一个不受干扰的环境，我在那段时间里非常不想和任何人说话，基本上断绝了所有联系。至于身体原因，说白了这是我的借口，因为这个借口你无法反驳。抑郁症什么的全是你的想象，我可轻松自在了。

现在回复你，是因为我觉得我建立了初步的自我意识，虽然还有很多事要做，但我终于摆脱了你对我的影响，我可以自己掌控自己的想法了。

我之前很害怕说一些反抗你的话，但是这次我必须要说出口了，因为我觉得如果我不说出来，你永远意识不到这一点。

我坚决反对你来瑞典探望，你现在应该意识到我不和你说话是因为我不想和你说话，而不是因为我抑郁了。没有你，我才能健康成长；有你在的时候，我感觉非常窒息。本来我好得差不多了，你来了我可能会疯掉。

有一些出国留学后再也不和父母说话的人，你可以参考一下他们的故事，我的心态和他们比较相似，你应该庆幸我还愿意和你们说话。说了这么多我其实想告诉你：

我不是你的一部分，我不会永远都满足你的一切期望，我有自己的想法、自己的人生，你不能把自己的意义全寄托在我身上，这是一种病，不要脑子里想的永远是我。

你有自己的生活，我不在你身边，你可以自由地去过你想要的生活。如果你觉得没了我，你的生活就没有意义的话，那你才是那个得抑郁症的人，你才是心理不健康的人，你才是那个需要看心理医生、做心理咨询的人。

我强烈建议你不要把钱浪费在来这边。我现在不想见你，而且你语言不通，这边也没什么华人群体，基本都是学生，你肯定是会抑郁的那个人。

用这些钱和时间你应该去做心理咨询，你肯定能找到一个非常好的心理咨询师。把时间和金钱花在自己身上吧，别花在没有意义的地方了。

我希望你认清，你才是需要心理咨询的那个。最后祝好，我希望你可以有一个开心快乐的人生。从今天起我可以回复你，但是取决于我的心情，近期不会视频，等我整理好吧。

第六组 家长视角

# 我和妻子的虚荣心

我们当时都觉得，让孩子吃饱穿暖就是给他最好的爱，给他不停地讲大道理就是爱，我们自己走过的路、吃过的盐，时不时拿出来鞭策孩子，时不时用打压否定来让孩子受挫，想以此作为孩子前进的动力，殊不知，却一步步在孩子成长的路上，埋下了一颗颗暗雷。

**讲述人：红柳探雪爸爸**

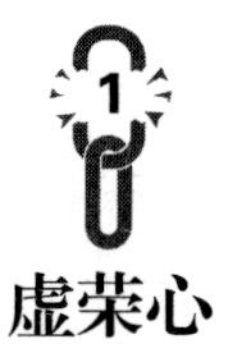

# 虚荣心

那是一个初夏的夜晚，儿子小学一年级下学期刚刚结束，我去参加学校的家长会。

在等待家长会正式开始前的短暂时间里，走廊和小小的教室里人头攒动，家长们不是彼此交谈着，就是希望能够抓到时机，和孩子的各学科老师，甚至班主任做面对面沟通，询问自己孩子的表现。

那是一种热烈中稍微有些压抑和沉闷的感觉，在班主任上台发言前，我能明显感受到空气中略显紧张的氛围。因为所有家长都希望自己的孩子是脱颖而出、表现优异的，没有一位父母，不希望听到自己的孩子被老师表扬和称赞。

我犹记得，当漫长的家长会流程让我略感困意的时候，我听到班主任老师提了我家孩子的名字，我那种立马清醒、打了一激灵的感觉。我瞬时竖起了耳朵仔细听着，还不自觉地挺直了腰。

她说："你们知不知道我们的年级第一是谁？他就是×××，人家不单单成绩好，他还是我们班的班长，各种表现都是年级老师交口称赞的！"

一席话完毕，所有家长的眼睛齐刷刷看向我。虽然我没有和他们的目光直接接触，但我能感受到那些目光中有赞许、有羡慕、有崇拜、有好奇、有惊叹。我的腰板挺得更直了，姿态也更加自信了，在那样的情景下，我身为男人的虚荣心得到了极大的满足。

你可知，对一个男人来说，那种虚荣心被深深满足的感觉，真的会让人迷恋和上瘾。每每当别的家长和老师称赞我教育儿子教育得好时，我都能够获得这种感觉。

**于是，我的一种行为模式就形成了。为了获得来自他人的夸赞，为了获得虚荣心被满足的感觉，我在无意识中，把儿子当成了一个满足自己需要的"工具小人"。我通过对儿子的鞭策和我认为对的"教育方式"，来获得我想要的东西。为了能够持续获得这种精神上的愉悦感，我始终要求儿子保持各方面表现出色的状态，孩子也一直用"听话懂事照做"回应着我们。**

时间回到儿子小学一年级期末，在那次家长会后，我更加确信自己的教育方式是正确的！于是接下来，为了让孩子能接受到最好的教育，我们在没有告知他的情况下，为才读完小学一年级的他办理了转学，我们用积蓄在另外一个城市高价买了学区房，托人找最好的班级，转到了市一小，一所当地最好的学校。

我清楚地记得，刚转学的那一个星期，孩子闷闷不乐，他告诉我，自己没有朋友，他感到孤独。而当时，我们都没有去回应孩子。我心想，应该过几天就好了，孩子适应能力强。

为了在陌生的环境有一席之地，孩子努力地表现自己，作为一个插班生，孩子在转学后的第二学期就当上了班长。那时候我们都引以为豪，儿子真正成了人们口中“别人家的孩子”。

然而这一切成果的背后，是他默默付出的努力，只是可惜，我们完全没有看到，只觉得这都是理所当然的。记得有几次，我发现孩子因为背诵记不住而独自大哭，但是我们依然没有看到孩子的艰难，没有去共情他的感受、去安慰他陪伴他，只是一直在要求他维持住自己的优异表现。

六年的小学时光很快就过去了，因为那时孩子无力反抗，日子也是在磕磕绊绊中度过。在这六年间，我们几乎是围绕孩子转，似乎没有自己的生活。他妈妈和我俨然成了家里的蹩脚老师，我是所谓的数学音乐老师，妈妈是所谓的英语老师。

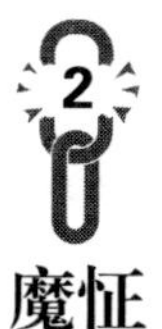


# 魔怔

孩子就这么一路在我们的推拉下进入了初中。刚进入初中时，我们就开始给孩子施加压力。第一学期，孩子成绩排在 10 名左右，我们还是能接受的，我们认为，孩子只要再加把油，冲到前面不成问题，于是便不停地要求、加压，孩子也是信心满满，努力学习。

到初一下学期，孩子就开始有点变化，有时候喜欢关起门来。那时候，我们只要进他卧室，与他开展的就是学习上的对话，其他话题很少。

我们当时都觉得，让孩子吃饱穿暖就是给他最好的爱，给他不停地讲大道理就是爱，我们自己走过的路、吃过的盐，时不时拿出来鞭策孩子，时不时用打压否定来让孩子受挫，想以此作为孩子前进的动力，殊不知，却一步步在孩子成长的路上，埋下了一颗颗暗雷。

时间到了初二上学期，课程难度也随之增加。孩子初一暑假生病没有预习，加上学习方法遇到了问题，明显有点吃力，第一次模考就给了孩子当头一棒，数学只考了 70 多分，这是上学以来最不好的一次，这可是他最喜欢的科目。于是，我和妈妈便一直埋怨孩子没有用心，一个劲儿地说孩子就是注意力不集中，只要稍微用点心思，都不是事。

家里的气氛因为成绩下降，开始变得紧张、压抑、沉闷，孩子脸上带着焦虑，变得沉默寡言，我更是每天不停地说教、指责、吼叫。

有一次，孩子大哭着说："我已经这么用心了，你们还说我没有用心，那你要让我怎么学才相信啊？我努力学习的时候你们都看不到，你们只看见我玩了。"

可是，我们那时候就像是魔怔了一样，眼里只有成绩，完全看不到孩子这个人，看不到孩子的努力。他哭他的，我们想我们的，只觉得他是小孩子，哭哭就没事了，也不去理会，根本没有想到孩子其实已经在发求救信号了。

我们依然用成人的眼光看待孩子，完全不知道此时，我们已经成了魔鬼，孩子成绩好我们就好，成绩不好我们就内心抓狂，并且任由这种焦虑感在家中蔓延，看谁都不顺眼。夫妻俩经常因为一句话不合，在家中大动干戈，在孩子学习问题上也是各持己见、互相伤害。

这期间有一天，我们发现儿子送一个女孩子回家，便以为儿子是早恋了，并认为这是导致儿子学习成绩下降的主要原因。于是，我找儿子谈话，告诉儿子必须和女孩子分开。儿子嘴上答应，但是背地里依然电话联系。

后来，那个女孩子转学了，我们夫妻内心只顾着窃喜，依然没有看见孩子正深陷在痛苦之中。直到有一天，我走进卧室，看到孩子躺在床上，两眼呆呆地望着房顶，那种样子到现在我都记得特别清晰，我才知道，原来孩子那一刻是那么痛苦。

可惜，孩子当时的痛苦，并没有唤醒我们。

初二上学期结束后，孩子的成绩已经下降到了班级 30 名左右。

我和孩子妈妈的情绪也越来越不稳定，我们经常因为其他原因和孩子的学习而不能自控，跟孩子发生了好几次冲突。孩子每次回到家就进自己房间，锁上房门，每天无精打采。

有一次，我因为不能忍受敲不开孩子房门，拿榔头砸开了房门，冲进去用皮带抽打儿子，把天底下最具侮辱性的语言都用在了孩子身上。而我可怜的儿子，坐在那里一动不动。

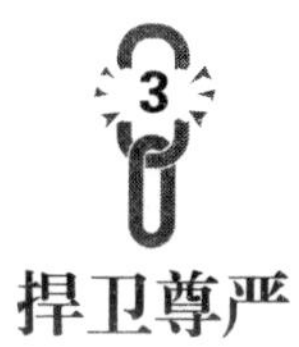


## 捍卫尊严

2020 年的春节，全国各地暴发疫情，各地进入封闭抗疫状态，我被抽调回到单位参加抗疫，孩子和他妈妈独自待在家里。

当时，我已经从内心感觉到，再这样下去，事情可能会更严重。于是我就跟她妈妈说，不要给孩子太大压力了，不要管太严了，孩子上网课，就睁只眼闭只眼吧。

可每天关在家里的妈妈，面对着不好好上课、玩手机的孩子，几乎崩溃，每天不是争吵就是指责，甚至口不择言。

整个疫情封闭期间，母子吵架成了家常便饭，大小冲突不断，孩子甚至对我爱人说："你不配做妈妈。"但这依然没有唤醒我们。

爱人给我打电话，我回不去，只能劝说她，但她也不听。我给孩子打电话，得到的答复是"管不了我就不要管"，到后来，孩子和爱人都把我拉黑了。

终于疫情缓解了，我第一时间赶回家，一家人总算团聚。我接管了孩子的学习，检查打卡、网课。但因为孩子学习态度不好，我长久的忍耐终于在开学前几天爆发了，我拍起了桌子。这一巴掌，让孩子彻底放弃了学习，他一字一顿地对我们说："我告诉你们，我不再去学校了。"

我清楚地记得，2020 年 3 月 23 日，是疫情解封，孩子初二下学期开学报到的日子，但是那天，无论我们怎么劝说，儿子都不愿意去学校。无论我们怎么哀求他，都无济于事，最后不得不求助于孩子班主任、数学老师，孩子表面上不拒绝老师，但就是不去学校。

刚开始，我们并没有认为自己有问题，更多的是以为孩子青春期到了，在和我们赌气。我们让老师和同学轮番劝说，并对孩子各种道歉认错，目的只有一个：让他能够尽快回到学校。此时，我们依然没有看到孩子内心的挣扎与痛苦。

那时，我们和孩子的关系还没有彻底闹僵，晚上临睡前，他还能主动把手机交给我，有时也还愿意跟我们出去吃饭、聊天，甚至开开玩笑。只是那时我们还没有真正参加郁金香的家长学习，还在想办法，想着能做些什么让孩子尽快回到学校，我们心想：只要他能回到学校，就能过了这个难关。现在想想，真是愚蠢至极！

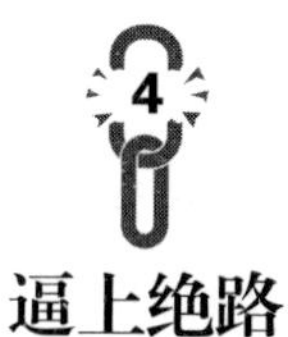


## 逼上绝路

为了能跟孩子有共同语言，我在手机上安装了孩子玩的一些游戏，让孩子教我怎么玩，儿子也乐此不疲，感觉彼此关系也近了许多。在孩子玩游戏时，我也能凑在旁边看他玩。

有一次无意中，我看到孩子游戏中的队友，猛地想到一个在当时认为的好办法：儿子既然跟队友关系那么好，何不让他队友劝说一下让他回去读书呢？毕竟，初二是孩子的关键时期，我不想让孩子的学业落下太多。

这个愚蠢至极的想法迅速占领了我的头脑，我几次三番加他队友为好友，我用哀求的语气感谢他们陪伴孩子，并请他们劝说儿子不要玩太晚，注意身体，可总也得不到回复。

随后意外发生了，有一次在儿子教我玩游戏时，突然跳出了他队友拒绝加我为好友的消息，儿子瞬间脸色大变，扔掉手机，吼叫着说：“他们是我的朋友，我不会让他们加你的！滚吧，不要再装了！”

我为自己的愚蠢付出了代价。孩子崩溃了，愚蠢的我破坏了儿子最后一处安静休息的空间，我把孩子逼上了绝路。

“你们再逼我，我就从这里跳下去！”儿子留下这样一句话，甩上了房门，也彻底关上了心门。

从那以后，儿子便开始不相信我们了。我们在家连大气都不敢出，连哭都不敢哭，我们绝望了。我可怜的儿子，你那么痛苦，我们却还在你的伤口上撒盐。

那一个月，我体重下降了 11 公斤，整天恍恍惚惚，连车都不敢开了，每天晚上和爱人在大街上漫无目的地游走，互相支撑着，挣扎活着，天天以泪洗面。为什么，我做了什么孽，老天要如此惩罚我？每天都强逼着自己往胃里塞点东西，我跟自己说，不能倒下。我可怜的儿子，我倒下了他怎么办？

每天凌晨，看到孩子房间灯灭了，我才能迷迷糊糊睡一阵，终于，我还是熬不住了，昏昏沉沉、胃里难受、背疼、浑身酸胀。我走进了医院心理科，我被诊断为重度焦虑症，医生要我住院缓解，可我怎能住院？我还有儿子在家。我知道自己的问题，就开了药，回家吃。

吃过药，我整个人变得像木头一样，大脑没有反应，是不那么焦虑了，可也没有了任何感觉。我问自己，是不是变成傻子了？不行，我还要清醒，我还要支撑这个家，哪怕再痛苦，我也不能再吃了，于是只吃了一次，我就再也不敢吃药了。

最受不了的时候，我在办公室里浑身发抖，心脏感觉要跳出来，不能呼吸。我赶紧打心理热线电话，不停地找，不停地打，因为没有系统学习过，我只能暂时让自己缓解一下。我也跟爱人定期去社区公益心理咨询，去一次，痛哭一次，却根本解决不了什么问题。

过了将近一个月时间，孩子的门渐渐打开了，也能走出来跟我们说上一两句话，可这个时候我们的焦虑依然没有丝毫减弱。孩子日夜颠倒，饮食作息杂乱无序，要么买一堆冰饮不停喝，要么一天都不拉开窗帘。

儿子这样下去可怎么办？我们还在想办法！我们心想，哪怕儿子走出去活动一下也好。于是我联系了孩子同学，叫他们一起打篮球，孩子终于出去活动了！

既然他喜欢打篮球，那去业余体校打篮球也比待家里强啊，这个愚蠢的想法又一次占据了我们的头脑。我们这个时候还是没有想过尊重儿子的想法，在没有和孩子商量的前提下，先去联系了体校。等儿子知道我们去找了体校老师，本身喜爱篮球的儿子在一顿情绪的“狂风暴雨”后，吼叫着说道：“我他妈这辈子都不会再打一次篮球了！”未缓和的亲子关系从冰点直接降到负数，孩子彻底和我们决裂了。

他开始足不出户，整整三个月，他只待在自己的卧室，白天黑夜都不出来，我们只有在厕所才能偶尔看到他，他的表情也时常是痛苦的。他打游戏的时间越来越长，经常在凌晨四五点大喊大叫。我和他妈妈在卧室大气也不敢出，一次次只能通过门缝里透出的光线判断他入睡的时间，他睡了我们才能跟着睡踏实。那时候真的是如履薄冰，应验了那句“我们当初怎么对孩子，现在孩子就怎么对我们”。

## 交还

孩子出问题期间，我们开始拼命找机构咨询，只要看到网络上有类似的文章就去读，加微信、打电话寻求帮助，如同无头苍蝇一般。似乎每次打电话诉说，他们都能倾听，不管能不能解决问题，焦虑确实缓解了一些。特别是不曾谋面的一些老师，是他们在我们最无助的时候帮我们缓解了很多焦虑，尽管对孩子的问题没有太多帮助，可那时的我们如同抓到了救命稻草，至少我们减轻了心理压力，也知道了只有父母改变，孩子才能改变。

在这个寻找的过程中，我们遇到了郁金香陪伴的家长成长学堂，爱人加了群报名，开始小组共修，她在群里认识了大爱无言和夜航船老师，再后来认识了自由的风老师和森森妈。在这里她听到了好多家长共同的声音，第一次知道观呼吸和“三不”原则，还按老师的要求网购了《镜子的法则》《遇见未知的自己》《如何说孩子才会听，怎么听孩子才肯说》几本书来看。

随着爱人一阶段的学习，她的辅导员伊莲老师对她一对一的指导，小组群里家长相互学习、分享，我感觉到爱人有了很明显的变化，她的焦虑感降下来很多，慢慢稳定了下来。

于是，我也在大概 2020 年九十月份的样子，跟着爱人参加了二阶段的学习，带领者是宝香老师。

记得第一次共修时，和我想象的不一样，大家提出问题，宝香老师并不是直接给出答案，而是让大家自由分享对问题的分析、产生的原因、解决的办法……最后她来总结。

我也在群里积极发言，不管说得正确与否，老师都给予了尊重，不评判对错，不明示结果，引导我们从自身去找答案，无形中自己的认识也有了提高。从此每一期分享我都积极发言，再从家长成长学堂的一些案例中寻找我想要的答案，知道了我们自己的问题之所在，找到了原因，不断在改进的道路上前行。从此，每周 2 小时的共修学习，成了我最期待的一件事。

随着共修的深入，**我看到自己最大的问题，就是没有真正尊重孩子，一直自以为是，我的自以为对孩子好，阻断了孩子的独立成长，侵犯了他的领地。**

我知道了孩子之所以到了现在的处境，不是父母一朝一夕带给孩子的伤害，而是长期的、十几年来父母不当的教养方式造成的。我们给了孩子过度的“爱”，我们怕孩子受委屈，我们包办了许多应该由孩子自己成长经历的试错，孩子在父母、老师、亲朋好友的赞扬中，失去了战胜挫折的勇气和信心……

解决的方法，就是坚定地向内求！将注意力从孩子身上收回来，转而关注自己，将生活的主动权，重新交还给孩子。

我记得当我们第一次听到“只有家长成长得快，孩子走出来才会快”“不要去关注孩子，去做自己的事，尤其不要嘘寒问暖”的说法时，内心是不太能理解的。本来亲子关系就不好了，再不去借着这些主动搭话，那这个关系什么时候能修复？

后来在一次次共修中，我和爱人逐渐领悟到，确实是这样的。你过度关注孩子，说明你没有放下，那就是在给孩子压力。有几次，我发现当我忘了这件事的时候，孩子也是特别轻松的。那一刻我才意识到真的是父子连心，情绪是流动的，我的所有情绪，孩子都是能感知到的，虽然他不出房门。

有了共同的认知，接下来，我和爱人就专心去做自己的事，上班、看书、学习、走路，当我们静下来，把关注点从孩子身上慢慢转到自己身上后，我们发现自己也感觉没那么焦虑了。

我们不管孩子什么时候休息，什么时候起床，哪怕一个月不洗澡，一个月不换衣服，无休止地吃冷饮和零食。一天只吃一顿饭，一个星期不出门，这些都不再成为我们打搅他的理由，就只是默默陪着他，为他备好充饥的食品，想喝的饮料，随便花的零钱，随便玩的游戏。

当我们夫妻的心定下来之后，孩子也在悄然中飞快地发生着变化。每天都不一样，从不出门到出门，甚至走亲访友，都是我们之前没有想过的。

孩子的生物钟逐渐从完全的昼夜颠倒到中午能够起床了，能和我们聊一会儿了，能出来看一会儿电视了，能和我们坐一起吃饭了，能半夜自己去煮面了，能每隔几天洗澡了，能自己出门去商店买东西了，能自己点外卖了，能自己定期去做核酸检测了，能和我们去外婆奶奶家拜年了，能自己洗衣服洗袜子了，能偶尔看会儿小说了，能主动约同学看电影了……

后来有一次，孩子提出想一个人在家里另一幢房子住几天，我们答应了，并为他在冰箱里准备了几大包食材，然后便不再过问。出乎我们意料的是，在一个月的时间里，脱离了我们的照顾，孩子一个人居然过得非常丰富，今天给自己煮火锅，明天煎牛排、下水饺……小日子有滋有味的。

看到孩子能把自己照顾得那么好，我们心中的一块大石头也落了地，既然孩子有了独立生活的能力，那么，至少他以后饿不着了，至于他采用怎样的生活方式，那是他的自由选择，只要他能好好活着，我们父母还需要担心什么呢？

过去的已然成了过去，再悔恨也解决不了任何问题，唯有真实地、正确地认识到错误，摆脱焦虑，不再陷入无尽的自责，好好重新爱孩子，爱他本来的样子，让他按照自己的节奏和生活方式去活出自我，才是我们目前应当做的！

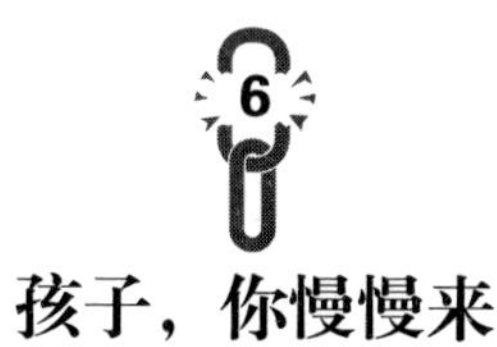


## 孩子，你慢慢来

随着我们夫妻不断深入学习，家庭的关系在逐渐缓和。2021 年 4 月，孩子第一次提出想要回去读书。

这是当时儿子发来的信息：“帮我问问老师吧，问他有没有不用中考直接去的技校啊啥的，或者走形式中考的那种也行。”

这是儿子从 2020 年 3 月 23 日不去学校以来，第一次主动跟我谈关于上学的事。我没有惊喜，没有慌乱，也没有马上和孩子联系，反而很平静，内心里一直觉得这个场景迟早会出现。我相信自己的孩子不会允许自己一直是那个待在游戏里的状态，他在疗愈伤口，他在默默修复自己，他在积攒着足够他走出去的能量。

到了 2021 年 9 月份，孩子正式复学，离开现在住的城市，去老家的一所新学校上学。第一天上学，孩子从早上 5：50 起床到晚上 8：40 放学，在学校上了一天的课，晚上回来时状态还是比较好的。第二天早上 8 点多，孩子用班主任老师的手机打电话给我，说不舒服，要请假回家，我毫不犹豫接回了孩子。

晚上回来后，孩子把我叫到房间跟我说，还是想回到原学校去上课，理由是有些课程版本和原来不一样，有些课听不懂，如同听天书。我问孩子要不要再试几天，孩子说不用了，很坚定地说想回去上课。孩子跟以前的老师联系，跟朋友联系，甚至跟小学时候的老师（几年都没联系过）说了目前的状况，想听听他们的建议，他的想法得到了支持。

孩子又跟他妈妈联系。我们一致认为孩子的想法有他的道理，并且跟孩子预想了回去后会遇到的种种困难，孩子都是信心十足。最终我们同意了孩子的想法，并在孩子催促下订了回去的机票。

结果几天后，孩子又忽然间说不想去学校了。日子一天天过去，每天看着孩子没有一点想去学校的意思，我的期待开始冒出来了，想到复学，想到中考，想到未来……我的焦虑也一点点冒了出来，甚至越来越重！靠着做观呼吸、听各种课才能平复下来。

我跟老师联系。老师让我问问自己："你接受你的孩子平凡吗？你接受你的孩子不去学校吗？你作为郁金香的辅导员，如果你的对面是求助者，你会怎样处理这件事？你的内心是否真正接纳了孩子？"（当时我已经成为一名郁金香辅导员。）

我静坐下来审视自己，我是否接纳了孩子？孩子目前的状态，我除了接纳，是否还有其他选择？我会对求助者怎么说？

是的，臣服事实，接纳包容，放下期待，过好当下。

想通了，焦虑也就不存在了。于是，趁着假期没有结束，我每天好好陪儿子，开开心心的，给他力量和勇气，放下期待，过好当下，以后的事以后再说。

这期间，我报了郁金香陪伴者的课程，在儿子的鼓励下还报了心理咨询师培训的课程，再加上小组和班级的共修，跟着二阶段、三阶段的学习，各种学习安排得满满当当，有空就给儿子做点美食，晚上抽空和儿子的表哥去打打羽毛球。

就这么允许孩子以他自己的节奏学习，允许孩子寻找适合他自己的学习方法，允许孩子退回来慢慢调整，接纳现实，接纳儿子，相信儿子！

几天后，孩子的数学老师给我和孩子同时发来信息：你们回来没有，孩子什么时候上课？

孩子拿着手机问我怎么回复，我拿着手机问孩子怎么回复。这是他的事，就交给他处理！

儿子跟老师实话实说。老师说回学校吧，忙起来就好了，回到学校慢慢调整！下周一早上我在办公室等你！

儿子说我不想去怎么办，我问他怎么办。

儿子说，跟着初三根本听不懂，不行的话我从初二开始上吧！

嗯，这样也不错，至少理性思考问题了！我和爱人表示赞同，这样压力就小很多。

就这样，孩子顺利回校上课了，一直到现在。

从 2020 年 3 月开始孩子不去学校，到现在孩子顺利回到学校上学，反思这两年的历程，我们夫妻经历了一个从痛苦迷茫、崩溃无知，到现在坦然接受和正确面对的过程。

经过学习，我们才真正明白，孩子是一个独立的个体，他只属于他自己。曾经，由于我们错误的管教方式，最爱他的父母却带给他最大的伤害。而孩子用这场病，救赎了我们这个家庭，唤醒了我们这对夫妻。用两年的波折，换取一生的幸福，我们真的要感恩孩子。

**淡水的街头，阳光斜照着窄巷里这间凌乱的花铺。我，坐**

在斜阳浅照的石阶上，望着这个眼睛清亮的小孩专心地做一件事；是的，我愿意等上一辈子的时间，让他从从容容地把那个蝴蝶结扎好，用他五岁的手指。孩子你慢慢来，慢慢来。

——《孩子，你慢慢来》

再一次感受着龙应台眯着眼睛，沐着夕阳坐在台阶上，用慈爱的眼光注视着那个被称为孩子的小人儿认真地做着自己的事，从容而淡定，是那样享受。急什么呢，来日方长，享受好当下，不也是一种幸福吗？

## 给你的礼物[①]

你不知道给你选一份礼物会那么艰难
似乎什么都不合适
为什么要送黄金给金矿
送水给海洋

我想到的一切，都像带着香料去东方
给你我的心脏，我的灵魂
无济于事，因为你已拥有这些

所以，我给你带来了一面镜子
看看你自己，然后记住我

① 古代波斯诗人鲁米的作品，摘选自网络上广泛流传的万源一译本。

第七组

家长视角

# 我愿意守候于此

孩子，如果因为你又没去上学，我就忘了这一切，忘了你的好，忘了我们一起走过的路、受过的苦、流过的泪，忘了你一次次的努力、挣扎，忘了你身上各种弥足珍贵的东西，那我该是一个多么无情、多么无能的人啊！

**讲述人：静空灿烂妈妈**

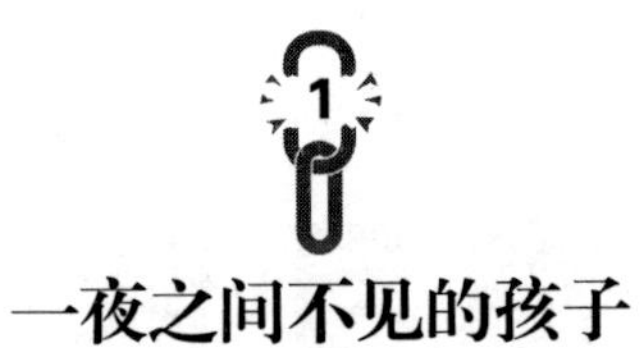

## 一夜之间不见的孩子

“你孩子可能得抑郁症了。”

“怎么可能？”我惊呆了，不敢相信。6 月的午后，卫生间里空荡荡的，只剩下一个瘫坐在地的中年女人。

从那天起，我便带着孩子四处奔波寻医问药，找了三位心理咨询师，参加团体互助疗愈，从城市的这头跑到那头……没收到任何效果，孩子甚至发展到闭门不出。

“我们订了温泉酒店，出去住两天，好不好？”

“等一下。”

“可以走了吗？”

“等一下。”一等再等，从早上等到中午，等到晚上。

“隔壁邻居家在装修，好吵，我们一起出去吃饭，好不好？”

“不想去。”

我和孩子爸爸走下楼，站在地面往上看。隔壁邻居家电钻“嗡嗡嗡”震天响，整幢楼都在轰隆声中震颤着。我们面面相觑，电钻好像每一下都钻在我们心上，钻了一个巨大的空洞。

时间变得度日如年般漫长，恍如一觉醒来世界突然变得苍白而陌生。在这变了形的时间里，昨天还在每天睡前都和我说说话的孩子，已经变得辨认不出。他把自己反锁在房间，作息日夜颠倒，不洗漱、不洗澡、不换衣，每天饭菜都是我做好了送到门口。他不看病、不吃药、不咨询，也不出门、不见人、不交流，我经常几天都见不到他的面，也不知道他究竟在做什么、想什么。

孩子在家封闭自己五个月后，我带他到医院检查，那是他第一次愿意出门。量表检测裸分 57 分，乘以 1.25 是 71.25 分，医生诊断他为重度抑郁症。

“最好不要休学。休学以后能够正常复学的孩子，十个里面没有几个。”医生好心规劝。我一边谢过医生，一边办好休学手续，没有半点犹豫。

一个人，如果身心已经出现问题，上学又有何用？如果连现在都没有了，又如何谈得上以后？

然而，休学绝非休息那么简单。孩子渐渐进入完全自我封闭的状态，老师、同学、朋友、亲人，包括父母，一个都不见。这世界这么多人，对他而言却是一片荒野，没有一个人能走进他的心里。

我想和他说话，他说不想听。有一两次我想强行敲门进去，向他保证只说几句话就出来。他很不情愿地把门打开，只见屋里弥漫着难闻的味道，几天的饭菜狼藉地堆在桌上、地上，几乎没动过。

我进去后，他要么坐在床上，用被子把整个人从头到脚全部包裹住；要么远远地站在窗户边，把自己卷在窗帘里；要么躲在门背后，卡在门板与墙壁形成的逼仄的三角夹缝中。

无论我跟他说什么，他都没有反应。我说着说着忍不住哭了，他还是没有任何反应。我一下失控了，歇斯底里尖叫两声逃出他的房间。刺耳的尖叫余音未了，门已在身后重重关上。

那个曾经懂事顾家的孩子仿佛一夜之间没了，我们仿佛已经不在同一个世界。

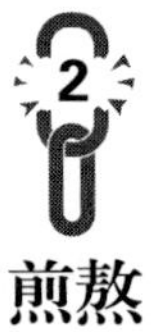

## 煎熬

孩子休学后，整天躲在他的小房间里，一道门无情地把我们隔开。

都说妈妈的世界很小，只装得下孩子，更何况是我们这样的孩子！他长发披散、瘦骨嶙峋、形容枯槁的身影每时每刻都在我脑海里挥之不去。

我对孩子休学是接纳的，我希望他在家好好休息，休养好身心。

**可就这么一点想法，差点要了我的命。**

我想知道孩子的睡眠情况，他不愿说，我只好每天夜里上好闹钟，半小时、一小时一次地醒来，听他洗漱、起夜的声音，偷偷扒门缝看屋里关灯没有，这才知道他经常凌晨五六点钟才睡。

我希望他适度运动，每天跑步十分钟。他不愿意出门，在跑步机上坚持了一段时间，经常要磨蹭到凌晨两三点钟才来跑，我都陪着他。后面他坚持不下去了，我也坚持不下去了。

我希望他看病吃药。几乎所有人都说重度抑郁症一定要吃药，越早吃越好，否则绝对不会治好。我曾经找医生替他开过一些药，有舍曲林、阿立哌唑等。每次吃药的时候，我都把药弄好，他不愿开门，我就把药放在房间门口，提醒他吃，竖着耳朵听他有没有来拿。有时几天后药还放着，有时药不见了，也不知道他吃了没有，后来吃药的事也不了了之。

我想他与人交流，至少每天说上几句话。每次把饭菜端到他门口，喊他吃饭，就会本能地想：他今天会开门出来吗？喊他会不会答应？他答应的声音会是什么样，状态如何？……

这样的每一天，我过得很累。好几次爬上楼梯送饭到孩子门口，我都气喘吁吁，紧张到心跳加速，胸口发闷恶心，感觉快要晕倒猝死一般。

记得孩子刚休学在家时，老公也顾不上家。他工作忙，几乎从未主动跟我谈过孩子，到医院开休学证明都没去，这是他五个月来第一次有机会见孩子啊!

有一次孩子半夜发作，急促而微弱地呼唤我："妈妈，妈妈……"他好久没有叫我了，在楼下的我隔着楼层、隔着房门，居然听到了。我几步冲上楼，嘴里说着："妈妈在，你想找妈妈吗？妈妈来陪你。"屋里传来一些很奇怪的话，什么"你们不要逼我、不要拦着我"。我急切地敲门。他打开门，一看是我，一下子反应过来，又要反锁门。

我死死抵住门，一边跟孩子说："你是不是不舒服？今天不能反锁，我就在门口陪着你，不会进来。"一边大声叫醒老公，让他把手机拿给我。我怕万一有个什么情况，需要用手机联系。

老公终于被我叫醒，睡眼惺忪来到我面前，问什么事。来不及多解释，我请他帮忙把手机拿给我。他拿了我的手机，丢给我，说："你不会自己拿一下吗？居然就为拿个手机把我吵醒。"然后愤然离去。

我一个人，抱着手机，用脚抵住门，听着屋里的动静，在孩子门口一直守到天亮。

后来我几近崩溃，甚至跟老公讲，如果我不能陪他们走到最后，以后孩子的事情可以跟哪些亲朋好友商量……

直到真的感觉到这个家庭是如此艰难、如此需要他，老公才慢慢参与进来，孩子的事我们一起观察、复盘、商量。他的回归，为我们的家庭注入了新的力量。

记得在一个漆黑的伸手不见五指的夜晚，孩子在屋子里头，我们在屋子外头。黑暗里传来老公喃喃自语的声音：“也不知道我们还能为他做点什么，要不我们买一个商铺，开个小超市，我们一家三口一起守。孩子想到哪里去玩，或者不想出门，就我们俩守着管着，等有一天我们管不了了，还有个东西留给他……”

这就是很长一段时间里我们家庭的真实状况，孩子把自己封闭在自己的世界里，我们夫妻俩则是胆战心惊地每日活在煎熬中。

## 回忆和生活

回忆是一把双刃剑，当舍不得忘记的美好时光与现实的艰难狭路相逢时，回忆就不再愉悦，反而徒增痛苦。

在面对痛苦现实的时候，我总会情不自禁地想起孩子曾经的模样，一幕一幕，不断回味“回忆的痛”，舔舐心中的伤。

在孩子小时候，老公因为工作原因去外地七年。他不在我们身边的日子，孩子变得独立懂事，小学二三年级起，他就自己上学、放学，从不用大人接送，小区院子里没有像他这样的。

孩子非常有担当，担起了家里很多事。他很小很小的时候，就能搬个小板凳双脚踩着，身子紧紧靠在灶台上，两只手使劲抬一大口锅烧开水，帮全家人灌了几年的老式塑胶热水袋。砍甘蔗、换屋顶灯泡、治鼠害，做了很多同龄人做不到也不必要做的事情。上学路上再赶时间，他也会停下来给院子里的老人让路，给提着大包小包的阿姨拉单元玻璃门。

有一次放学下起大雨，我病着，正犹豫要不要去接他，他自己就回来了，浑身湿漉漉地忙着跟我讲话："妈妈，我今天淋雨了。你知道我为什么会淋雨吗？"

"你说为什么？"我脸一下红了，对于没有及时去接儿子的愧疚瞬时涌上心头，还假装去找要换的衣服。结果他说了句我一辈子都记得的话："妈妈，我淋雨了是因为我没有带伞，以后我每天上学都会带伞。"

我年幼的儿子啊，在独自淋雨回家后，没有责怪我们大人没有去接他，而是首先找自己的原因，他懂事得让人心疼。

孩子外婆和我们一起生活，我们仨是孩子心目中的"一家三口"。后来孩子外婆的身体越来越差，他还帮着我一起照顾外婆。

后来，外婆离开了我们。他回到家以后，应该是意识到家里少了一个人，并且从那以后永远地少了一个人。可是他从没提过，从没问过，外婆去哪儿了，外婆怎么了。孩子太懂事了，为了不让我们大家担心，他甚至学会了把内心的难受和创伤掩盖起来。

是的，在记忆中，孩子很多时候都会这样，不管发生什么，他都不多问，都不多说。

还有一次，我们那个长年失眠且喜欢绝对安静的楼下邻居，因为我和孩子进家门后走动了两步，突然情绪失控，提着一把大斧头上楼要砍我们。

“呼呼呼！”家里的防盗门发出沉闷的巨响。“你们相不相信，今天我砍死你们？”女邻居一下一下地撞击着防盗门，发出一声一声的嘶吼，持续了半个多小时。

“啪”的一下，防盗门上的猫眼被震飞了，门上出现了一个洞。我忍不住哆嗦一下，我们不敢去看。

我报了警。警察来到家里，让我同楼下邻居一起到派出所处理，我不敢跟着去。一来不敢把孩子一个人丢家里，二来怕回来路上出事。

我和孩子，没有一个人打电话跟孩子爸爸说这件事，其实我们母子俩也没有任何一个其他人可以打电话倾诉或求助。过了几天，我才跟孩子爸爸说了。爸爸只是说，孩子还小，安全第一，无论如何不要再去惹着这位邻居。

我接送了孩子几天后对他说：“以后你回家坐电梯，如果是单独和二十楼那个阿姨一起，你就不要上，不要和她单独坐电梯。”

孩子扬着小小的脑袋，望着我，点点头，又是什么都没问，什么都没说。他又一次选择把自己受惊的情绪压抑在了自己的身体里，而我并没有察觉孩子内心独自担负了什么。

因为那个时候，我自己的身体、工作，都存在种种问题和艰难，真可说得上是百事皆哀、举目无亲。孩子爸爸在外地，也帮不上我们。那真是我人生里最艰难的十年，孩子和我一起，尝尽了生老病死、生离死别之苦。

我自我感觉是一个乐观坚强的人，我的生命觉醒也始于那十年。然而站在孩子的角度，他的感受又是什么呢？

孩子，什么时候，你愿意把这十年的感受跟妈妈说说呢？

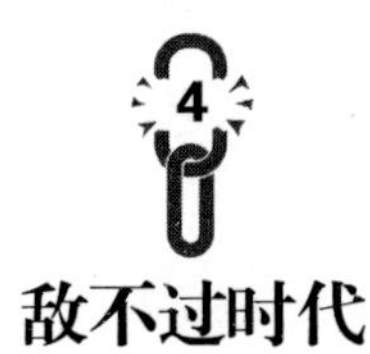


## 敌不过时代

在孩子的学习上，我参与比较多，我们有着太多一起学习的经历和回忆。翻开这一页，许多欢乐跃然而出，当然也有日渐沉重的叹息，至今我依然记得陪伴孩子学习的那些日子。

儿子小学二年级上学期一开学，老师布置作业，要求“适量背诵乘法口诀”，孩子还一点都没学过。那一天，我们从 1 到 9 一点一点地展开提问，他既兴奋又紧张又开心，一道一道自己计算、归纳，直到推算出整个乘法口诀，并且发现其中许多规律，比如 9 乘以几就是几十减几，9 乘以 7 就是 70 减 7 等于 63，等等。

我在微信朋友圈发了一篇《乘法口决的第 N 个发现者——我们这样学习乘法口决》的小作文。那时候，我觉得这是真正的学习，我希望求知、探索和发现的乐趣会伴随他的一生，我坚信人生自有其美好，每个孩子天生必有其所长，我乐于花十倍百倍的时间和精力，陪他一起去探求。

孔子说，“知之者不如好之者，好之者不如乐之者”，学习上我是提倡“乐学”的。我家孩子可能是这个时代背景下比较“另类”的一个，没有上过文化课补习班，没有上过不感兴趣的兴趣班。他喜欢围棋和奥数，爱听原理透彻、生动有趣的讲解。我觉得，乐学之乐不过是遵循大脑和神经系统工作原理，形成更高效愉悦主动的学习体验，乐学之乐与人生之苦并不对立，与不愿意吃苦完全是两个概念。

学围棋的孩子极少怕苦。每个大假其他家长带着孩子晒美食旅游，我的孩子都在起早贪黑参加围棋比赛。做热爱的事情也并非就能一帆风顺。孩子学围棋遇到瓶颈后，付出了极大努力，到外省去参加集训，终于升上业余五段并获得省锦标赛第三名。

围棋比赛竞争激烈，每盘皆有输赢胜负。孩子在这次比赛中被错判负一盘，他饭都顾不上吃，复盘找裁判申诉获得支持，却被对手抵赖。之后孩子饿着肚子继续比赛一盘未输，展现了极好的心理素质。那时候孩子做着自己喜欢的事，可能再苦都是甜的吧！

母子二人的生活对我来说是多年全身心的爱与彼此陪伴。我们一起徒步远足、野外露营，到天文台看红月亮和星星，到西昌看卫星发射，到贫困山区给那里的孩子们送文具、衣物，和他们一起玩耍。孩子爱看科幻电影、爱听科学故事，我慢慢也都爱上了。我会说，妈妈好喜欢和你在一起做这些事情，谢谢你来做我们的孩子，孩子听着笑而不语。我打心眼里从来没有觉得辛苦、牺牲和付出，至今回望仍觉幸福，余味悠长。

孩子很单纯，又“另类”，他交朋友就是为了在一起玩，朋友可以说是可遇不可求。幸运的是小学时他居然有一个一起玩的好朋友，放学后就一起在乐高店里玩，小升初也没停过。我非常支持孩子交朋友和玩耍。他们玩耍的时间太少了，纯粹地、尽情地、无忧无虑地玩耍更是少之又少。

**然而，一个个体关于学习和教育的理解、思考与实践，又怎能抵得过强调分数和竞争的时代大潮呢？**

孩子小学四年级开始就完成作业有困难。他不会写比课文还长的读后感，写不出那么多的作文、练笔，害怕死记硬背，到初中更是无法完成古文释义、全文背诵这样的要求。

我们试过很多方法：晚上做完作业才睡觉，或者晚上到点了先睡，第二天早上再早早起来做，我拿一本书，安静地坐在旁边陪他。从不打骂孩子的我，开始打他、骂他、饿他，甚至有一次跪下给他磕了一个头……

这些方法都不奏效。一天晚上，我气急了，抄起一个什么东西朝他扔去，只听他叫了一声捂住自己。我不敢看，也不想看，夺门而出，在夜晚城市车灯川流的街头漫无目的地走到深夜，最后痛定思痛，我决定接受这个现实。

于是，我和孩子之间关于做不完作业的矛盾冲突，在短短两周时间内达到高潮并戛然而止。我向学校申请减免作业，要求默写的我们背诵，要求抄写的我们通读，我还给孩子买了一块小白板，让他把相关知识讲解给我听。经过多番沟通恳求，班主任同意减免作业，但有一个条件，要把孩子作为“问题学生”上报学校。孩子爸爸坚决不同意。老师提示我们去看心理医生，到当地精神病院做检查，我们都按要求做了，都没查出什么问题。

一位心理医生当着孩子的面说：“哈，看，孩子没什么问题，就是懒。孩子，你妈妈这么爱你，你怎么忍心这样对她，你良心何在啊？”家长会上，班主任也当着全班的面冷嘲热讽：“我们有的家长，孩子都已经那样了（不做作业），什么都做了（让家长为难伤心），她倒还口口声声不能伤害孩子……”

我心里隐隐作痛，在她们看来，一个孩子完不成作业，就是有病的、不正常的、坏的、心理有问题的。真是这样吗？一个孩子完不成作业、不想上学，就是一种病吗？

当时，我对心理医生、对班主任、对班上家长、对全世界这样说：“我感觉我的孩子遇到困难了，我会陪他一起面对。除非有一天，我能够清楚地知道孩子经历了什么，他的身体上、内心里发生了什么，否则，我永远不会因为做不完作业，就对一个孩子作出评判。”

孩子初中读了名校也是不断请假，申请减免作业。每次请假都是“瘫”在床上起不来，早上我离开时是什么睡姿，中午我回家后，他依然纹丝不动保持着那个姿势。

后来，孩子连每天放学回到家喊他吃饭都会发火，说催他。他要先回房间，躺到八九点钟才吃饭做作业，晚上入睡非常困难。疫情期间更是锁门不出，上卫生间一上就是一两个小时。问他哪里不舒服，偶尔会说不想上学，更多时候说没有不舒服，或者说不想说，说了你也不能理解。

不想上学就请假休息一段时间，我们请了很多假。我以为自己这样的已经是极度开明的家长，我不敢相信我们这样家庭的孩子怎么会抑郁，更不知道一个孩子不上学能做什么。

或许，我真的已经做了很多，但我还是没真正懂，孩子那经年累月的身心疲惫和孤立无援。或许，我理解却无可奈何，而孩子最终，是靠自己破了这个局。

## 尽力方知止

夏去秋来，窗外一片片树叶绿了又黄，孩子休学在家已经很长一段时间了。

尽力方知止。在无数次撞了南墙后，我开始转变和孩子相处的方式，做自己能做的事、可控的事、孩子需要的事、有效的事。一是每天给孩子做饭。我把我们的关系简单定义为每天做饭的关系；二是加强学习，寻找方法出路。

止，是在一个人生命能量耗竭时，对他最大的允许和慈悲吧！

我们相安无事，我也不那么累了，孩子也完全放松，没有人再去和他缠斗，他得到了足够的时间、空间去恢复。

这个时候，一个很有趣很神奇的事情发生了。一方面我们被折磨得天昏地暗、苦不堪言，不得不停下来；另一方面，孩子作为一个独立的生命个体，他的生命展现出新的生机。

有一天，孩子爸爸回来较早，听到孩子在楼上玩乒乓球的声音，就是把乒乓球投到墙上、弹回地面，拾起，又重复。孩子爸爸问孩子是不是想打乒乓球，孩子说是的，然后我们就在家里置办了一张乒乓球桌，结果孩子就打了近一个月的乒乓球。其间我们又外出旅行过一两次。孩子逐渐开始有了一些活动，能量触底回升。

孩子爸爸和我开始全面承担起家务，用心营造家里的烟火气。夫妻俩手牵手一起到菜市场买菜，回到家一起在厨房里忙活，那些我曾经以为这辈子都不会有的画面，现在都实现了。

一个寒冷的冬夜，我们正精心准备着冬阴功海鲜火锅，孩子出现在厨房门口，笑着问："今天吃火锅呀？"就这样，我们有了一年多以来第一次一家三口一起吃饭。

孩子爸爸还带孩子去整牙，陪孩子打乒乓球，孩子自我封闭期里为他烧水准备泡脚桶，帮孩子洗衣服、买衣服、买鞋……

以不离不弃的爱与慈悲包容护持，以尽力知止的智慧耐心守护，以生活的本真温暖唤醒孩子身心，以归还生命主权促孩子扬帆启航，孩子终于复学。几经周折，在学校老师和我单位领导、同事的理解、帮助下，我们陪着孩子完成中考，进入本地一所重点高中。

## 共修的场域和力量

2022 年 2 月 12 日，孩子复学后又有反复，这比之前一直待在家里更为折磨。也是在此期间，我有缘加入了郁金香，接触到郁金香的理念后，我有种相见恨晚的感觉，因为郁金香教导家长的方法，和我们家庭多年来在陪伴孩子的道路上摸索出的方法不谋而合。于是，我全心全意、疯狂而密集地学习，坚持共修从不请假，勤练观呼吸，连续 70 多天写打卡日记，与老师同学在课程群里积极互动，非常受益。

我对把我带入郁金香的岁月弦歌老师说：“我在郁金香的学习热情，简直只能用‘疯狂’二字形容。”岁月老师说：“是啊，因为我们承受了太多痛苦，而痛苦，可以转化成一股能量。”

我也曾想过，如果孩子一生病，我就有幸加入郁金香，那该多好啊！郁金香提倡的“三不”原则、“不求不扰、有求必应”、“把孩子的事、父母的事、老天的事分清”、允许接纳孩子、父母学习成长，我觉得是家庭抗郁乃至家庭成长的解决之道。郁金香以抑郁症为缘起，为无数受苦受难家庭提供了一个实修的场域和体系，真是功德无量，令人赞叹！

在这里，老师每天在群里答疑解惑，和我们一起面对孩子和家里遇到的各种困难和问题，陪着我们做观呼吸，降低焦虑，把关注收回到自身。每个星期大家共修一次，我得到了最热情的鼓励、最真诚的关心、最智慧的点拨。

每当夜幕降临，白天忙于工作、照顾家庭辛苦了一天的家长们，又在郁金香各个群里开始认真而忙碌地学习。有时我想，这么多的人自发地、拼命地学习、思考、践行和精进，是多么不可思议啊！

学习带给我蜕变和成长，带给我很多人生的第一次：我参加《和你有约》直播分享，成为郁金香志愿者、陪伴者、辅导员、带领老师。因为刻骨铭心，所以感同身受，我也成了无数身处困境的家庭走出黑暗的陪伴者，深深体会到了学习的力量、成长的不可思议以及一个群体共同学习成长的幸福。

感恩郁金香！这一年，胜过人生数十年。

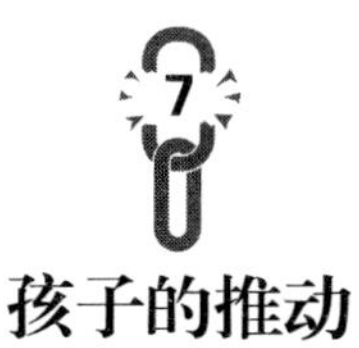


## 孩子的推动

孩子是我学习成长的缘起和推动的力量。孩子第一次复学整体情况非常好。有一次，他突然提出要我到我们以前在的抑郁症孩子家长群分享我们的复学情况。

我一愣，孩子平素内向不张扬，我以为他随便讲讲开玩笑的。没想到之后他又多次问这个事情，看到我一直有顾虑、推托，他非常愤怒。

我确实感到很为难，因为这一定程度上挑战了我为人处世的原则。一是那个群里大家正处于处境艰难的阶段，我们太高调可能会让别人难过；二是我认为孩子才复学，最好不要把话说得太满；三是那个群里很多高知、高管、公务员，认为自己已经学了很多，对所谓的学习不太感兴趣。

孩子反问我："为什么你就不觉得这也可能会让别人高兴，带给别人信心，让别人看到学习的意义呢？"

孩子掷地有声的反问，并没有打消我的顾虑。直到有一天，我突然想起孩子小时候经常去参加各种围棋比赛，赢了就蹦蹦跳跳跑出来，大声说妈妈我赢了。我立即上前制止他，告诉他赢了棋不要那样当众大声说，输棋的孩子以及家长都会很难过的，因为别的孩子赢的时候，你的妈妈也是一样会很难过。孩子很听话，点点头，从那以后赢棋再也没有大声说过、大声笑过。

现在，把前后两件事情联系在一起，**我直观地看到，作为成年人，我的惯性思维在无形之中压制着孩子成长过程中的情感流动与活力。**

外在的艰难与痛，需要层层深入触碰到我们的心，才能痛定思痛转化为改变的力量。对孩子以及我自己的行为和内在需求动机有了深刻的觉察和领悟后，我尊重孩子的想法，在多个群里做了复学分享。就这样，一直分享到《和你有约》，分享到今天，带给无数的家庭鼓舞和信心。

没有孩子，没有孩子休学这件事，哪会有今天的我啊！

## 生命幻象、真相与交集

孩子希望我去做复学分享这件事给了我深深的触动。带着这份思考，当带读美国沙法丽·萨巴瑞博士畅销著作《家庭的觉醒》时，我看到了生命中的幻象之一——成年人世界里的“虚假性”，并和大家做了分享，引起了大家的强烈共鸣。

所有经历过休学、复学的家庭，都非常清楚其中的艰难和价值。而我在一开始用实际行动选择了不去分享，以避免有可能让他人不舒服。但这是我的真实选择吗？我们为什么会做出这样的选择？

我们自以为的正确、为孩子好，不能因为孩子生病了就过分迁就溺爱，我们头脑里的“我以为”“我觉得”，包括一些规则、观念等，都是来自自己过去或文化的声音、信息和想法，以及对未来的担忧恐惧，与我们眼前的孩子无关，它们仅仅只是我们在自身成长经历和社会文化环境里被固化内化的东西。

这些东西不仅使我们无法看到自己和孩子的真实模样，忽视了孩子的需求，压制了孩子的成长，更使我们自己迷失在内在的混乱中，不断偏离个人价值。

不仅如此，澳大利亚心理治疗师路斯·哈里斯的《幸福的陷阱》一书中，向我们展示了另一个幻象：我们对一切事情惯常使用的或好或坏、或对或错的二元对立思维模式，是人类大脑在过去几十万年进化中形成的生存本能和工作模式，也并非真正出自我们的选择。我们以为想法是真实的、必须服从的，而想法可能是真实的，也有可能不是真实的，不必绝对相信和服从。以孩子休学在家以及在家的各种表现为例，大脑自动反映给我们的是：危险、不好、不对，要马上控制和改变。而通过学习，我们知道青春期抑郁症绝非这么简单。

**我们对生命里的幻象深信不疑、全力以赴。与此形成鲜明对比的是，我们对于生命真相的无视。越是最为基本的事实和真相，我们越容易忽略，例如孩子在学校里的学习，例如死亡之于人生。**

2022 年 9 月 23 日，我生平第一次作为带读老师进行分享，主题是克里希那穆提的《教育就是解放心灵》。随着话题的深入，我们讲到了孩子在学校里的学习。我们一起梳理了学习究竟是什么，学习是怎样发生、怎样被阻碍的，为什么我们的孩子害怕上学，长期慢性压力、学业压力对大脑有怎样的损伤，孩子的学习热情和天性是否还能重启。我觉得这可能是一个根本性的、基于基本的事实和真相的角度，希望家长们对孩子这十多年来在学习中遇到的苦、难、累、倦有更加深入的了解和理解，在此基础上探索对于孩子厌学、休学、复学的新看法、新应对。

所幸的是，现在全社会有了越来越多基于这个角度的观察和理解。

人生之不易，把我逼上学习成长的道路。这不是学一堆的知识，而是在一次次读书会的学习、思考、碰撞、领悟中，抽丝剥茧，返璞归真，明心见性，脱胎换骨，拨开层层幻象和迷障，看见真相，不断实现平凡生活里的觉醒和超越。

我依然解决不了所有的问题，但是没有任何一个问题能够把我困住。每一个问题，都会把我带入更真实、更深入、更广大的现实世界，不断接近“如实知”。

人生，就是一场又一场的新生。在孩子和我彼此交集的命运里，这是孩子送给我最好的礼物，也是我能送给他的最好的礼物。

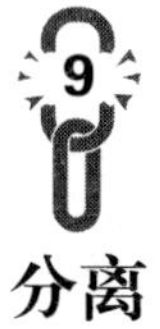


## 分离

2023 年的春天，气候有些异常，樱花也比往年开得晚。一簇簇、一枝枝的粉，在春风春日里招展，肆意晕染着蓝天、绿柳、街道和城市的春意。那一片片、一瓣瓣随风飘落水中的花，或随意堆叠在睡莲一小圈一小圈的参差的绿里，或荡在池边绿草下，给小区池水粼波中倒映的世界，铺上落英缤纷的画卷。

我和老公漫步其间，一边走一边感叹，是孩子把我们带到这里。这是城市北郊的山脚下，一个以风景优美著称的小区，孩子就读的高中就在隔壁。我们已经租房陪读五个年头了。如果不是因为孩子，我们哪里会住过这么多的地方，看过这么多的风景!

孩子高中读了两个月，又退回家中休养，一晃半年过去。我在陪伴郁金香的家长时如实做了分享，引起热议。

“孩子带给我的，都是好的改变。之前我从来不敢想，自己还能成为这样的人，拥有这样的人生。”我对老公说。

“他现在又不去上学了，这也是好的改变吗？”他问我。

我略加思索：“我们每个人，处在各自不同的生命系统中，如同日月星辰，都有其位置、运行轨道、影响因素和作用力。从我的生命系统的角度看，孩子是我的一个外部因素，这个外部因素带给我的改变都是好的，我挺感谢孩子的。是否上学，如何安身立命去过他的人生，是孩子的课题。从孩子的生命系统的角度看，我们是他的一个外部因素。如果我们活出更好的自己，不仅是我们找到了自己有价值、有意义的人生，同时也是在他的生命系统里，种下了一个最好的善因。当然，我们也会一直陪伴在他身后，在他需要的时候给予具体有效的帮助和支持。”

“这又是你学过的什么理论？”爱人打趣我。

“这是孩子就读高中以后再次退学回来教会我的，是生活教会我的。

“我曾经想，孩子从小到大，我们和他一起共同经历了很多事情。现在的这段经历，生病、休学、复学，从最艰难的低谷一步步地走出来，对他来说是人生很重要的一段经历。如果在这段经历里，我们都没有发现他值得佩服和欣赏的地方，都没有彼此温暖过，那他可能真的很难找到自己的价值。”

我们正在经历着我们的经历。

孩子，如果因为你又没去上学，我就忘了这一切，忘了你的好，忘了我们一起走过的路、受过的苦、流过的泪，忘了你一次次的努力、挣扎，忘了你身上各种弥足珍贵的东西，那我该是一个多么无情、多么无能的人啊！

孩子，你是一个好孩子，你是一个多么好的孩子！你们这个群体，注定历经磨难，终会找到属于你们的出路！我相信，所有的“折腾”，都是你正在构建你与世界的关系，探索你的人生！

终究，孩子和我们还是这样“分离”了。带着我们的相信、祝福、欣赏与期许，在这再一次的坠落中。

若达平地，须省恶路，无再经历。

此路入者，卒难得出。

——《地藏经》

也许，走世间这条坎坷崎岖的路，就是我的天命；在这条布满荆棘的路上寻到真义，撒下种子，开出花来，就是我人生的意义。

往后余生，我愿意守候于此，上下求索。同时给即将踏上这条路的人，讲我们的故事，也给无缘此路的人，讲我们的故事。

第七组
孩子视角

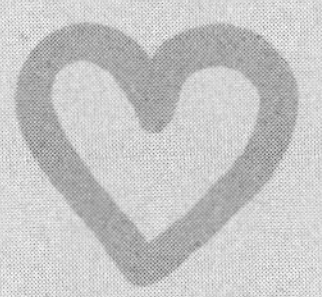

# 我真的很卷很拼

拼命奔跑了二十多年，我的身体终于觉得累了，跑不动了。

抑郁就这样击中了我，为我一路狂奔的人生按下了暂停键。

**讲述人：猫爪**

背景音乐：*it's ok!*
歌手：corook

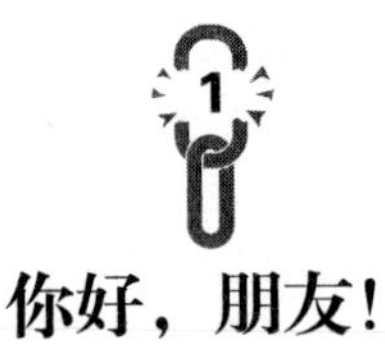


## 你好，朋友！

展信悦。

我是猫爪，一个 1995 年的双鱼座女生，也是正在康复过程中的一名中度抑郁症患者。

我想，当你遇到这本书，翻到这一页，开始读我的故事时，这一定不是巧合，也许是共同的人生困境让我们在这里相遇，也许我和你有很多的相似之处。

也许是同样的敏感特质，多愁善感，又爱好幻想，喜欢艺术；也许是体会过从尖子生到成绩一直徘徊在后半段的落差感；也许是沉迷游戏，短期内疯狂氪金；也许是生了病，家里蹲，我也在家里待了两年半；也许是通过暴食或者网购排解内心的焦虑和无聊；也许是拒绝一切交流，不出门，我出门去超市都会觉得所有人都在监视我……

所以你的许多体会，我真的感同身受！

但可能我们最大的相似是对自己的高要求。其实我的心里有一个女神，她就是一个完美的理想人格。在我生病之前，我一直觉得我可以做到那个完美的样子（外形美好、内心善良无私、高学历），总有一天我可以变成她。如果没有达到心中的要求，那就是现实的我不够努力、不够优秀。

但现在，我已经不想再忍受这个“女神”对现实的我引领和控制啦。就像我前几天看的电影台词里说：“你想要什么？普通的物品、美好的生活、很棒的公寓、有趣的工作，有个一起看电影的人。”（What do you want？ Normal stuff. A nice life. Cool flat. Fun job. Someone to watch movies with.）仅此而已。

## 拼命奔跑了二十多年，我终于累倒了

接下去，我想跟你分享一下我的经历和感悟。那些相似的感受，可能具体的事件不同，发生的时间阶段不同，但还是很希望我们会有共鸣。

2018 年，我从浙大哲学系本科毕业。在浙江大学，我度过了甜蜜的四年时光，但还没等我想好未来该做什么事、成为一个什么样的人，就业或升学的压力就已经像车轮般碾了过来。

在社会主流价值观的裹挟和升学压力的逼迫下，我开始像一个陀螺一样拼命努力、拼命追赶，但又不知道追赶着什么。

在准备留学期间，我的身心就已经处于高压紧绷的状态。我又要学语言、写材料，又要写自己的毕业论文。我之前打算去美国，于是，我又要学托福和 GRE。好几个月的时间里，我每周都在培训班里泡着，GRE 对我来说真的太难了，我常常在培训班的下课路上哭着给妈妈打电话，但又很不想放弃。

那时候我真的很拼，但也同样很无助，现在回想起来，脑子里还有我在公交车站一边等车一边哭的场景。后来，我还是放弃了学 GRE，转学雅思了，然后请了一个很有名的培训老师，一对一辅导作文。老师的水平很好，但也特别严厉，所以我又是一边哭一边写的作文。

现在想来，准备留学期间，我真的太认真，也有太多的心酸了。

所以那时候我申请的结果也很好，申请的名校全部都录取我了，包括港中文、港大，英国的华威、伦敦大学学院（UCL）和我选择的伦敦政治经济学院（LSE）。

在这些学校里，我选择了难度最大的 LSE，继而让自己陷入了更大的压力。其实现在回想，在去英国之前我就消耗了太多的能量，但那个时候人是有管窥心理的，就是当时只着眼于怎么样准备留学，完全没有多余的精力和弹性去自我觉察。其实身心都已经很疲惫了。

终于，我竭尽全力考上了我梦寐以求的女神校，我来到了英国伦敦，期盼在这里继续我看似甜蜜的名校生涯。

然而，留学生活并没有外人看到的那样光鲜美好，我负担着比出国前更大的学业和心理压力。

LSE 要求确实比较高，而我念的哲学相关的专业，更是精英荟萃，整个专业就只有我一个亚洲人，学习任务很重，难度很大。

因为我自己比较敏感，总是习惯拿以前的标准来要求自己，所以我总是觉得在课堂表现上，我比同学差很多。每次老师要求的阅读，我根本来不及读完，但同学们已经脱离文本侃侃而谈了。

那时候我就感觉自己是低人一等的，觉得别人看我的眼神都是带着怜悯的。

我的意大利人班主任又特别关心我，每次讨论课都要提问我，这导致了我每次上课时都非常焦虑，生怕自己回答不好。所以整个人在英国的状态就是每时每刻精神紧绷，我经常走在路上就流眼泪，在公园的长椅上崩溃大哭。

拼命奔跑了二十多年，我的身体终于觉得累了，跑不动了。

抑郁就这样击中了我，为我一路狂奔的人生按下了暂停键。

我的人生顿时陷入最迷茫的时刻。我瘫倒在床上没法起身。

那时，我觉得我二十多年的人生宛如泡沫，世界对我来说是消音的，我听见自己内心的回音——你真没用。

因为当时自己的情绪状态很不稳定，又是一个人在国外，我很担心自己这样下去可能会伤害自己，于是我做了一个在那时候看来比较懦弱，但是现在看来还算明智的选择：我办理了休学，回国了。

回国后我找准了医生，吃了药，住了一个多月的院。后来找到了一个与我灵魂契合的心理咨询师，随后开始了我两年半的“家里蹲”生活。

## 从小，我有一个中国式严母

接下来我想和你聊聊我生病的原因，短期看是由于学业压力过大，然而从长期来看，我的生病原因跟我的原生家庭有很大的关系。

很多人说我是典型的别人家的孩子，那我妈妈就是典型的中国式严母。

妈妈是老师，教育理念在我小时候那个时代显得比较超前，所以我七岁开始学钢琴，小学六年级就考完了钢琴十级，小学三四年级开始学书法，直到高中之前，我妈妈对我的成绩要求都是班里第一名。

当然我很感谢我妈妈，她的严厉让我学到了很多，也养成了很多好的品质。**但这种教育方法对我来说致命的一点是，让**

**我从小形成了一个观念——只有我优秀，我妈妈才会爱我，别人才会爱我。**

这种观念是怎么形成的呢？

比如练习钢琴是很枯燥的，小孩子的耐心有限，但当我不想弹琴的时候，我妈妈会通过打骂的方式逼我练琴，所以小小的猫爪就明白了，不能偷懒，偷懒是不被允许的，不被喜欢的。

等我慢慢长大了，在学习或者做别的事情的时候，当我想偷懒的时候，我就会责备自己，我也绝对不会让自己的偷懒被别人发现，也不会跟别人交流关于偷懒的想法。

从小到大，从来没人告诉我偷懒是很正常的，每个人都会偷懒，是人性无法割裂的部分。我以为只有我是这样懒惰的，这就是我对自己的厌恶感的来源。我一直选择用苛责与评判的眼光看待自己的行为，而不是选择包容和接纳自己。

再比如，我妈妈是初中英语老师，我曾在我妈妈任教的班级读过一学期。有一次我的一门功课考了第二名，被妈妈在大家面前训斥了。小小的猫爪在整个班级的同学面前流眼泪。从此，她似乎发现了，只有自己成绩好，妈妈才会喜欢自己。

到了高中，我在镇海中学读书，成绩掉到了后半段。我自己知道，我还是在用心用功读书，但妈妈每次从湖州家里打电话来，都只问我，你考了几分，你考了第几名，怎么成绩还是这么差。

每次她这么问我，我都说不出话，默默流泪，这样的沉默可以持续 20 分钟。我当时觉得我的母亲，我最亲的人，太残忍了，她根本不爱我，只爱那个成绩好的人。

4

## 我“女神”人格的建立

原来，只有那个优秀的自己是被别人喜欢的啊！在这种观念的影响下，渐渐的，我的内心出现了一个全方位优秀的形象，后来我称之为“女神”。她是我的完美的理想人格。

她不仅外貌美丽，内心充满善良与对别人的无私，做事情还滴水不漏，学历高，在名企工作……我的目标就是变成这个女神，我也一直相信我可以做到。

只有女神这样完美无瑕的、优秀的人才会被人喜欢，而那个真实的猫爪呢，没人会喜欢的。那个猫爪只能把自己包裹起来，因为她丑陋不堪、黑暗邪恶。

从来没有人告诉我，工作的时候可以摸摸鱼，人有时候可以先重视自己的感受……其实小小猫爪并不丑陋对不对？懒惰、自私都是人性的一部分。

当我在英国留学时，“女神”还拿她的标准要求我。猫爪不敢把自己内心的困难告诉别人，不敢寻求朋友同学的安慰和帮助，因为她觉得这是可耻的。

我做任何事情似乎都被女神控制着，我总是以那副看似完美的样子面对别人，如果没有达到，我就不愿见人；总是拿那完美的标准要求自己，如果没有达到，我就厌恶自己……

在抑郁之前，我从来没有觉得女神是错的，总觉得是自己没有达到女神的要求。但人怎么能变成神呢？我现在才明白，不是现实的我不够好，是女神错了呀！

女神是自私的，她不顾及我的肉体的需求和精神的痛苦，一味像个暴君一样要求我达成她所有的命令！这是一种自己对自己的暴力！

**朋友，我想说，我们状态不好，出了问题，其实并不是我们的错，同样，我们的父母也没有错。**

我从来没有恨过我的父母。因为父母也不是有意要来伤害我，父母对我们的行为都是出于爱，虽然这些行为造成的后果给我们带来了伤害。

## 不被主流价值观裹挟，做真正的自己

在两年半的宅家时间里，经过我自己的努力和与心理咨询师 50 多次的深入挖掘，我明白了更多关于我自己的真相，逐渐从生病的状态中走了出来。

我看到了原生家庭对我的影响，我看到了“女神”人格的建立，我看到了“名校”光环对自己的捆绑，我看到了过去的那个不快乐的、迷失的又拼命努力的自己。

回想过去，我时常在西溪校区的自习室打完最后一遍铃后，才结束一天的学习，仿佛果农在果园里收获了满满一筐果子，沉甸甸的。但回想起来，这份努力是否真的能让我趋近理想？而我的理想又是什么呢？

在一步步内心探索中，我最终发现，我只是在享受这种努力的感觉。这种努力只是为了让我在集体中显得不落下风，但实际上，我的心是没有方向的。我，其实不知道自己真正喜欢什么、想做什么。

我所做的，不过是一种模仿的努力，或者说互相竞争着的努力，看似是在迈向成功，但实际上消耗了原本我可以用来规划创造自己独特人生的时间和能量。

这种模仿的努力，本质上是一种内卷，最终导致个人和集体的内耗。这种内卷卷走了个体思考的时间，让人忽视了自己身上的可能性，让集体消弭了多样性。我们如同一群乌合之众，在社会洪流中漫无目的地卷着和被卷着。

社会有它期待的一个优秀青年的样子——考研、考博或者找个体面的工作，找个条件匹配的对象结婚、生孩子，给孩子找能力范围内最好的幼儿园、小学、初中、高中，然后重复自己一路优秀的人生。

**但我们扪心自问，我们真的要按照这个逻辑去生活吗？这是社会主流认可的逻辑，是别人眼中的好，而我们真的要让自己一辈子活在别人的眼中吗？**

我们的心需要安静下来，去反思一下我们追逐目标的过程，反思一下我们和目标之间的关系，去感受自己和这个真实世界的联结，去聆听自己内心的声音，不要让那些“我应该”的声音，吞噬掉我们作为一个个体独立存在的空间。

反思我的抑郁缘由，其实可以总结为：社会的价值观取代了我独立思考的能力，我的大脑被“我应该”控制着，被社会主流价值观裹挟着，我半推半就地做着社会大众绝对认可的事，而我的内心和身体承受着与这种“我应该”猛烈的冲突，于是最终崩塌。

我们总认为“应该”就是对的、好的，于是拼尽全力去做应该做的事。但被我们忽略的事情是“我想要”，这是不太需要大脑思考的，是我们的内心和身体自然的需求和渴望。

在现在这个世界中，我们的耳边有太多的声音影响我们的判断，甚至越过我们帮我们做出抉择。“我应该”的逻辑背后，也有太多人撑腰，看得到的是父母长辈期待的目光，看不到的是整个社会的压力。

正因为现在社会大环境如此，因此，我们找到自己的坐标和内心的方向，才显得那样重要。

人生不是一件沉重的行囊，也没有一条事先规划好的直线。

就让我们这样鲜活地焦虑、悲伤、疑惑、欢乐，在不断地尝试、犯错、转向中去寻找人生的意义。

为自己而活，不要为“名”而活。明白你想要的，然后疯狂地去追逐和感受，然后疯狂地去快乐吧！

## 给我的孩子[1]

你不是我的希望，不是的
你是你自己的希望
我那些没能实现的梦想还是我的
与你无关，就让它们与你无关吧

你何妨做一个全新的梦
那梦里，不必有我
我是一件正在老去的事物
却仍不准备献给你我的一生
这是我的固执
然而我爱你，我的孩子
我爱你，仅此而已

你不是我的财富，不是的
如果你一定是财富
那你是时间的财富，是未来的财富
你如此宝贵，我怎能占为己有

① 引自《海桑诗集》，作者海桑。

一直以来，我都不愿意承认
其实在生命的意义上我们都是奇迹
就像未来不会比现在更重要
你我也只能是对方人生的某个部分
然而我爱你，我的孩子
我爱你，仅此而已

你甚至不是我的孩子，我是说
当神明通过我将一口生气传递给你
我想我愿我又怎能做你一生的保护神
总有一天，我将成为一种无用的东西
我看着你看着你，却无能为力
然而我爱你，我的孩子
我爱你，仅此而已

我爱你，仅此而已
然而，我爱你多些
就像我父亲爱我多些
事情只能如此

第八组 家长视角

# 我拥有世界上最乖的女儿

我从 26 岁开始生孩子，一直生到 40 岁。

在 40 岁那年生完老三后，我已经筋疲力尽，我感到自己不再需要通过生孩子这种方式来让别人给我安全感了，我感到自己终于成长了，能够真正照顾自己了。

然而，这不过是一种自我安慰。

没有人知道，这个外人眼中幸福的三胎母亲，其实内在还是一个没长大的小女孩的状态。而我未完成的成长课题，早已在黑暗中悄悄酝酿，等待恰当的时机，向我袭来。

**讲述人：妞妈**

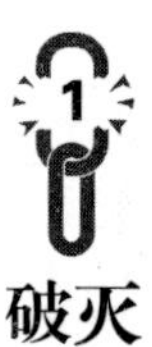

## 破灭

2016年，在刚生完三胎，小女儿一岁多的时候，我经常性地陷入焦虑状态，只不过我自己并没有意识到。孩子爸爸因为每天面对高强度的工作，压力也很大，加上我的情绪不稳，他心里也很苦恼。那个时候，我们经常因为一些鸡毛蒜皮的事情吵架，家庭氛围十分冰冷。

那时，我的大女儿刚满18岁，正读高一上学期，正是在这段时间，她逐渐开始表现出一些诸如过度紧张的异常行为，但我并未在意。

记得一天晚上，天气微凉，女儿在房间里写作业。当我和老公睡下时，女儿依旧在奋笔疾书。

当我在凌晨三点起床上厕所的时候，看到女儿房间的灯还亮着，我感到十分欣慰。

我是一个从农村考学走出来的大学生，正是学习改变了自己的生命轨迹，因此，一直以来我对孩子的教育都特别重视。我一直希望家里的大女儿可以努力学习，未来给自己的妹妹们做个好榜样，我为女儿定的目标也很高，我希望她未来可以考取世界名校，而她也很争气，从小就朝着我给她规划的方向不断奋斗前行。

看着女儿深夜主动学习的模样，我仿佛已经看到女儿双脚踏入世界名校大门，而我在一旁微笑挥手送别她的画面了。

我万万没想到，意外降临得会如此毫无预兆。第二天一大早，女儿起床后把我叫到一边，十分抱歉地和我说："妈妈，我不想去上学了，我可不可以先不要去上学了？"

这句话，对当时依旧沉浸在美好幻想和期盼中的自己来说，无异于一道晴天霹雳。

我心想："你怎么可以不去上学呢？妈妈未来的幸福和快乐，都仰仗着你的表现了，你不去上学，我们这个家庭就没有美好的未来，妈妈的人生就完蛋了。你怎么可以不去上学呢？"

一味沉浸在自己的感受和幻想世界里的我，当时哪里能够察觉到女儿小心翼翼表达背后的渴求和她的异样呢？

我严肃又认真地告诉女儿："你要去，妈妈希望你去上学。"

我以为自己这样斩钉截铁的要求和表达可以再次规训女儿的表现。是的，从小到大，我的大女儿都很听我的话，只要是我提的要求，她都全力满足，曾经我让她去学钢琴，也没问她喜不喜欢，她也毫不犹豫去学了。

我那个善良的女儿啊，在发现了学习好能让我开心后，便一直努力刻苦学习，为了我的幸福快乐，她心甘情愿忽略自己内心的感受，用牺牲自我的方式成全我的喜乐。而我这个粗心的母亲，不但没有主动发现女儿的行为动机，甚至在她鼓起勇气向我表达后，用冰冷和斥责去回应。

女儿独自承受了太长时间的压抑，在向我表达自己不想去上学后的那天下午，她便提前从学校回来了，全身都在颤抖，眼神里充满了恐惧。她哭泣着说，她觉得所有人都看不起她。

看到女儿明显异于往常的表现，我才开始直面现实，隐隐觉得女儿出现了一些问题。爸爸也心疼孩子，和我说："要不，我们让孩子在家休息一段时间吧。"

当时，老师和我们沟通说，学校里很多孩子都这样，熬熬就过去了。为此老师也跟我们商量过很多次，幸好我们并没有听取她的意见，而是答应了孩子的休学请求。

虽然学习暂时停止了，但是女儿内心的痛苦依然存在。女儿在家的那段时间，像大多数生病的孩子一样，看到别的孩子上学，她很痛苦，也很焦虑。她一方面极度渴望去上学，一方面又被内心的痛苦所困，没有办法去上学。

女儿此时急需的，是来自父母的支持、接纳、爱和力量。然而，我和爸爸在这个阶段，非但没有帮助到孩子，还把她逼到了一个更深的困境里。

在察觉到自己出了问题后，女儿其实是一直向我积极求救的，不断和我沟通交流，试图获得我的理解和支持，然而，当时的我因为人生信念的突然崩塌，已经处在崩溃的边缘。那段时间，我整天以泪洗面，不明白我付出这么多，怎么会这样，我哪里有能量和精力去看到女儿的内心世界？

得不到我的支持，女儿又转向爸爸求救。面对女儿的疑问，孩子爸爸用自己惯常的工作思维和态度去处理问题，他不断提建议、讲方法，就是没有看到孩子的情感需要。

**不懂得倾听陪伴的父母，就这样把孩子情绪的出口堵得严严实实，女儿就像一头小小的困兽，在家庭中挣扎求生。**

回忆女儿那半年的休学时光，关心她睡得好不好、吃得好不好，就是我们做父母所能给她的最大帮助了。

由于各方面的压力，孩子爸爸在女儿休学期间，还大病了一场。

看到爸爸因为自己的休学而生病，看到妈妈因为这件事天天以泪洗面，我那善良的大女儿为了让我们放心，在自己内心还未痊愈的时候，在内心的割裂和痛苦依然存在的时候，又主动提出要回去上学了。

尽管上课注意力不集中，很难受，但她还是坚持上学，哪怕是上两天，休三天，她还是坚持着。

然而，我依旧没看到女儿内心的挣扎和她做出的最后努力，我依旧沉浸在自己为她搭建的名校理想中。看到女儿这样的上学状态，我的焦虑感再次直线上升，我开始不断给她施加压力：“你这样的状态，怎么考上世界名校？”

爸爸其实也很焦虑，担心孩子的学习。那天孩子放学后，他很严厉地批评了她："你这种状态怎么行？三天打鱼两天晒网，这样下去，你能有什么出息？"

来自父母的不理解，成了压垮孩子的最后一根稻草。

那天晚上，女儿崩溃大哭了一场，随之严重躁狂发作，摔东西，大喊大叫。因为家里有亲戚是精神科医生，我们便带女儿去就诊，诊断结果是双相情感障碍。

从那以后，她便完全不能去上学了，只能在家里休养。

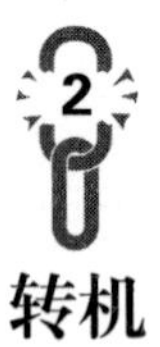

## 转机

休学的第一年，我们只能依靠药物压制女儿的躁狂状态，虽然症状是缓解了一些，但根本原因还未解决。女儿自己也说："吃药只能让我外表看起来正常，但我内里却不正常。"

后来有一段时间，她抗拒吃药，趁我们不注意的时候，女儿会直接把药扔到垃圾桶，在我们发现后，她会当着我的面假装吃了药，到卫生间又吐出来。

休学第二年，因为换药，女儿的躁狂又开始发作，甚至有时一天只睡一两个小时。她不断买东西，家里总是堆满大大小小的快递，她白天黑夜颠倒，时而抑郁，时而躁狂，醒了就待在房间里化妆，一天可以化妆七八次，化了卸、卸了化，还不停给同学发信息，简直一刻也定不住神，完全无法静下来。

看到孩子这样的状态，我甚至希望孩子得的是单纯抑郁症就好了，躁狂症太可怕了。

有一回奶奶来家里，碰巧看到孙女躁狂发作的样子，简直吓坏了。

就这样，慢慢到了第三年。这三年间，女儿一直在用药物治疗，也做心理咨询，但始终没有什么大的变化。

直到 2018 年年底，一个机缘巧合的机会，我接触到郁金香，认识了镜面老师，了解到“三不”：不期待，不迁就，不担心。我们才终于找到了正确的方向。

虽然起初我对“三不”的理念存疑，但我当时确实已经没有别的办法了，“三不”是我唯一的救命稻草了，我得紧紧抓住它。

那真是一段特别难熬的日子啊！看到女儿的状态，我很担心，很想要去提醒她，去约束她，告诉她：“你要这样，不能那样。”但这又违背了“三不”的原则，于是，我只能发消息向镜面老师求助。每每问询，镜面老师都是同样的回答，“忍住”“忍住”“去做观呼吸”。

我便咬着牙坚持，生生地忍了过来，有一种把牙都咬碎了的感觉。每当我想要去管她的时候，我就练习观呼吸，同时咬牙坚持，告诉自己：千万不要干预，再坚持坚持就能看到希望了。

坚持“三不”1 个月后，女儿的狂躁状态安定了下来，此后，她再也没有出现过狂暴的状态。我看到了“三不”是有效的之后，便继续坚定信心坚持执行。

半年后，女儿进入倾诉期，情况基本稳定，药也渐渐不吃了。

2019 年 3 月份，她加入了一个禅修营，一个人去寺庙练习打坐了。一开始我担心她，想跟着她一起去，盯着她打坐。但女儿向我表达：“妈妈你别盯着我，你去做自己的事。”

我便知道她是在提醒我了，于是我赶紧从她房间里出来，做自己的事。

从那时起，她便经常去寺庙，跟师兄联系，后来大部分时间，她也都自己在家，研究自己的东西。

3 年了，孩子的状况终于到了转折点，她慢慢好起来了。

看到女儿状态好起来，我的心情也渐渐变好，没有以前那么焦虑了。

通过在郁金香的学习，我把注意力更多地转向自己和其他地方，渐渐松开了那双紧紧抓住女儿的手。

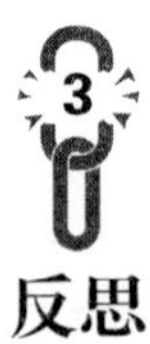


## 反思

**“孩子的问题，是照向父母的镜子，而不是勒向孩子的绳子。”**这是在家长成长学堂我经常看到的一句话。心理咨询师蒋亚新老师关于亲子关系也曾说过："痛苦其实就是救赎——如果父母能够回到自己这里来，而不是死死盯着孩子所有大大小小的问题，那么亲子关系就有救。"

**所以，亲子关系具有非常大的价值，其中之一就是可以帮助父母借助孩子的问题回到自己身上，去不断疗愈自己，与过去和解，不断面对和转化，父母的生命由此进入更圆满和转化的阶段。**

所以，当孩子真的出现比较明显的大问题时，请父母一定要觉察整个家庭能量系统的状况，具体地说，就是觉察：

- ✧ 父母平时的互动质量和互动方式
- ✧ 父母之间的亲密敞开接纳程度
- ✧ 父母各自和孩子互动的状态
- ✧ 父母各自内在和外在的真实呈现

孩子的问题绝不是孩子单纯的个体行为，一定是整体行为。我们如果想让孩子好的话，一定要先改变自己，我们自己先成长，学会爱自己，然后我们才能改变这代代复制的家庭互动模式。

带着这样的理解，我开始反观自己，反观我们这个小家庭，不断反思。

我首先看到了**我们家庭里的序位错误。**

因为我在很小的时候，见证了父母的分居、闹离婚，所以从小我的意识里就有一种分离焦虑。我用生孩子的方式去缓解自己的焦虑，却从未想过自己能够为孩子提供哪些情感支持，这直接导致我从小缺乏跟孩子情感上的交流。

孩子对父母的爱和忠诚就是：只要他预感到爸爸妈妈有危险发生，他就会拼命去为父母做事，潜台词是“爸爸妈妈，请您留下来，让我代替您去”。他们一方面对抗着父母，一方面又把父母所作所为全部收在心里。

孩子天生忠诚于自己的母亲，就如同我的大女儿，只要妈妈高兴，她便为我做什么都可以，而且会拼尽全力去做：妈妈让弹钢琴，她就好好弹钢琴；学习好妈妈会高兴，她就拼命学习。她完全没有自我，孩子的这种爱，是盲目的爱。

在这段关系中，作为妈妈的我，始终没有找准自己的位置，我作为母亲，没有成长，反而处于女儿的位置，需要女儿来照顾自己的情绪。我女儿呢？反而处在妈妈的位置，耗尽自己全部的身心能量来照顾我、满足我，她怎么能不生病呢？

在孩子状态不好、日夜颠倒的那段时间里，我也曾做过心理咨询。咨询师说，对于孩子目前的种种行为，不用管，你只管把她当成三岁孩子，重新爱一遍。

于是那几天，我让老二睡小床，我睡老大和老三中间。大女儿挨着我睡，显得特别高兴，跟小孩似的撒娇，比前几天状态明显好多了。

当大女儿发现自己可以只做妈妈的女儿，母亲和孩子都回到各自的位置上的时候，她是多么高兴啊！

第二个发现是**我意识到倾听的重要性。**

回想起来，在孩子出状况前，她其实有向我们求救过。有的时候，我在厨房里择菜，或者在做家务，孩子会主动向我诉说生活和学习中遇到的烦恼：今天和哪个同学闹不愉快了，学习压力大，跟不上进度了。但是我都没有注意到，我总是轻描淡写回应她的那些问题，甚至是忽视。

后来我才明白，父母的倾听对孩子来说有多么重要啊！有的时候，孩子需要的并不是建议，而是有人能陪着他，静静地听他诉说。我们要给孩子说话的机会，要珍惜每一次孩子与我们对话的机会。

第三是**看清了教育的重点。**

以前的我，特别注重孩子的学习。因为我自己是农村考学出来的，所以我想把我的这种模式复制给孩子。直到孩子身体出现问题后，我才开始反思。相比起学习，孩子有一个健全独立的人格更重要。哪怕孩子学习不好，但是他人格健全，也能够保证他平稳地度过这一生。孩子学习再好，人格不健全，自己内心平衡能力极差，这一生就会过得特别痛苦。

所以，我们教育的重点，不应该只关注孩子在学校的学习好不好，而是要把孩子做人的基础打好。这个做人的基础，首先是家长自身内心的和谐和成熟度，然后是家庭的和谐，夫妻关系的和谐。

作为一个妈妈，要先自我成长，保持自己情绪的稳定。妈妈的情绪稳定是从内而外发出来的，如果是装出来的，孩子会感受到。

父母自己与伴侣在婚姻中呈现出来的状态，对孩子是最重要的。因为这些东西，会无声无息地传递、影响孩子。

心和平，你跟世界的关系才会和平，你才会内心感受到喜悦，感受到平安。

## 放下

阿德勒在《被讨厌的勇气》中提出过“课题分离”这个观点，大致意思是说，**父母要学会将自己的期待和孩子分离。比如“父母希望孩子考好大学”，这个其实是父母的课题，并不是孩子的。父母要面对的是自己的期待，要解决的也是自己的期待，作为孩子，没必要去负担父母的那部分。**

只有让孩子成为孩子，让父母成为父母，亲子双方的生命才能各自得到真正的成长和圆满。

虽然这句话说起来容易，但真的要做到却很难。改变和分离，这些都是需要勇气的。

然而我的孩子却完成了，她最终放下了属于我那部分的期待，并且走了出来，去开始属于自己的人生。

疾病的突然到来，其实打破了她一直以来的名校梦想（这算是我从小一直向她灌输我的理念导致的）。女儿从小就自律，很有自己的想法，梦想做个不平凡的人，渴望考上哈佛、牛津之类的世界名校，然而，现实是她不得不离开学校，退回家中。人生节奏被打乱后，她不得不去直面自己梦想的破碎，去接受自己只是一个平凡人的事实，去承受当那个高要求、高期待的自己最后无法完成目标时的挫败和失落。

但她勇敢战胜了这些，我很佩服我的孩子最终完成了这部分的成长。

于我而言，转变的过程也十分艰难，但我也做到了，不是每个孩子都要照着一个模子刻出来。每个孩子都是独特的，是独一无二的。无论何时，无论孩子是什么样子，我们都要去接受，去接纳，作为父母，我们应当鼓励孩子去发展自己的兴趣，而收住自己那双因为恐惧、期待等原因想要干涉的手。

我最终接纳了自己和女儿都不过是平凡人的事实，开始更多地着眼于真实琐碎的日常生活，享受柴米油盐的幸福感。这对父母来说，也会是个挑战，毕竟很多家长都有望子成龙、望女成凤的期待。

或许我们每个人小时候都有个英雄梦，梦想自己成为拯救他人于水火的人，梦想自己特立独行，和别人不一样。

可是后来我们才发现，这个世界上哪有那么多英雄，大多数人都是平凡得不能再平凡的人，过度沉溺于虚幻的梦想，会让我们忘记真实的日常生活。

好在现在我们都放下了，我不再期待，只活好自己。孩子现在上班也已经有一段时间了，她大学没读完就因病休学了，但她现在仍然努力自救，努力奋斗生活。她踏踏实实地上班，放假的时候偶尔会陪着我，陪着她的两个妹妹。以前她会对两个妹妹发脾气，现在她对她们多了很多耐心和包容。

她的性格也从以前的紧张敏感，在家没安全感，稍好点就想逃离这个家，到现在觉得家很温暖，感受到爸爸妈妈很爱她，可以踏踏实实地睡到自然醒，不必逼着自己做这做那，能做成什么样就做成什么样，从内到外都放松下来了。

我忽然想起罗曼·罗兰有一句话：世界上有一种英雄主义，就是看清生活的真相后，依然热爱生活。我想生活的意义就在于：明明能够看见结果，可还是不放弃努力。

我们的日子都越来越好！

记得那天，天气晴朗，阳光明媚，我和女儿趁着这大好时光，正一步步向山顶走去。

女儿望着我，突然对我说了这么一句话：**“妈妈，我在你面前才可以成为我自己。”**

我先是一怔，待反应过来，眼眶里有泪水要落下来。

女儿的话像春风般抚慰了我的心，我对她说：“妈妈希望你在任何时候，任何人面前，都可以做自己。”

“有些事情既然做不到，就不做了，条条大路通罗马，这条路行不通，咱们就换一种生活的方式。无论你将来怎么样，你都是我最爱的孩子。”我拍拍女儿肩膀，云淡风轻般对她说道。

我知道，这一次，我是真的放下了。

她也不再勉强自己，不再执着于非完成学业不可。

**“妈妈，我终于接受我只是一个普通人的事实了。”**

我和女儿相拥而泣。

时间是礼物，它终会把最好的一切带到我们身边。

第八组
孩子视角

# 爸爸妈妈，我又拿了第一名啊

爸爸妈妈，你们是否后悔投入了这么多的爱却让我畏惧爱？投入了这么多的钱却让我渴望钱？投入了这么多的时间却害我没有时间？陪伴了这么多年却吞掉了我的童年？

**讲述人：沈宴深**

背景音乐：《溯（Reverse）》
歌手：CORSAK 胡梦周 / 马吟吟

# 童年的小船

我好像没有经历过一个完整的童年。抑郁症像一个一直跟着我们家的影子。

童年的欢乐或许是有的，我能够想起去西湖边的雷峰塔照相，去动物园看海狮，偶尔也会去夜市买一串糖葫芦，我能够想起幼时的我欢笑的样子。但是这些记忆实在太过于零散，它们穿插在我被迫长大的岁月里，就像黑夜中的几颗不起眼的星星。

抑郁症也是一直都存在的。从我吃药的 70 岁的外婆，到我疲惫的母亲，再到年轻也摇摇欲坠的我。一直都是这样存在着。

三四岁的时候，我的爸爸妈妈说，我是一个天才。我不知道他们从哪里看出这一点，因为从小到大，我总觉得自己不够聪明，但父母却坚信，我是一个和其他同龄人不一样的小孩。

爸爸经常念叨着对我说，他小时候是个很厉害的人，只是岁月的颠簸击碎了他的梦想。他是一个被迫选文科的理科生，去做了自己不感兴趣的文职工作，四十几岁还是和自己的父母住在一起。年幼的我，看到了爸爸的不甘和压抑。

家庭对我的培养是全方位的。

我的家庭在很长一段时间里，都只有我一个孩子。爷爷奶奶、外公外婆、爸爸妈妈、姑姑小姨，还有我的叔叔婶婶们和家中很多比我大一倍的年轻长辈们……大家的爱和视线，都聚焦在我一个人身上。

我总是说，家里人是爱我的，家里人也总是说，他们是爱我的，可小小的我却想不通一点：**为什么越被爱会越痛苦？为什么越被爱，越感觉不到爱呢？**

小时候，我背过很多古诗，我记得爸爸拿来一套大脑开发训练的图片，让我每天盯着看和练习。他测试我的记忆力，测试我的听觉、触觉和视觉。

我从很小的时候就可以玩电脑了——听上去很不错？但对于五岁的我来说，上面只有做不完的儿童智商启蒙游戏、统筹问题等小测试，这些画风很可爱的游戏，却是我记忆中痛苦的来源。

等到七岁多，我到了要上小学的年纪，我早早预习完了一年级的课程，在小学这个由家长组成的小社会里接受着鲜花和掌声。我以为爸爸妈妈会很满意，可他们总说我是天才，而天才，应该有着无限可能，他们不满足于我目前获得的成绩。

于是，随着我年龄的增长，很可爱但是很难玩的小青蛙游戏，慢慢变成了更为枯燥的逻辑分析题、图形辨析题。

家里人还说，要多去和叔叔阿姨说话，这样你以后的社交能力才会好。

所以，我从六岁开始就一直被迫和各种各样的人说话。通过不断地练习，外加饭局上的耳濡目染，我天生具有强大的总结和洞察能力，这可能是我唯一想承认的自己的天赋吧——可是，这唯一的天赋不是我的救赎。

慢慢地，我变成了一个很会说话的人。只要看一眼那个人的装束和说话风格，我就大概率能知道他想听一个小孩子说什么样的话。都说小孩子的世界是最天真的，然而我从六岁起，就在大人的逼迫下，变得精明和世故了。

家人为我花了很多钱。我们家的经济条件不算太宽裕，家里人却每周要花 400 元带我去市里学钢琴（在那个年代，400 元对一个普通家庭来说，是一笔不小的开支）。钢琴老师说我的手好小啊，是不太能练好钢琴的，可是爸爸妈妈不信，他们说我会长大，会变成一个弹钢琴很厉害的人。

在钢琴的琴键跨度增加到八个键之后，我本就支离破碎的童年，也永远停留在了那八个键的夏天。和爸爸妈妈保证的不同，我的手一直没有长大，别人可以跨越的琴键，是我无论如何努力也达不到的程度。不擅长动手的我本来就弹得不好，现在更加乱成一团。

记得每一周，因为弹不好钢琴，妈妈的巴掌都会落在我的脸上，我感觉不到疼，可能因为耳朵在轰鸣，脸颊肿了半边。我记得我下过跪、磕过头，我甚至想，是不是我一直扇自己耳光，我就不怕别人打我了，不再害怕当爸爸妈妈脾气上来的时候，棍子落在我的膝盖和脚踝上了？

每天回家，我除了作业还有练钢琴，偶尔有逻辑题、成长教育和右脑启蒙、反应力训练，甚至到了后面还有体能训练。我的周末也被奥数、英语和乐器堆满。爸爸妈妈理想中的我，应该是一个全面发展、无懈可击的天才儿童。然而他们却不知道，为了实现他们的理想，我需要付出多少努力，我的童年变得多么支离破碎。

年幼时就开始的磨炼，让我这艘摇摇摆摆在童年起航的小船，早在该寻求港湾庇护的时候，就学会孤独地开在大海上了。

## 黑狗

2018 年底，频繁出现的情绪低落，悄然来到了我的生活。那时的我刚过完 14 岁生日，我对抑郁症的认知，仅停留在网易云评论区的小故事中，那似乎是一个充满着悲伤的名词。

上课努力读书，下课使劲疯玩，周末吃喝熬夜，假期躺平摆烂。会为一次考试而骄傲，会因为同学的恶语中伤而流泪，也会为在食堂抢不到饭而郁闷，这就是我的初二生活。

所以，黑狗到底是什么时候出现的呢？我也说不清。可能，是它看我只是一艘孤零零的小船，想欺负我，便把我拦在半路打劫了。

或许，这只黑狗早在我童年的落寞时就开始野蛮生长。它是我怪异的行为，是我假模假样的性格，是我矛盾的内心，是我从幼儿园便开始昏昏欲睡的疲惫，是不想动、无缘无故就好累，是我毫无征兆的眼泪，是我的暴饮暴食，是我的内耗，是我连呼吸的热情都慢慢失去。

到了 2020 年，我甚至失去了哭和反应的能力，像木头一样坐在那里。

记得那年，快要中考的我看着题，却半天拿不动笔，连扭开笔盖也行动困难。仿佛做题所需的不是我的思考，而是我日复一日的手指记忆。

我挪动笔尖
在灰扑扑的纸上
弄出几个别扭的圆
把试卷上的黑色碎片
和红色的、舞动的线
锁进颤抖着的日记本
让金属的锁

关住
躁动的恶意
雏菊是春天的花环
落叶是秋天的呢喃
断断续续的墨
是我的挣扎

这是2020年即将中考的我，在晚自习时写下的。

经历长时间的混沌和麻木，我并不想放弃难得的清醒时间。正因为遭受着折磨，所以每一份情感和思考都格外来之不易。

初三下学期，我写了35首诗，诗歌伴随着摇摇欲坠的我，走过了最难熬的日子。

我不甘心倒在光明到来前的黑夜。我拼命地提醒自己是谁，拼命地一次次告诉自己一定要坚持到考试结束。如果说麻木的初三下学期的那段时光一定要有一种什么感情，那就是不甘心。

我不甘心自己五点半起来背书的日子，不甘心这么多年和家庭的斗争，不甘心明明已经熬过了那么多冷暴力和挫折、责骂和不理解，我却倒在了黎明到来的前夜。

小时候被打和扇耳光我没有喊疼，被阴阳怪气和指责我没有吭声，被讨厌和误解我没有放弃过自己的尊严，在学校被孤立时也打过翻身仗，我一遍遍地逃离和反复确认自己的身份，所以即便黑狗来临，我也苦苦支撑、反抗。

好不容易撑到了中考，考完的那一瞬间，我听见周围的人在欢呼，可我却满身都是冷汗。因为中考是支撑我不要倒下的唯一信念，我不知道这样的一个事情结束了，我绷紧的意志力轰然倒塌，我将去往何处。

我有一种很不好的预感。记得那个六月有三十几度，而我手脚冰凉。

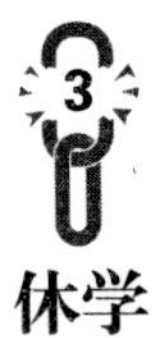

## 休学

我的预感一直很准——可能是因为我和自己实在相处了太多年。

果不其然，中考结束后，我的意志轰然倒塌，我开始了休学，2021 年和 2022 年，我经历了高中的两次休学。

休过学的人大概一听到这个词都会发怵吧——毕竟没有哪个休学家庭不为此感到痛苦。休学的第一年里，我就像块木头躺在家里，要么是不吃不喝不动弹，要么就是疯狂购物满足自己一时的欲望。

我把自己以前的乖巧和懂事捏碎了，无下限地自我放任——因为我实在没有更好的方法了。似乎只有这种刺激才能让我觉察到自己活着。

开头的几个月，或许是一下子离开了学校的压力，我过得尚且还不错。但是随着返校的日期越来越近，我一次又一次爆发剧烈的逃避情绪——并不是说我在家待着有多快乐，显而易见地，我的问题来源于我的家庭。但是我没法一边面对学业压力，一边面对家庭的冲突。

因为难以面对自己17岁还在读高一，难以面对自己因为认知混乱学得乱七八糟的功课，难以面对焦虑和复杂的家庭关系，还有下半年即将高三的好友，我选择做了逃兵。

在第二次读高一的那个寒假，已经回到家的我，再也无法从床上爬起来了。我灰溜溜地办了第二次休学，这次甚至没敢和任何人告别。

2022年开年，我的状态再次突破了17年以来的新低，我不但延续了2021年的日夜颠倒，晚上不睡，我甚至连白天也不睡。在暴饮暴食后，我发胖了20斤，身材走样变形。由于长时间熬夜和积郁，内分泌失调也导致我的脸又黑又满是痘痘。

我没日没夜地看起了小说，没日没夜地观看着B站的视频。

虽然我看大量的小说，但我完全不敢看校园类型的，视频也不刷和学校生活有关的，我不断麻痹自己的意识，试图让自己处于和生活完全割裂的虚拟世界。尽管极力避免，我还是接触到了互联网偏激的恶意（即使并非针对我），也看到了大量的新知识和信息。

我开始逐渐意识到，在过去的17年里，由于自身的逃避和环境的闭塞，我的知识量和对于世界的认知，都差了同龄人一大截。

我被困在了家庭的漩涡里，也被困在了自己的内耗里。我一边承受着非人的折磨，一边用文学美化世界，给自己创造了乌托邦和安全区。

我拒绝新知识，拒绝一切变化，拒绝认知之外的任何事，因为任何新的东西对我来说，都是新的内耗。家庭已经几乎耗尽了我的全部能量，我已经无力分出多余的注意力给这个世界。

这不是我的错，我从未放弃获得更好的生活，但我没有义务承担这些东西带来的苦果，所以我想要改变自己，我想要跑出“信息茧房”，我想知道真相——这是一个非常强烈的念头，我不想再活在无尽痛苦的循环里了。

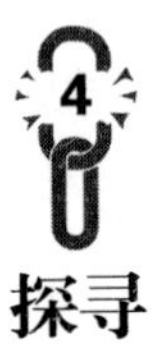


## 探寻

我开始找寻自己痛苦的根源，我想，我抑郁的最大根源，就是我难挨的童年。

从四五岁到现在，我们一家三口都和爷爷奶奶住在一起，自然也逃避不了老生常谈的“婆媳关系”。被压迫的爸爸，被嫌弃的妈妈，被忽视的奶奶，工作狂爷爷，还有妈妈早早逃离的原生家庭，我抑郁的外婆和贪玩的外公。

哪一个不像一座大山压在我的身上？

但我的童年生活并不全是那样悲惨的。我是个很幸福的小孩——不过这是别人告诉我的。每次出门都会有叔叔阿姨和我说，涵涵是掌上明珠，是独生女，家里又和谐，成绩又好又漂亮，真是幸福啊。

是啊，我真的好幸福。我到底在埋怨些什么呢？每周妈妈带我去吃火锅，我也总有新衣服穿，只要爸爸妈妈心情好，我就是他们最宝贝最宝贝的女儿，我是全家人哄着捧着长大的孩子。

我想看什么书就会有什么书，我上着这么贵的钢琴课，我还深得老师喜爱。我是全世界最优秀最懂事的小孩——因为我总是听见叔叔阿姨和我爸爸妈妈说，你们有这样一个女儿真是有福气啊。

但是爸爸妈妈，这究竟是我的福，还是我的孽？

明明你们上一秒还在亲昵地捏着我的脸，下一秒就可以因为自己心情不好冲我怒吼。厨房里的菜刀，你们用来给我做美味佳肴，但也真的把利刃架到过我脖子上。你们嘴上说着让我不要在意自己的成绩，说你们会接受一个不完美的小孩，我的同学都好羡慕我家长的开明——然而一旦我有哪里做得不好，巴掌都会一个不落地落在我的脸上。

有一天夜里，我好不容易睡去，醒来觉得自己很冷，周围不是我的床，而是风声。我在一个公园里，半夜十二点，除了因为吵架抱着我离家出走的妈妈，没有别人。

我是不是要被抛弃了？如果这是一个梦就好了。

但这不是梦。我在午夜十二点的路灯下，想着明天小学的竞赛考要不要请假。爸爸的皮鞭和妈妈的出走让我有了半天假期，但我下午还是去考了——爸爸妈妈，那张单独监考的语文试卷，我又拿了第一名啊。

但是你们还是在各自的伤痕里痛哭着，没有人会看我一眼。

所以你们能不能不要爱我？若你们是严厉的，能否一直严厉下去？能不能不要一下子心情好就允许我撒娇任性发脾气，甚至我大喊大叫还要抱着我哄，心情一不好任凭我再乖再磕头，还是会一直骂我和打我？

我一直在等有人给我一个固定的标准——让我强大的分析总结能力得以预测，预测我下一秒的结局是一个巴掌还是一个亲吻。

这种矛盾的感受不仅来自父母，还来自奶奶。我是和奶奶一起睡的，因为缺乏安全感与害怕被抛弃，我始终不能做到自己一个人睡。奶奶有时候会给我讲趣事，我可能还会乐呵。可是她几乎每周都有一个晚上，无休止地谩骂我的妈妈和我的爸爸，尖锐地冲我嘶吼到半夜，任凭我怎么解释爸爸妈妈工作忙都没有用。爸爸妈妈，你们这样伤害我，但我还是努力替你们辩解着，你们会不会有那么点感谢我？还是说，一直到我 17 岁时告诉你们的刹那，你们才知道，我替你们遭受了长达十年的谩骂？

最痛苦的是，奶奶是那个当我被爸爸妈妈打的时候，维护我的人，然而，她又会在爸爸妈妈维护我的时候打我。如果没有人爱我，我是不是就不会这么矛盾这么挣扎了？我常常这样想。

在家庭成员的互相撕扯下，我成了一个极其矛盾、挣扎又痛苦的人。我几乎耗尽了所有力气寻找自由和自洽。

我不知道爸爸妈妈是否后悔，偏要在控制我命运的同时，向我大声赞颂自由；偏要给了我爱又在精神上抛弃我；偏要给我道德教化的同时还要告诉我爱干吗干吗；偏要把我限制得那么狠，然后四处扮演我是个快乐的小孩，我拥有全家人的爱和最大程度的宽松；偏要在我需要被承认没那么厉害的时候夸赞我是天才，在我需要休息和赞美的时候贬低我是蠢材。

打我的人是护着我的人，割裂我的人是爱着我的人，扇我巴掌的人也是养我的人，护着我的人也是谩骂我的人。

我是你们口中的泼妇、全家人的白眼狼和扫把星，我有着你们所谓的牙尖嘴利和尖酸刻薄。而我又是你们的掌上明珠，是你们美好的梦和爱护，是你们像摇篮一样的温柔。

这种来自家人经年累月的矛盾和撕扯，就这样摧毁了身为孩子的我的精神世界，直到后来我才发现，想要重建它，竟是如此艰难。

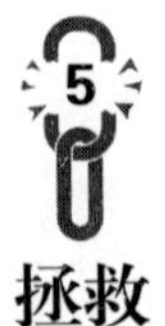

## 拯救

这样不断变化的家庭状态，让我的自我意识早早苏醒，不到七岁的我有了一个疯狂的计划——改造家庭。

最开始，我只是和奶奶撒谎妈妈带我买了新衣服，和妈妈撒谎奶奶说了她好话，和爸爸撒谎妈妈夸他，和妈妈撒谎爸爸爱她。我像个小丑一样在全家之间反复横跳自圆其说，并且欺骗尚未回归家庭的工作狂爷爷——这个家很好。

谁会信一个七岁不到的小孩能撒这么多逻辑自洽的谎言？他们或许知道真相，或许被我一厢情愿地蒙在一个我们家很好的幻象里。

在这个疯狂的计划里，我没有同盟，因为我期待的家人同盟，明天可能就会因为心情不好而背叛我。幸好我还很小，我距离真正长大还有十几年的时间，我修补我的小船，开始了长达十年的起航准备。

这期间，我读完了家里《如何培养天才》的书，开始察觉父母一言一行的套路，看到了他们身上的矛盾和挣扎。三年级的我读如何构建幸福家庭，读如何望子成龙、望女成凤，读青春期如何防范女孩早恋，我读了很多他们用来麻痹自己的鸡汤，并开始也用这些成年人的东西麻痹自己。

我不断地观察，不停地探索，我试图思考：到底什么是家庭的真相？到底什么是痛苦的来源？很多个日子，我都是哭着睡去的，忙碌的生活并没有给我太多时间喘息，我有太多需要思考和面对的东西了。一艘摇摇晃晃的船想要安稳上路，到底要做一张多大的帆？

我没有盟友，我只有我自己的眼睛和手，我只有自己的头脑——一颗并不智慧的，但是会耍小聪明的头脑。

我们一年要吵一百场以上的架，我从愤愤不平地拿着书里的观点抨击命运不公，到一遍遍在殴打下声嘶力竭地喊自由。小学我说尊重，初中我论自由，高中我呐喊苦难和本源，我质问权利和义务。

我不曾停下呐喊的声音，也不曾停下撒谎，掩饰自己不健康的心灵，我陪着父母伪装家庭幸福，我掩饰爸妈难堪的感情，我笨拙地替他们在情人节制造惊喜。

然而为了拯救家庭，我在外面因为过度早熟被同学说虚伪，因为早早和成年人相处，我没有收获太多同龄人的信任。回到家里，我又被抨击想太多太敏感，被抨击太早熟太深沉。

我维护过家里的每一个人，唯独我被拿出来批判和晾晒的时候——无人救我。

总结回望自己过去的 18 年，真的发生了太多事情。从最开始编织谎言当协调者，包括在各位家长面前讨好，说大家的好话，编造家长们彼此夸赞的谎言。（6 岁）

到进行争吵和革新，反复诉说自己的诉求，每天重复一遍，

坚持了 1000 天。（7—10 岁）

到了解了一些教育书籍，开始从父母和祖父祖母的原生家庭思考他们各自的创伤和需求，在争吵之后构建谎言并传播话术不下 500 次。（10—13 岁）

**我看到家里每个人身上都有每个人的宿命和挣扎，每个人从他们苦难的原生家庭走来，又在我身上延续这种苦难。**

如果可以的话，我还是想要所有人获得救赎。苦难必须在我这里停止，一定是有哪里我没注意到，一定是有哪里我没有发现，一定是有什么东西我没有学会。

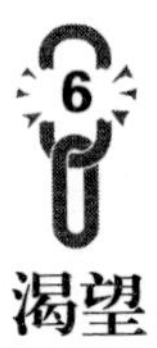

## 渴望

有一天早上，我正在享受来之不易的睡眠。我听见了厨房剁肉的声音，然后我极其愤怒地冲出房门开始发火，为了早晨六点钟被吵醒愤怒的心。这件事过去了很久很久，我才想起来，是爷爷想让我吃上一口热乎的馄饨，但我已经习惯性地用价值去衡量一切了——爱有什么用？它会影响我一天的学习，我还是有那么多事情要考虑。

想着想着我可能快哭了，我突然觉得自己很可悲。我追求到现在，已经几乎失去了接受爱的能力了。

终于在一次筋疲力尽的痛哭里我想明白了——原来是我渴望被爱，仅此而已。

我希望有一个人爱我。这个人强大、稳定，能够庇护我，拥有足够成熟的阅历来理解我复杂的童年和性格，接纳我的冷漠脆弱，也接纳我的童心和天真。

是啊，虽然我常被形容成熟和早慧，但我依然还是个孩子，一个缺爱的孩子。

我还是会因为得到一串糖葫芦而雀跃，我还是会因为一块饼干的关心而幸福——我多么容易感受到幸福和爱啊，我小心翼翼捧着爱意。可我快乐的阈值怎么这么高？我害怕无缘无故的爱，因为那在童年总意味着接下来的狂风骤雨。如果一个人对我有所企图，那我尚且能好好报答。如果只是单纯地爱我，我会忍不住丢盔弃甲，像个不懂事的小孩一样乱哭。

爸爸妈妈，你们是否后悔投入了这么多的爱却让我畏惧爱？投入了这么多的钱却让我渴望钱？投入了这么多的时间却害我没有时间？陪伴了这么多年却吞掉了我的童年？

可爸爸妈妈，你们真的已经逃出来了吗？

你们为什么还是会和父母吵架，为什么还是会一个人在深夜里一直哭，为什么会因为一句关心红了眼眶。

妈妈，你怎么还是不敢回外婆家？外婆家的门都掉漆了。爸爸，你怎么还是翻着那本物理书？物理书的角都翻皱了。

爸爸妈妈，我的同学说他们害怕我。

其实我也害怕我。我晚上一个人睡觉的时候好冷好冷，我不敢露出18岁还在渴望玩老鹰捉小鸡的眼神，我说我好想去玩捉迷藏，我好喜欢和大家一起手拉手转圈。可我为什么流露出来那样可怕的理性和强大？是生活不允许我脆弱——可现在的生活明明已经安稳了。

我可能只是被岁月教化了。

但是爸爸妈妈，外婆还躺在门口晒着太阳。她已经要70岁了，还在等着一束光照进她的生命，正如同那本你们摩挲了30年的物理书。

我每周还是要去看看她的。外婆看见我来，脸上总是那样阳光，外公也不再抽烟，去给我做饭。

爸爸，你有没有看见我43岁的姑姑，你的妹妹，还是在新的家庭和夜里哭？妈妈，你知不知道你那个倔强的妹妹，我的小姨，还是在害怕回家？

**爸爸妈妈，我也想做个小孩，可是生活不让我停下。我是有点奇怪的天赋，但我不是天才，我也付出了聪明的代价。**

**我能不能做一个小孩？时间能不能弥补我一个迟到的童年？你们还在给我买糖葫芦，可是已经不甜了。**

我开始这样做的时候，还是个一米出头的小屁孩。现在我已经快要一米七了，我18岁啦。

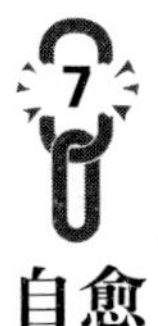

# 自愈

终于，我还是决定自己拯救自己。

在 2022 年上半年休学在家，被黑狗袭击的这段日子里，我开始重新构筑自我。诚然，黑狗耽搁了我的成长，却也给了我认清自我和建立自我秩序的时间。

那几个月，我没有一天睡得安稳，从前的旧世界正在崩塌，新的秩序还没有在混乱中建立。这种痛苦和惊惶驱使我去思考和努力，它用极大的痛苦击碎了我麻木不仁的状态，在巨大的认知冲击下，我再次急速下坠。

我关闭了所有社交账号，切断了自己和外界的联系。没有网友，没有朋友，不和任何人讲话，只和家人保持简单交流。

我好像一路倒退，失去了花言巧语讨好别人的技巧，失去了八面玲珑照料长辈的情商，失去了擅长模仿他人的能力。像个刚出生的小孩，我重新开始我的口欲期，开始我的秩序期，我的性格越来越回归没有被世界改变的样子。

笨拙，天真，迟钝，活泼，任性。

痛苦把我推向低谷，下坠得太急速，在触底时狠狠反弹，也给了我向上攀爬的动力。我好像一步步从泥潭里爬出来了，从头脑对我的自我折磨中走了出来。

写来也不过是寥寥几句，这其中的日夜挣扎难以诉说。本能被击碎的时候，是最痛苦的。

每当头脑要带领我进入内耗思维，我总是告诉自己：

“与我无关。”

我忘记了这样的反复确认和反复改变，发生了多少次。有可能是 1000 次，甚至有可能高达上万次。但最终，我从头脑的自我折磨中走了出来。

2022 年 11 月，我 18 岁了。虽然还是个世人眼中小孩的年纪，但我已然走过了一段漫长的自我探索旅途。

9 月到 11 月初，我完成了上个阶段的击碎内耗模型和本能重建，我开始探索自己的曾经，开始在那段漫长的闭塞时光里寻找模型。

我感知到了来自时空的呼唤。18 岁前的记忆慢慢浮现在眼前，我也产生了一些对于内耗的思考。

我发现的第一个原因就是——“不同时空维度下的争吵”。

举个例子，十分钟前的我，遭受了别人的伤害，这显然是痛苦的，而十分钟后的我，却因为顾及大家的面子，即使自己的利益受到很大损害也不追究对方责任，甚至给对方道歉和讨好对方。

这时候，我心里就会产生委屈和不甘心的情绪。那这种委屈和不甘心一定是十分钟后的自己在当下产生的吗？

当下的我做出了不追究别人责任的决定，为的是消除冲突，不让自己之后还需要吵架。从某种程度上来说，这是符合当下自己的利益的，当下的自己即使会产生不甘心，应该也不是主导因素。

那么这种委屈就来自十分钟前那个遭受伤害的自己——遭受伤害的是十分钟前的自己，但十分钟后没有被讨回公道，反而还可能被自己指责怎么净惹麻烦事情。

这样冲突和内耗不就开始了吗?

同时，焦虑等一系列负面情绪都符合这个观点。

“如果我当时……就好了。”

“为什么我没有……啊，我好没用。”

因为不甘心，所以指责以前的自己，那个时空维度的自己又感受到委屈替自己辩解，同时有更多维度加入吵架，声音从四面八方而来。

焦虑从这种冲突中产生。

有了这个思路后，我尝试联结了以前的自己，并进行疗愈和安抚。神奇的事情出现了，我几乎再也没有产生过内耗。

我清晰地感受到了我的一生是个闭合的圆环，我从起点走来，而那也是我死亡的终点。我清晰地记得，在我发现了生命的形状后，我的眼睛里忍不住流下的泪水。

这是我自我接纳的开端。

对我来说，我的自我接纳不仅仅是18岁的我接纳了我曾经的错误和创伤、选择和经历，更是从前的我接纳了现在的我。

说得具体一点，不仅仅是18岁处于最快时间维度的我接纳了我的1—18岁，而是0岁的我，1岁的我……18岁的我，一起接纳了我的 1—18 岁。

**未来接纳过去，我不再自责和焦虑。过去接纳未来，我不再恐惧和迷茫。**

我清楚地看到 6 岁的我，挥着手对 18 岁的我说，亲爱的涵，你真棒。

而最让人吃惊的是，我在 6 岁居然真的莫名其妙做过这样的事情。原来我早就给了自己最好的鼓励和指引。

就好像是一个首尾相接的圆形通路，我看得见过去，也听得见未来的指引。而一个圆只有一个圆心，我始终围绕着自己的本心。

不是机缘巧合，而是冥冥之中。

圆是和谐，圆是通路。我不仅感受到现在的自己在被治愈，而且被治愈的不是 18 岁，而是 18 年。

2022 年 11 月到 2023 年 1 月，在我觉醒之后，我的身上发生了很多奇迹和巧合：我快速恢复了味觉、嗅觉、感知能力、记忆力、注意力、协调能力、思考速度以及体能，并且比我健康的状态下更加健康，从童年开始困扰我许多年的问题也一扫而空。

我重新协调建立了亲密关系，家人和朋友们惊讶于我仿佛变了一个人。

破局之后，就是新生。

新生如此不易，我会更认真维护我的奋斗成果。

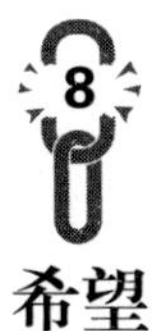

# 希望

再次将话题拉回到拯救家庭。

其实早在2018年，我的父母就接触了郁金香，可能是上天垂怜我千万次失败后的不屈，老天总算给我带来一点希望。在2020年，我的爷爷也带着我加入了郁金香，在这里我们得到了不少人的帮助，我的家庭发生了巨变，可旧模式的残留还是折磨得每个人痛苦不堪，我一次次鼓起勇气，又以挫败结束。大家都在学习构建新的家庭关系，传统与开明的冲突，坏习惯与新知识的冲突，家里增添了许多欢声笑语，却也没少争吵与痛苦。

在治愈了自己之后，我再次将目光转向家庭，思索带领家庭走出迷雾的方法。突然有一天，我意识到，光说是没有用的，得要有知识支撑每个人认知的发展！

父亲年少的梦想被家庭折断，在不喜欢的文科领域碌碌无为，生活落寞而无趣。我带着他一起做饭，一起参与周末活动，让他收获了很多开心和笑容。

但这远远不够，我总要回去念书，我也会离开家读大学，所以我开始有意培养父亲的阅读习惯和学习兴趣，让他养成规律的生活习惯，拥有丰满的自我。

母亲从糟糕的原生家庭里走来，缺乏自我关怀的力量，没有安全感，缺乏自我价值感。于是，在每个节假日，我都提醒父亲给予她祝福和关心，我把我爸朋友圈背景换成她的照片。我努力教那个不会表达爱意的父亲，多关心自己的爱人。

除了构建父母良好的关系，我还致力于培养母亲的兴趣和自我意识。现在母亲已经有了自己的爱好，她积极求新，思想开放包容，和我有很多话题可以说。

我注意到了自己的祖母由于长时间做家务而被忽略的隐藏价值，她任劳任怨得不到认可，有很多负面能量。我重新分配了家里的家务，落实到家里每一个人头上，我也在忙碌的学习之外接手了比较擅长的做饭，并鼓励家庭成员之间互相称赞。我看到了她学习的热情，让她去学了拼音，她像个孩子一样重新开始成长和思考。

祖父在严苛的家庭环境里长大，一丝不苟，对周围人的要求也十分严格。他做事自律，井井有条，但他不善言辞，木讷于表达自己的感受和爱。我和他分享新的知识，积极与他交流我新的成长和改变。他的脸上出现了越来越多的笑容。

这期间，我遇到过挫折，想过逃避，也经常锁门不肯面对所有人，我可能想放弃过 10000 次不止了，但第 10001 次，我还是抬起头坚持下去。还好，努力总是会有成效的，在我的长期的坚持下，我的家庭发生了很大的变化。

我的家庭成员慢慢开始正视自己的内心，我的爷爷，一个从来对自己的感情不善言辞，总是想要控制家庭的人，也慢慢放下了自己身上尖锐的刺。他在郁金香学习了三年心理学知识，日复一日地参加共修会议。我看到了他为拯救家庭做出的努力，也很受感动，我很难想象这样一个年长的老人家，还要在这个年纪去学习全新的领域。

随着爷爷卸下控制，奶奶慢慢释放了自己天真顽皮的天性，她这样一个拥有着最纯粹童心和善良的人，一晃走过了半个世纪复杂的风风雨雨，时间好像没有磨碎她单纯的内心，就像春天来临，她的春天也到来了。

我的爸爸妈妈，也在慢慢地重修旧好。剥开时间坚硬的外壳，这对在风雨里一路走来的夫妻，其实并非没有感情。只是童年的痛苦还是把他们彼此困在时光里，他们敏感、脆弱，抵抗着对方的亲近和自己的真心。

至于我，在想通了爱是症结，接纳了自我后，我又开始了对自己的观察。

复学返校之后，情况好转了许多。我终于在这个阶段找出了我的最大需求也是唯一需求——就是爱与被爱。

我就像婴儿学走路一样，一遍遍练着“谢谢”和“我爱你”这两个拗口的词，我开始在夜晚痛哭，在日记本里写真话（我以前连日记都是编的，编成更美好或更符合道德的），开始哭着说谢谢你和我需要你。

我抛弃了所有的社交技巧，像刚学会说话的人一样笨拙地用真心去对待别人。我也不知道这样的改变究竟是从何而来，大概是时间太久，连老天都看不下去了吧。

接纳和爱是拥有爱人能力的开端。而自我的觉醒、时空的联结，让我把爱牢牢地抓在了自己手中。

我再也不会没有安全感，因为能给予自己无条件爱的人，是自己。而自己，一直都在。

虽然我独自走了很长的路，虽然我已然做了很多，但其实，我依然没有彻底好起来。十几年的伤痛与记忆，并非一朝一夕就可以抹去，虽然我发现了问题的根源，也希望家庭的苦难在我身上终结，但我高估了自己的主观能动性。

现阶段，当我写下这篇文章的时候，正是2023年的春天，“全能自恋”“自我逼迫”“严重的使命感和不得停歇的压力”“依赖无能”这些不健康的心理因素一直困扰着我。

我也并没有描写得那么强大，我其实就是个普通的小孩，一直被要求完美让我分外疲惫，但我一直在努力学习和改变，试图从彻底的自我分析中，找到可以扭转困境的钥匙。

也许，一切开始有了一些松动。这个春天，外公外婆开始出去晒太阳，外婆痛苦的面容终于在阳光里舒展了一点，我似乎看见了她坐在门口悠闲地晒太阳，躺在那把她曾经哭泣和寒冷地蜷缩的椅子上，开始享受春天里的太阳了。

似乎，所有人都在变好。细品这十几年的经历，从我小时候刚记事起就环绕在家庭上空的阴云，穿越了半个多世纪的风雨，在岁月里走来，在春天里渐渐远离。

我突然想到，世界上可能还有很多人像我一样在家庭里挣扎，他们哭泣、呐喊，或许遍体鳞伤，或许从未放弃，或许已经失去生命。

我希望通过我的讲述，通过我展现内心的矛盾与挣扎，能够警示更多的家庭、更多的父母，去疗愈他们各自内心的伤痛，不再让年幼的孩子来负担这一切。

希望的小船啊，我愿你可以重新起航。

## 如果我能再次养大我的孩子[①]

如果我能再次养大我的孩子
我会先蹲下，再温柔地诉说
我会多将拇指竖起，少用食指指点
我会拿出更多微笑给孩子
如果我能再次养大我的孩子
我会少用眼睛看分数表，多用眼睛看优点
我会注意少一点责备，而去多一点关心
我会将板着的脸收藏
成为孩子的玩伴，跟着孩子一起跑到原野去看星星
如果我能再次养大我的孩子
我会早早地将他推出门……尽管我很心疼
我会多拥抱，少搀扶
我不再追求对权力的爱，我会效法爱的力量
如果……
如果，已经没有如果
我不再后悔过往行动，从当下开始
感谢孩子停下来

---

① 本诗作者为黛安·伦曼斯，具体译者已不可考，属于网友共创。

又给我们一次重新养育他的机会
这一次，孩子，请你放心
我会陪着你过你喜欢的人生
爱你本来的样子

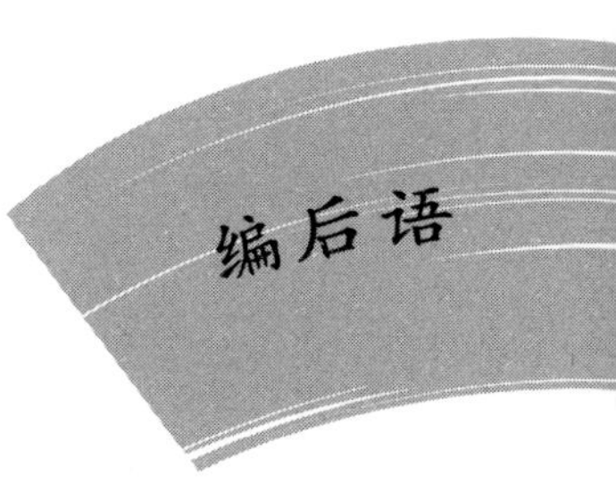


特别感谢生活书店能出版此书，感谢北京紫云文心图书有限公司对郁金香公益事业的关注。

感谢郁金香家长成长学堂创始人镜面老师、郁金香《和你有约》栏目主持人何季颖老师、郁金香核心志愿者小白哥对我编写此书的鼓励和支持。

特别感谢镜面老师成立郁金香家长成长学堂，并构筑了家长成长学堂 1 年 1 块钱学费的共修模式，5 年来坚持不断地推广与践行“三不”原则和观呼吸，陪伴和引领着家长们走向光明。

感谢何季颖老师热心帮忙联系家长和愿意为此书贡献力量的志愿者们。何季颖老师 3 年来坚守在《和你有约》栏目，每周日做公益直播，为广大抑郁症家庭的父母与孩子们赋能。

感谢郁金香家长成长学堂的每一位辅导员，是你们共同的探索与努力，总结出了一条能够切实帮助抑郁症孩子与家庭走出困境的正确道路。

感谢每一位在自我成长道路上勇敢探索的父母、孩子，正是你们勇敢地敞开自己，诚恳叙述，我们才共同谱写了这一曲爱的赞歌。

我还要感谢每一位对本书做出贡献的伙伴们。当得知要编写此书，郁金香的作者与志愿者们都以极大的热情投入到对本书的编写工作中。虽然有许多家长的故事因为篇幅原因此次未能入选，但你们用心的付出已然在你们的生命中留下了爱的足迹。

**鸣谢名单**（以下排名不分先后）：

岁月弦歌　静空灿烂　念北　安之若素　可丽贝

诗羽　忍冬　郑虹　晴天　乐什么

任飞儿　庸庸　木白　阿星

董小姐

2023 年 9 月 27 日

# 目　录

**第一章　认识青少年抑郁症** / 001

**第二章　郁金香家长成长学堂疗愈方法** / 007

1　镜子法则 / 008
2　“三不”原则 / 009
3　“三不”原则详解 / 014
4　观呼吸的方法及注意要点 / 023

**第三章　父母的 11 个基本注意事项** / 027

1　不要讳疾忌医，更不要病急乱投医 / 028
2　不要指责和说教 / 029
3　心念内收 / 031
4　破执为先 / 033
5　闻、思、修、证 / 035
6　爱他如他所是 / 036
7　接受与接纳 / 038
8　提升家庭爱的氛围 / 040
9　陪伴孩子的成长 / 041
10　要学会放手 / 044
11　养宠物是很好的疗愈手段 / 045

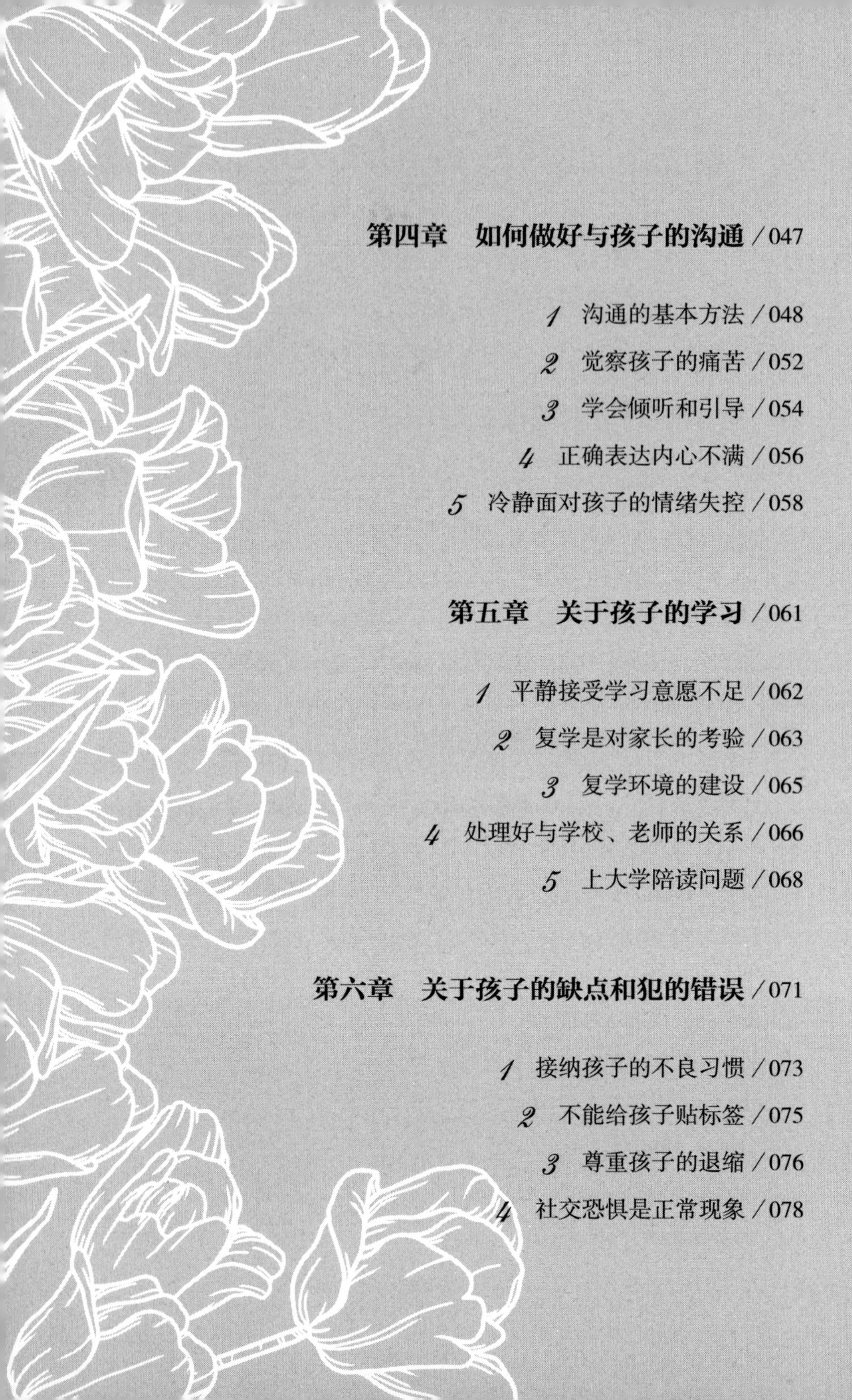


**第四章　如何做好与孩子的沟通** / 047

1　沟通的基本方法 / 048

2　觉察孩子的痛苦 / 052

3　学会倾听和引导 / 054

4　正确表达内心不满 / 056

5　冷静面对孩子的情绪失控 / 058

**第五章　关于孩子的学习** / 061

1　平静接受学习意愿不足 / 062

2　复学是对家长的考验 / 063

3　复学环境的建设 / 065

4　处理好与学校、老师的关系 / 066

5　上大学陪读问题 / 068

**第六章　关于孩子的缺点和犯的错误** / 071

1　接纳孩子的不良习惯 / 073

2　不能给孩子贴标签 / 075

3　尊重孩子的退缩 / 076

4　社交恐惧是正常现象 / 078

第七章　关于孩子就医 / 081

1 信任医生 / 082

2 信任孩子 / 084

3 用药是一个试错过程 / 087

4 正确认识心理治疗 / 090

5 抑郁缓解期注意事项 / 091

第八章　关于家长的学习 / 093

1 成长的最佳办法是学习 / 094

2 读书与共修 / 095

3 寻找适合自己的路 / 097

4 知行合一、持之以恒 / 099

第九章　患病及康复的 10 个阶段 / 101

第十章　家长常见问题答疑 10 条 / 105

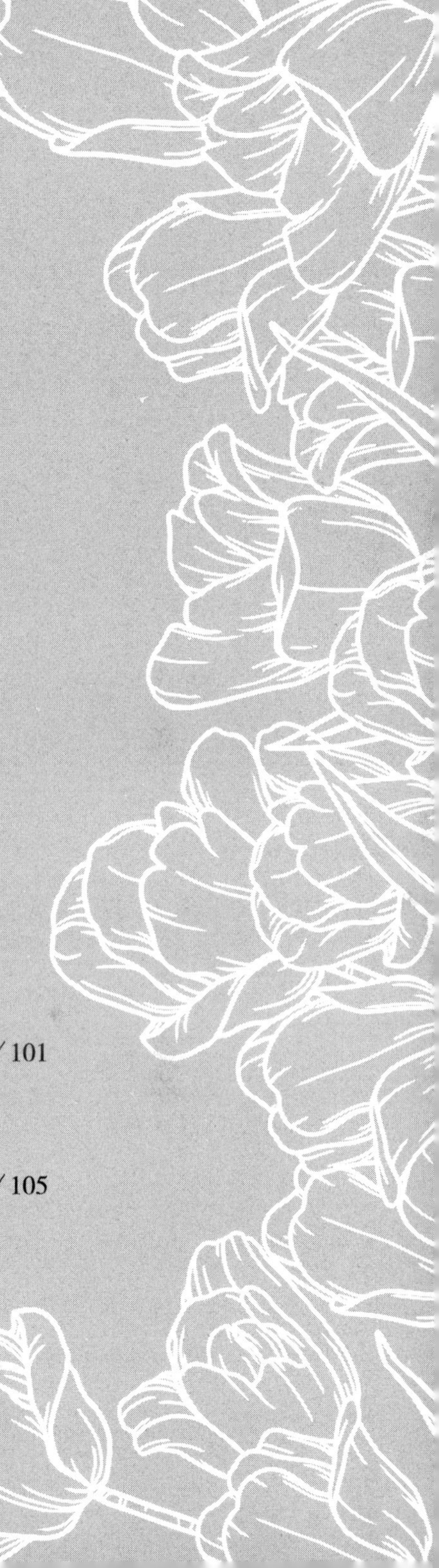

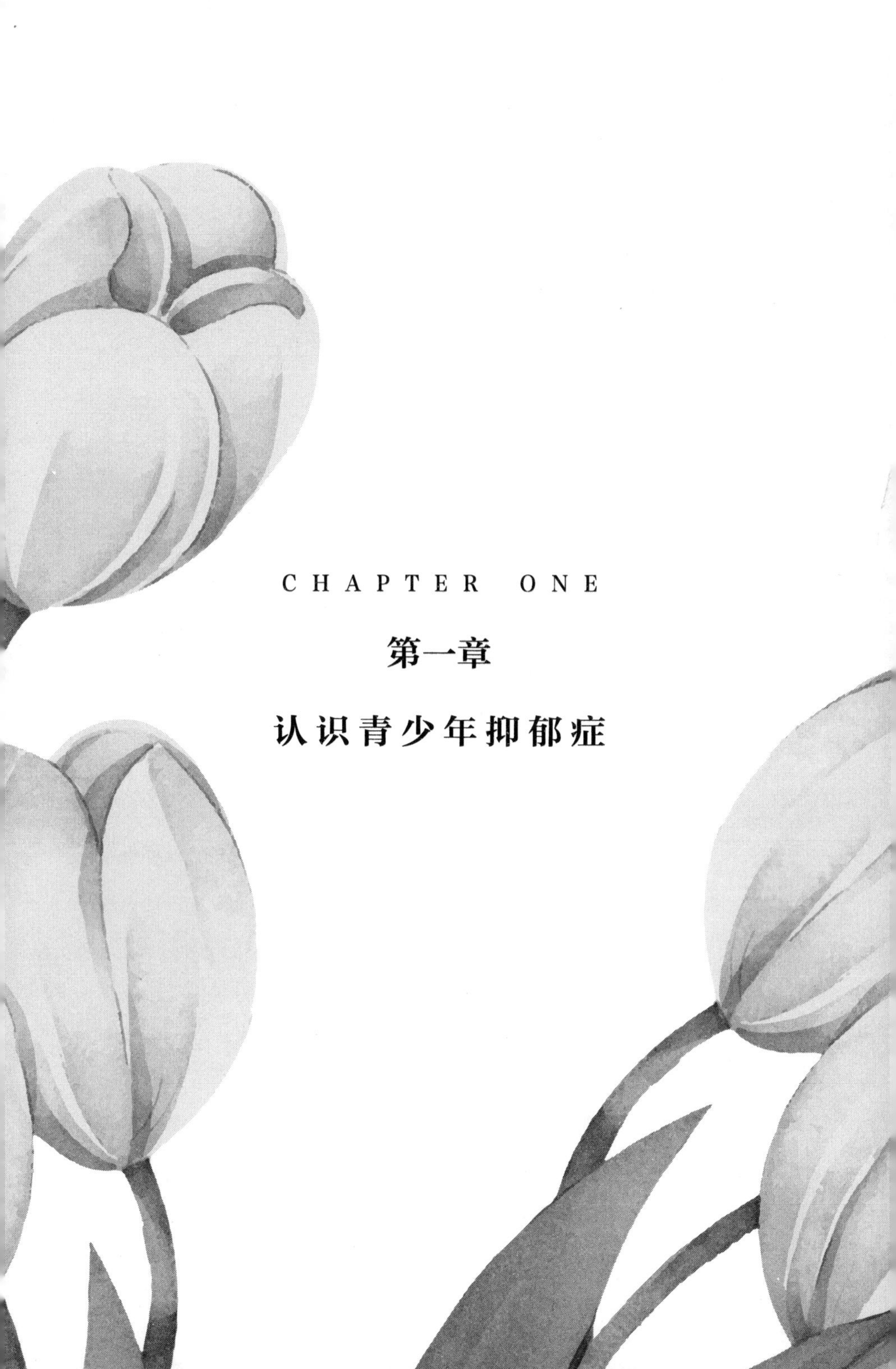

CHAPTER ONE

# 第一章

# 认识青少年抑郁症

“孩子不愿意出门了，把自己锁在房间里，连吃饭也不和我们一块儿吃了。”

“真不知道该怎么办了，无论我们怎么劝、怎么哄、怎么骂，甚至动手打，孩子都不愿意去学校了。”

“孩子日夜颠倒，整天玩手机。”

“本来是很优秀的孩子，现在成天睡觉、作业也不做了，也不和我们说话，还很仇视我们。”

“孩子拿刀划自己的手臂。”

“孩子特别易怒，动不动就发脾气，把家里的好多东西都砸了，有时候还会打我。”

“孩子几个星期都不洗澡了，也不去理发。”

孩子到底怎么了？一声声含血带泪的哭诉背后，是一个个在黑暗中痛苦挣扎的孩子和焦急无助的家长。

**如果孩子出现上述症状，他很有可能是生病了。确切的诊断是一个复杂的问题，孩子是不是得了抑郁症？是不是有双相？是否有人格障碍？有没有精神分裂症？这些问题需要家长**

**们通过症状敏锐识别，并及时前往正规医疗机构，借助有经验的医生通过专业测评及耐心细致的科学诊断才可确定。**

但是家长了解一些相关知识也是非常有必要和有帮助的。

青少年抑郁症的表现和成人患者会有不同之处，如果父母、老师或其他照料者能够在早期识别出问题，及早提供帮助，可以避免走很多弯路，减少孩子和家庭的痛苦。下面是**青少年抑郁症可能会有的一些常见征兆或表现：**

✧ **易怒、激越或易激惹。**青少年抑郁症患者，其情绪通常不是以悲伤为主，而常常表现为容易沮丧或暴怒，情绪反应过敏、情绪的自我控制能力减退，莫名烦躁、无端怨恨、常因为一点小事而发脾气等。也可能会有明显的坐立不安和过多的肢体活动，或有焦虑、易紧张、手出汗等症状。

✧ **莫名的躯体疼痛。**比较常见的是肚子疼、头疼、背疼等，也可能是口干、恶心呕吐、咽喉不适、胃部灼烧、消化不良、胃肠胀气、便秘、气短、胸部不适等。这些躯体症状往往是反复出现，频次可能会逐渐增加。如果全面体检不能揭示其医学原因，则这些躯体疼痛可能指向抑郁症。

✧ **睡眠和饮食习惯发生改变。**睡眠变差、进食出现障碍等。

✧ **疲劳或精力不足、起床困难、注意力难以集中、出勤率下降、成绩下滑。**以前的好学生面对学业可能会产生挫败感甚至畏惧感。

**✧ 自我伤害、出现死亡或轻生的念头。**

**✧ 不愿与朋友家人交流，与同伴交往减少，对以前喜欢的活动失去兴趣，缺乏热情和动力。**

**✧ 自尊心和自我价值受损、感到悲伤或绝望、频繁流泪哭泣，有无价值感、负罪感、丑陋感、羞耻感和失败感。**有的孩子会因此而格外注重别人对自己外貌和身材的看法，会反复照镜子或者不停地询问自己漂不漂亮。

**✧ 对批评、拒绝和失败很敏感。**当一个人自身状态好、很自信的时候，往往不是很在意批评，即使被错误地批评了，情绪也会较快恢复过来。而青少年抑郁症患者饱受无价值感的困扰，这使他们对批评、拒绝和失败很敏感，尤其是那些自我要求高的青少年。

**✧ 手机或游戏成瘾。**青少年可能会通过上网来暂时地逃避痛苦和问题，但还有很多时候是因为感觉到自己不对劲，去网络上寻找答案。但是过度使用智能手机和互联网又可能会增加他们的孤独感，使他们更加抑郁。

**✧ 有离家出走的打算或者行为。**

**✧ 滥用毒品和酒精。**有的青少年抑郁症患者可能会用酒精或毒品来试图“自我治疗”抑郁症。

**✧ 鲁莽行为。**有的青少年抑郁症患者可能会参与高风险行为，例如鲁莽驾驶、狂喝滥饮和不安全性行为。

**✧ 暴力。**有些患抑郁症的青少年（通常是受到欺凌的男孩）会变得好斗和暴力。

有上面这些表现不代表一定就是抑郁症，每个孩子都是不同的，即便都患有抑郁症，表现也是不尽相同。但是当孩子出现上面一项或几项表现时，家长要引起注意，这很有可能是一种求救信号。

需要强调的是，了解这些症状表现是为了让家长能够尽早意识到孩子可能生病了，避免走错路，而不是根据这些症状进行个人判断。

是不是抑郁症，应该以正规医疗机构通过专业测评及医生诊疗给出专业诊断才可确定。一旦确诊自己得了抑郁症，就要及时治疗，以防止病情继续恶化。

**好消息是：对于绝大多数的人来说，抑郁症是可以治疗的。**

**坏消息是：抑郁症是一个治疗周期比较长、复发率比较高的疾病，这就意味着治疗抑郁症，很难在短期内“斩草除根”，抑郁症患者及家属需要有足够的毅力和耐心去打好这场精神上的持久战。**

对于孩子已经确诊了抑郁症的家长来说，了解这些症状表现，能够让家长更好地理解孩子，孩子不是变坏了，孩子是生病了。当你为孩子的表现而痛苦万分的时候，孩子承受的痛苦可能要比你多得多。

从另一方面说，即便不是抑郁症，上述的表现也往往令家长头疼万分甚至束手无策，而家长成长学堂的方法，可以在很大程度上帮到这些家长。

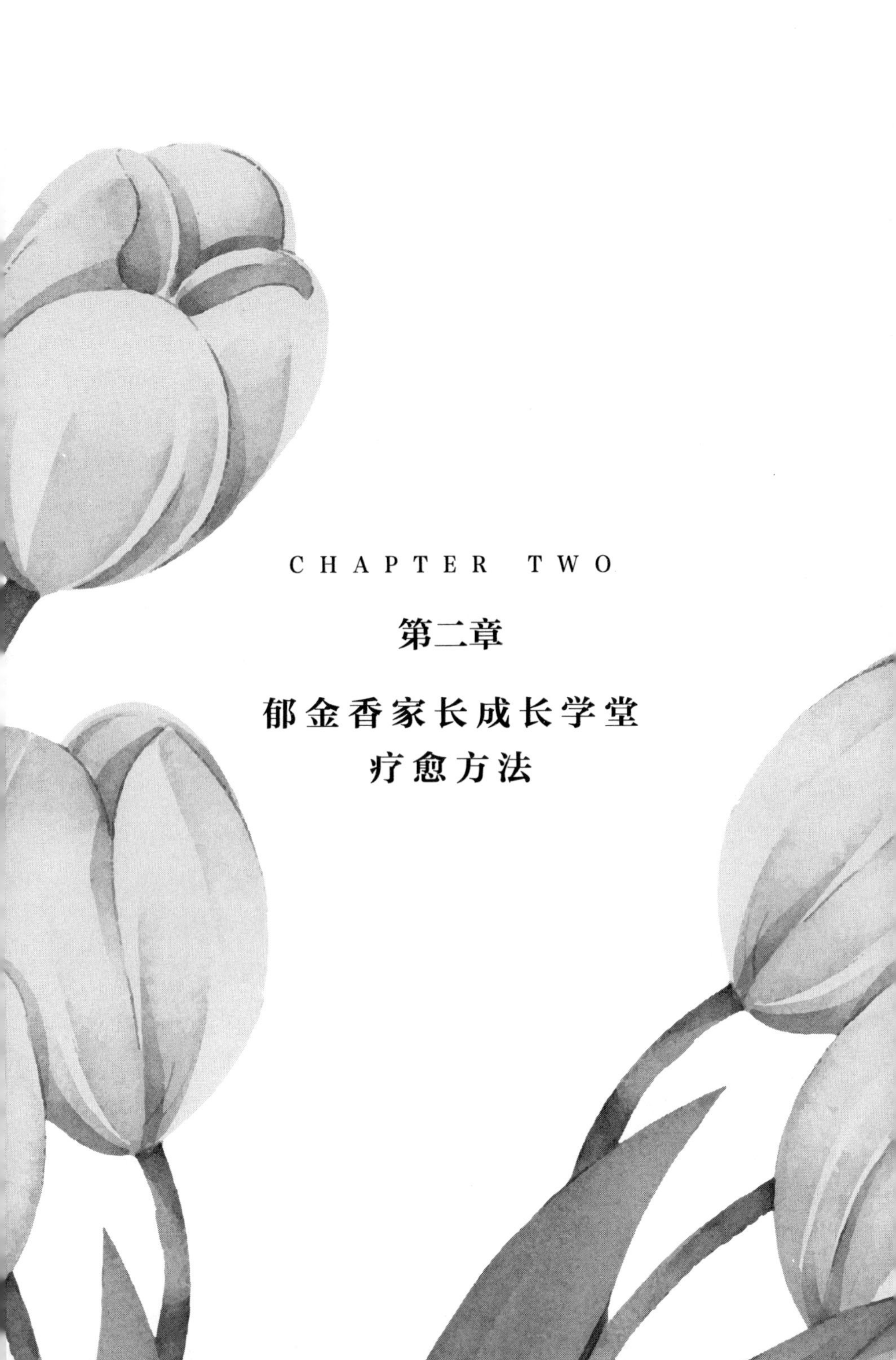

CHAPTER TWO

# 第二章

# 郁金香家长成长学堂疗愈方法

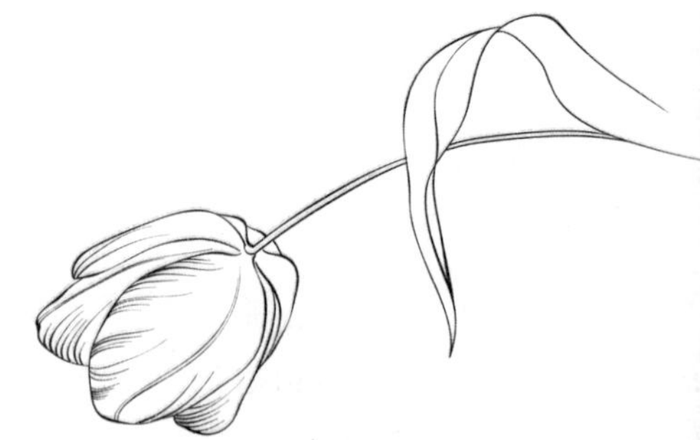

郁金香家长成长学堂秉承“家长改变 1%，孩子成长 99%”的帮扶理念，公益帮助家长成长，以便能更好地帮助孩子。

亲爱的家长们，请记住：不是孩子生病了，而是系统（家庭）生病了，以这个系统中最脆弱的部分——孩子生病的形式表现出来了，要从系统的角度去想如何治愈的问题。家庭如水，孩子如水中的鱼儿，孩子的康复先从家长的成长和改变开始。

## 1 镜子法则

孩子就像一面镜子，照见的是家庭的问题、父母的问题，甚至还包括父母原生家庭的问题。孩子用生病的方式来提醒父母需要去学习、改变和成长了。父母和孩子血脉相连、潜意识相通，父母的世界观、价值观、情绪、行为习惯和孩子相互投射、相互影响，互为因果。

你人生当中的现实，也是照出你心灵的镜子。我们的人生境遇是我们内心的折射，怨恨会让我们的人生不幸福，觉得父母不爱我、配偶让我失望、孩子让我担忧，而宽恕和感恩，会让我们重新感受到父母的爱，重新看见配偶的优点和孩子的成长。一切的心境，起因都是我们的内心。

所以，要想让孩子好起来，首先要做出改变的不是孩子，而是家长。家长从自身的学习改变开始，靠自己的学习成长，重获内在的平静，重新让爱在家里流动起来，融化家里的怨气和凝固的空气，带动配偶、带动孩子、带动整个家庭走向温馨、和谐、友爱。

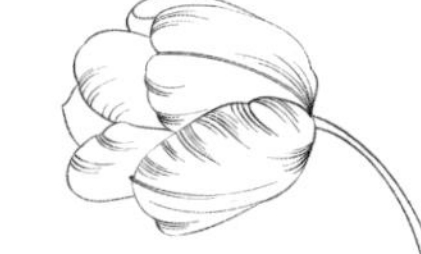

## 2 “三不”原则

“三不”原则是郁金香家长成长学堂创始人镜面老师在指导家长的实践中，逐步总结出来的一种简便易行地处理亲子关系的指导原则。其内容为：

✧“三不”可分“大三不”和“小三不”。

✧“大三不”就是：不期待、不迁就和不担心。

✧不期待又分解为：不要求、不指导、不鼓励，也就是“小三不”，也就是止语。

✧不期待、不迁就是外在的两个“不”，不担心是内在一个“不”。

✧外在的两个“不”是“戒”；内在的一个“不”则是“目标”。

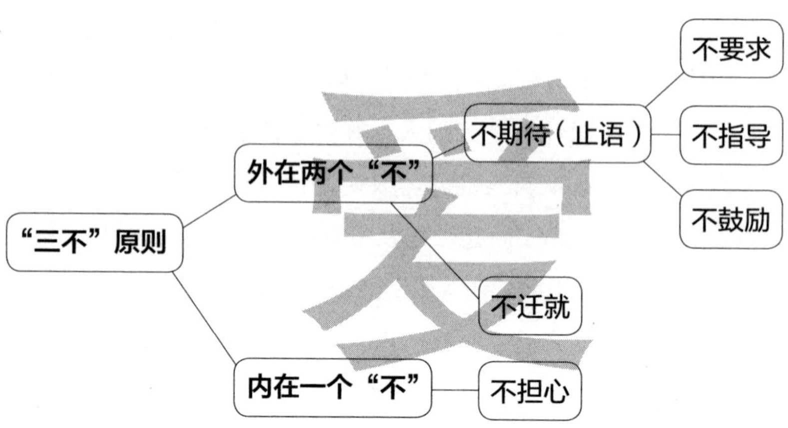


“三不”原则的内在精髓是：**爱、界限和信任。**理解不好的家长可以先从“小三不”做起。“小三不”的核心就是止语，家长对孩子要做到不要求、不指导、不鼓励，是一种应急处理的方便法门。“大三不”就是要做到不期待、不迁就和不担心，其中，不期待、不迁就是外在的，是戒；不担心是内在的，是目标。

“三不”的内在，就是要去除忧、惧、疑等不好的心态，带着宽容、爱、理解、尊重、信任这些美好的心态与孩子、自己、家人相处，过自己的生活。当我们能做到这些，孩子、家庭自然会慢慢好起来。

**特别提醒：**“三不”是三放下，不是三放弃，不是三冷漠，更不是三不管。放下就是要在因上努力、果上随缘，要不以回报为目的，尊重孩子，积极创造有利条件，做好支持。只去耕耘，不问收获，爱自然就会流淌。

## 孩子休学在家，家长可以按照下面的建议执行

1. 首先是止语（不要求、不指导、不鼓励），在止语的同时更不要去迁就孩子。

2. 对孩子不嘘寒问暖，不主动联系孩子。

3. 中午一定不回去给孩子做饭，让孩子自己动手热饭。

4. 给孩子一个装衣服的篮子，让孩子自己洗衣服。

5. 家长坚持每天走三次，早中晚各一次（观呼吸流眼泪一次可以替代走路一次），每次 40 分钟以上，同时去听撒红老师在喜马拉雅上的音频，不用要求自己听懂，去听就好！走路的次数和时间，最好能在群里打卡，先把焦虑的情绪缓解下来（打卡的目的，是为了自我督促）。一直走下去，直到自己能看得进去三本书（分别是《镜子的法则》《心眼力》《遇见未知的自己》）。

**谨记**：在孩子还仇亲的时候，不去建议孩子、指导孩子、鼓励孩子，更不能要求孩子去做我们认为对孩子有益的任何事情！切切！否则，都会事与愿违！因为，去劝、去要求、去介绍所谓的好的方式，都是我们无法接纳自己担心情绪导致的行为！忍住！忍不住，就出去走一走，观呼吸，自己尽可能多去看静心三本书！

“三不”原则是将深奥的道理，转化成行为规范。为何要执行“三不”？抑郁症有病理反应：冷漠、易怒，甚至无能力做好自我管理，很难感知爱、付出爱。但孩子的表现不是因为意

愿，而是因为疾病。在这种情况下，父母的关注、指责、教育、监管、包办，对疾病的发展有巨大的推波助澜之力。这时，“三不”对病了的孩子，如救命稻草。

“三不”原则的核心是明晰家长与孩子的边界，同时也是对孩子的信任。通过划清家长与孩子的边界，清楚地告诉孩子，什么是他行为的最大边界，除此之外，其他行为都应该被容忍，无论是正面的还是负面的，从而在家庭内部为孩子创造一个让孩子感到安全、安心的空间，给他安全感，给他疗愈的时间、空间。

“三不”原则的执行要以爱为前提，要根据孩子的情况灵活掌握。每个家庭的情况不同，孩子所处的状态、与家长交流的意愿不同，每个人的解读都不一样，没有一个普遍适用的标准。要会区分孩子的不同状态，要有一定的灵活性。在孩子与家长处于激烈对抗的仇亲阶段，一定要坚持“三不”，尤其是“小三不”。当孩子到了愿意向家长靠拢的阶段后，要在坚持大原则的前提下，多一些体现出爱的灵活性。过于刻意为之，就不是在践行“三不”。

**“三不”是指导原则，是对自己的要求，而不是对别人的要求。**虽然对处理与其他人的关系也是适用的，但不能无条件用于所有人，包括孩子，不能不区分情况机械套用。当发现别人的问题后确实需要表达自己意愿时，大致上，对朋友只说三次，对爱人只说两次，对孩子只说一次，多说无益。

不包办孩子的事，孩子才有机会学会承担责任。不要求、不指导、不鼓励，让孩子按自己的步骤自我修复，也让孩子没有忤逆父母的机会，减少与孩子的对立。当没有了对立时，孩子便会开始将重心放在自我解决问题上。与此同时，父母要学习应对患者的专业技巧。撒红老师的《我的情绪我作主》系列音频和《镜子的法则》这本书，帮助我们找到嗔心或其他负面情绪背后的潜意识，帮助我们更好地辨识自己的情绪，帮助我们不给孩子带去情绪风暴，学习如何接住孩子的情绪。《心眼力》这本书，帮助我们从潜意识而不是表面去除绝望消极的情绪，停止“担忧”这致命的诅咒。《如何说孩子才会听，怎么听孩子才肯说》这本书，帮助我们掌握实用沟通技巧。当“三不”戒守好，孩子就会主动靠近，孩子一靠近，我们应牢牢抓住机会，建立与孩子间的信任与温暖的联结。《如何说孩子才会听，怎么听孩子才肯说》提供的沟通技巧，让孩子们爱上有事找我们倾诉。

不指导并不意味着不理睬。沟通技巧帮助我们倾听、提问，引导孩子自己发现问题并解决问题。虽无指导，产生的效果却比直接建议强百倍。在孩子不需要你的时候，你不要去干涉孩子的生活节奏，但是在孩子迷茫的时候，需要你引导的时候，想与你交流的时候，你还是要恰如其分地给予孩子引导，学会与孩子多交流。可不能因为有了“三不”，反而让我们变成了机器人，对孩子不冷不热，那样就把“三不”搞错了！

“三不”是以家长退后为代价，使家庭氛围得到松动，让亲子关系逐步回归到一个合适的距离，让孩子获得安全的空间，从而为疗愈留出时间的一种行为规范。当孩子状况发生实质性改变后，家长一定要展现出足够的灵活性，持续为孩子提供稳定的环境。

**重要提示：不存在没有任何副作用的东西。“三不”原则执行阶段，家长们需要敏锐观察孩子的实际状况，当孩子处在频繁出现轻生念头或者行为无法自我控制的阶段，请及时陪同前往正规医院诊疗，避免意外发生。**

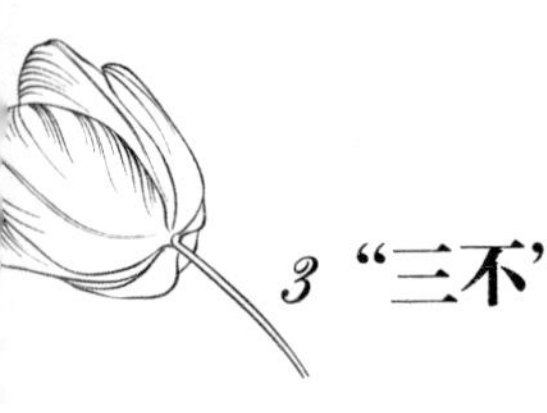

## 3 “三不”原则详解

### 以爱为前提

对孩子实行“三不”后，是不是会让孩子感觉到冷漠，是很多家长心存顾虑的问题。须知，“三不”中并不包含“不关心”“不爱”，而是要把自己的关心和爱以适当的方式表达出来。

“三不”的基础是止语，止语不等于不说，不等于不爱。“三不”是带着爱的状态，知道什么时候说、什么时候不说，这种爱的状态是能够被孩子接收到的。

作为家长，完全地、心甘情愿地做到“三不”，实际上是完全不可能的。关心则乱，亲子关系是一个人各种社会关系中紧密程度最高的关系之一，家长难免会被孩子的一举一动所牵动，而且家长还得为孩子和家庭的未来承担责任，完全放下期待，完全放下担心，需要超出凡人的觉悟。家长完全没有必要为做不好“三不”而心生内疚，可以对自己说：“我希望我能做到，但我做不到，我会努力的。”不要对自己说：“我应该、我是最棒的、我可以的。”这种鸡汤式自我激励只适用于在最无助的时刻，用来让自己不在最绝望的时候贸然放弃。

做不到并不意味着就可以不去做或做了也没有用，以做到“三不”为目标，可以让我们在努力过程中收获更多，可以让我们在践行的过程中认识到自己的不足之处，通过学习不断自我成长，从而带动家庭氛围的改善，为孩子创造良好的环境。家长要把“三不”当作一个目标来追求，持续实践，只有这样，才能在做的过程中收获更多的好处。

我们不可能完全放下对孩子的关心，一关心就很难避免去指导，一指导就容易跟着孩子的情绪走。我们之所以不知道怎么去跟孩子交流，就是因为我们的情绪被孩子带动了，担心表达不当会引起孩子的情绪波动。这种场景在孩子从仇亲阶段向靠拢阶段过渡中比较容易出现。此时家长一方面很难抑制内心的蠢蠢欲动，希望孩子好的速度更快一点，另一方面自己能量还不足以完全接纳孩子情绪，担心自己的应对不当又让孩子退回到过去状态。家长的关心应该只是看见孩子的努力，看到孩子的进步，而不是因为孩子的痛苦而试图按自己的意愿去缩短这个过程，更不是把自己置于孩子的情绪之中而痛苦、焦虑。

还有一个问题是，“三不”在一开始执行时的效果确实很好，但执行一段时间后就会发现，效果出现下降，而且随着孩子情况的好转，家庭氛围改善后，“三不”的作用会下降得更加明显。这个很正常，任何一个方法，在反复运用后都会出现一个边际效用递减现象，就像吃第一个馒头与第十个馒头，同样的馒头，对缓解饥饿的效果是完全不同的。

家庭的问题，家里所有人都有责任，但是，改变现状找回幸福的责任人，只有我们自己，不能从其他人身上找原因。只能由家长来引领孩子，不能让孩子为家长的责任与期待买单。同时，更不能把孩子行为的退缩理解为家庭状态的改善，这种分寸的把握是对家长智慧的极大考验。

爱是一种本能，家长从来不缺爱孩子的能力，只是由于受到各种因素的影响，我们的内心被蒙蔽，在爱的表达上出现了偏差。通过学习，修炼自己，让自己恢复本来面目，学会正确地表达我们对孩子的爱，这就是心灵成长之路。

## 不期待

不期待，是为孩子建立起安全边界后的放下，是家长应当严格遵循的基本原则。不仅是亲子关系，夫妻关系、亲属关系等，都可以适用这个原则。

当孩子状态稍有好转后，家长对孩子的期待往往又会随之提高。家长对孩子不可能没有期待，但是不期待不是放弃期待，不是完全没有期待，而是控制住自己的期待，是放下期待，不被期待所主宰。这个期待不能带有担忧，这个期待是一种美好的祝福、祝愿！美好的愿望，美好的祝福，要永远送给孩子！如果你被期待所控制，就容易出现对孩子的主动攻击行为；如果你控制了期待，你就能收获惊喜。不期待就是接纳，接纳孩子的不完美，更要接纳自己的不完美。感知到别人的错，就是对自己不完美的不接纳；感知到自己的错，就是对别人不完美的不接纳。

不期待，是跟孩子划清界限，该他做的事让他做，不要过多地去干涉他，该家长承担的责任你自己来承担。虽然孩子的行动结果还达不到家长的要求，但要给他时间，让孩子慢慢地从自己内心产生力量。孩子毕竟生了病，他们清楚地知道自己的行为是不对的，我们的期待会增加他们的内疚感，从而增加他们的压力，损耗他们的能量。当你焦虑的时候就去做观呼吸，让情绪平静下来，不把压力传导给孩子，让孩子以他自己的节奏成长，以他自己的节奏慢慢走出来，这就是对孩子最大的帮助。把你的期待放下来，就能把焦虑放下来，这是我们家长此刻能够给孩子最好的东西。在某种程度上可以说，这是孩子能够走出来的唯一希望。

如果孩子处于仇亲阶段，家长只要能做到不要求、不指导、不鼓励，做到止语，基本上就可以了。不要求、不指导是因为家长以前的做法已经给孩子造成了伤害，不鼓励是因为鼓励实际上是一种期待，是因为孩子的行为满足了自己的期待而给孩子的赞许，并且期待他能继续满足自己。尤其是不适当的夸奖，会让孩子认为只有做好了才能得到家长的爱，现在已经做不好了，内心就会产生恐惧，导致焦虑。此时，家长要能够接纳孩子的心态和行为，要以孩子一样的年龄来靠近孩子，要像重新养一次孩子一样来接纳孩子。

当孩子情况出现改善，愿意与家长交流时，坚持不期待是比较困难的。"放下期待，不把我们的希望强加给孩子"，是每个家长都应该时时提醒自己的一句话。孩子已经长大，他有自己的价值观，对他的人生有自己的规划，我们要学会无条件支持，站在他与社会压力之间，让孩子真正感到家庭对他来说是最安全的场所，家长始终会与他站在一起。对孩子降低要求，**比如说我们对你考不考大学已没有要求之类的话，其实也是一种期待，是对孩子绝望后的负向期待，是一种更深的伤害，没有孩子能接受来自家长的绝望。**把心收回来，让自己快乐起来，带动家庭氛围朝好的方向改变，这才是家长要做的正确的事。

既然孩子现在没有办法改变，那就让家长先来改变，让我们先走出第一步。放下期待才能收获惊喜，最好的医生就是家长，最好的药就是爱。在表达爱时，一定要处理好爱与期待之间的分寸，不能让这种爱变成对孩子的期待。只要我们找到了对的方向，就可以把一切交给时间，让时间给我们期望的结果，相信孩子一定会走向光明。

不期待里有一个不鼓励，很多家长困惑，该怎么理解这个不鼓励？基本原则是：孩子容易做到的事，奖励可以大一些。比如一起出去吃顿大餐之类的。但是对孩子来说比较困难的事，比如日夜颠倒中，某天能够早起了；几个月不摸书的孩子，开始看书了；一直放不下手机的孩子，某天能够放下手机外出活动了等，奖励反而要小，可以喂她一颗葡萄，说奖励一下，诸如此类。

为什么要这样？因为抑郁症的孩子往往信心不足，小事大奖容易树立他的信心，而困难的事情，孩子要一直坚持是不容易的，会反反复复。过分的奖励、表扬会让孩子感觉父母只喜欢表现好的自己，表现不好父母就没那么喜欢了，这是很不好的。心里的欣慰和欣赏，自然流露即可，不要夸张，不要过火。

这也是“小三不”里“不要求、不鼓励”的原因，不鼓励不是冷漠、不是视而不见，而是通过淡定让孩子知道父母不是因为自己表现好才喜欢自己。要让孩子感觉到，不管他表现得好不好，父母都是爱他的，而不是“他表现不好，父母就会很失望”。

不能让孩子活在父母的期待中，为了满足父母的期待而扭曲自己，要让孩子活出真实的自己。

父母能够体谅孩子的困难，是一种发自内心的体贴和关爱。爱他如他所是，也就是无条件的爱，是最高级的爱，也才是有滋养的爱。

## 不迁就

不迁就，就是家长不应该违背自己的原则底线来满足孩子的索求，要对孩子不合理的要求温柔而坚定地说不，做到不让孩子从生病状态中得到额外的好处，否则他会明显减少走出来的动力。

孩子合理的需求应该给予满足。不迁就的基本原则是：孩子的要求是针对家长的，是对家长提出的不合理要求才有不迁就的问题，孩子自己的事情一般不属于不迁就的范围。合理与否的标准应该是事先明确的而且是一贯的，否则会让孩子无所适从，觉得是家长随心所欲。合理的就立刻答应，不合理的坚定拒绝，不说理由。如果事先没有建立规则，只要不是明显的不合理，建议答应孩子的要求，也可以在答应的同时表明这次只是让步，不能让孩子认为家长认同这个行为的合理性。

不迁就的前提是孩子有要求，仇亲阶段的孩子的要求相对会少一些，不迁就原则比较容易执行。靠拢阶段的孩子的要求相对会多起来，合理的或不合理的都会有，家长往往因担心不满足孩子要求影响到他的情绪而放宽原则。此刻，家长务必要记住，一定要坚守住“三不”，对不合理的要求说不。

区别要求是否合理还有一个标准，面对孩子的要求可以想一想，在孩子生病之前是否也会这样处理？如果孩子的要求在没有得病时会给予满足，而且这种要求处于家庭条件能够接受的区域内，就是合理要求。如果孩子因病获益，那他就更加走不出去，更加没有力量。

至于孩子生活习惯，比如个人卫生方面的问题，家长完全不必介入，个人卫生状况不会影响社会，完全按“三不”原则执行，不会产生负面后果。反之容易造成新的冲突与对立。

在实施过程中，要带着爱的情绪去拒绝，而不能带着不好的情绪。对于这种情绪上的区别，孩子是很敏感的，他们能够感知得到。我们需要带着爱，温柔而坚定地说不。

当然，坚决拒绝与温柔说不之间的分寸不大好把握，但是，不能拒绝孩子的不合理要求，孩子就会躲在病态中不愿意出来，这会很糟糕。每个家庭的情况不同，原则上拒绝一定要干脆利落，也不能附加条件，不能让孩子有家长留了改变余地的感觉。但语气上一定要温柔，不能给孩子一种冷冰冰的感觉。切记，一定要坚定地不迁就，不让孩子在疾病中得到额外的好处。

## 不担心

不担心，是指家长放下因孩子未来的不确定性而导致的恐惧，让家长自己去学习，学会如何面对孩子的情况，如何面对家庭氛围、社会环境的压力，去想办法解决问题。如果不知道解决问题的方向在哪里，要做到不担心只能是自我安慰、自欺欺人。

对孩子的担心会让我们内心产生焦虑。这种焦虑其实是自己内心的焦虑在孩子身上的投射。担心就是对于生命的攻击。我们担心孩子，就会主动采取措施，试图给孩子强加一些行为规范，或是干预一些应该由孩子自己决定的事情，必然会导致攻击行为的发生。如果家长把关注点过多地放在孩子的行为习惯上，对孩子的行为进行严密控制，就是在剥夺孩子独立生活的空间。从某种程度上来说，这就是孩子致郁的主要原因。

当这种担心伴随着多年来对孩子的照顾而最终收获的是抑郁时，这种失落感又会表现为对家庭其他成员的愤怒和自身的焦虑。对此，家长一定要学会把关注收回来，坚持做好自我成长，切切实实做好“三不”以放下期待，通过观呼吸以放下焦虑，还孩子一个生存的空间，给自己一个成长的空间。

比较不好处理的是担心与关心的区别。“三不”中从来没有“不关心”这一原则。家长在陪伴过程中，一定要让孩子充分感受到爱。而爱就不可避免会关心，关心就意味着关注，关注往往会成为一种期待，期待没有实现就会成为一种担心，让孩子倍感压力。无微不至的关心从另一个角度来看，其实是一种全方位无死角的压力。可以这么说，每个郁金香家庭里，或多或少都存在关心过度的问题。

当孩子的状态向不好的方向退行时，我们应当充分认识到，孩子出现反复的状况，是他与疾病抗争时导致的能量消耗所致。我们要看到孩子为此所付出的艰辛，真正从内心里心疼孩子。我们的关心应当在孩子有需求时及时响应，此时只做事情，不做评价，即使是心疼也必须是默默的，不然孩子会因为我们的痛苦而心生内疚，更加消耗他本来就不够的能量。如果孩子不需要我们帮助，除非出现危及生命的状况，不要去主动关心，可以给予拥抱、拍拍头和拍肩膀等友好的肢体动作，更不要表露出担心。

总之，应该把担心转化为关心，这是一种爱的传达。但千万不要把关心变成对孩子的期待，要把心思完全从孩子身上收回来，要让自己的力量更加强大，这样孩子是一定会跟着走出来的。当然，抑郁症是一个很个性化的疾病，每个孩子、每个家庭的情况千差万别，没有一个通行的标准和行动指南可以给家长，需要家长根据孩子的状况、当时的氛围等灵活处理。

担心也是一种不信任。自尊心强的孩子会非常反感父母对他的不信任，而自尊心不足的孩子会因为父母的不信任而更加不自信。要真正做到不担心，还需要相信孩子，相信是一种强大的精神动力，请相信相信的力量！

## 4 观呼吸的方法及注意要点

### 观呼吸动作

1. 用鼻子深吸气。

2. 嘴微张，像打哈欠一样去慢慢地吐气。这个吐气的动作好像是无声地唱“啊……”，也像小时候对着玻璃哈气那样吐气。

3. 不断重复前面两个动作，争取诱发出哈欠。如果诱发出哈欠就舒服地把哈欠打出来，然后再继续前述的吸气和吐气。

吸气时腹部鼓起，吸气要尽可能足；吐气时腹部凹下，吐气要尽可能慢。每天早中晚各练习 10 分钟，睡前练习可以助眠。其他时间，随时随地练习几个呼吸就可以，如果没有诱发出哈欠，就一两分钟的事情。打过几个哈欠，就会流眼泪。观呼吸流眼泪一次，至少相当于步行一小时的静心效果。

观呼吸是一个引导情绪、迅速平复心情的工具。在情绪波动的时候，把关注点只放在自己的呼吸上，通过调整呼吸节奏，把意念集中到呼吸这一个简单的动作上，让自己的兴奋程度迅速降下来。不仅仅是遇到情绪波动时要练习，而且平时也要养成习惯，定期地去做，无须太刻意去考虑每次做几次、用什么姿势、做多少时间、这次是不是能打出哈欠、流出眼泪之类。

从神经官能上来说，抑郁、焦虑是交感神经（主兴奋）和副交感神经（主平静）不能正常切换引起的，而观呼吸可以帮助交感神经和副交感神经切换功能恢复正常。

做观呼吸过程中只要我们按动作要领，认真对照去做，就能诱发哈欠。可以站着、坐着、躺着，找一个自己最舒适的方式，只要不是在运动中都行，要点是放松。

有时候，做观呼吸会出现一些如恶心和胃痛等不良反应，这还是自己内心焦虑导致的，继续做观呼吸放松自己，不适的程度就会显著降低。其实不舒服一直都在，只是我们内心不平静的时候无法察觉而已。观呼吸可以让我们的心静下来，从而感知到哪里不舒服，感知到了，继续观呼吸，就会有疗愈的效果。在不能打哈欠、流眼泪前，自我感觉的平静往往都是假象。

观呼吸是要让自己放松下来，在吸气、引导、呼气的节奏上，要顺其自然，尽量延长，不要太拘泥于每个动作的时间要求，无须一定要达到几秒钟的标准，切不可变成憋气，等熟练了以后，自然就可以延长每个动作的时间。总之，放平常心，掌握要领，功到自然成。

观呼吸与正念冥想、心舞、瑜伽等各种修行法门类似，实质就是让自己的心态放慢下来，平静下来。不是让你去对抗情绪，而是要让各种情绪流动，逐步学会让自己的关注点只停留在呼吸上，把我们的心念从对过去的悔恨、自责，对未来的焦虑、担心中拉回到当下，恢复身体与心灵的联结。当然，这并不是马上就可以达成的，所以需要多加练习。

开始的时候，你会发觉，全神贯注在呼吸上，非常不容易。你会奇怪，你的心念怎么如此不安，它就是不肯停下来。你想东想西，耳中老是听到外面的声音。你的脑筋混乱，思绪纷飞。你也许会觉得沮丧失望。但是，如果你继续不停地练习，每天早中晚各练习 10 分钟，慢慢地，你的心就能集中在呼吸上了。过一段时间，你就会体验到一刹那的定境，你的心神全部灌注在呼吸上，连身边的声音都充耳不闻，一时外境俱泯。这一段时间的定境是一种了不起的经验，充满了喜悦与宁静。你希望能继续保持住，但是这时你还做不到这一点。不过，只要你经常不停地练习，这种状态就可以一次又一次地发生，而每次定的时间也会逐渐加长。这就是你心系于呼吸上，至于忘我之境的时候了。只要你老觉得有你自己存在，你就不能集中注意力于任何别的东西。

这个念念不离呼吸的修习法，是最简单最容易的一种。其目的在于发展注意力以达到非常高的禅定境界。此外，集中注意力（培养定力）对于深刻了解、深透内观，以洞察万物的本性，都是不可或缺的。

除了这些，呼吸的练习更有立竿见影的效验。它对你的健康大有裨益；能促进你安眠，松弛紧张的身心，增进日常工作的效率。它能使你宁静。在你精神紧张或兴奋的时候，如果练习几分钟的呼吸，你会马上觉得安静平和，好像休息了一会儿之后刚刚醒来一般安详。

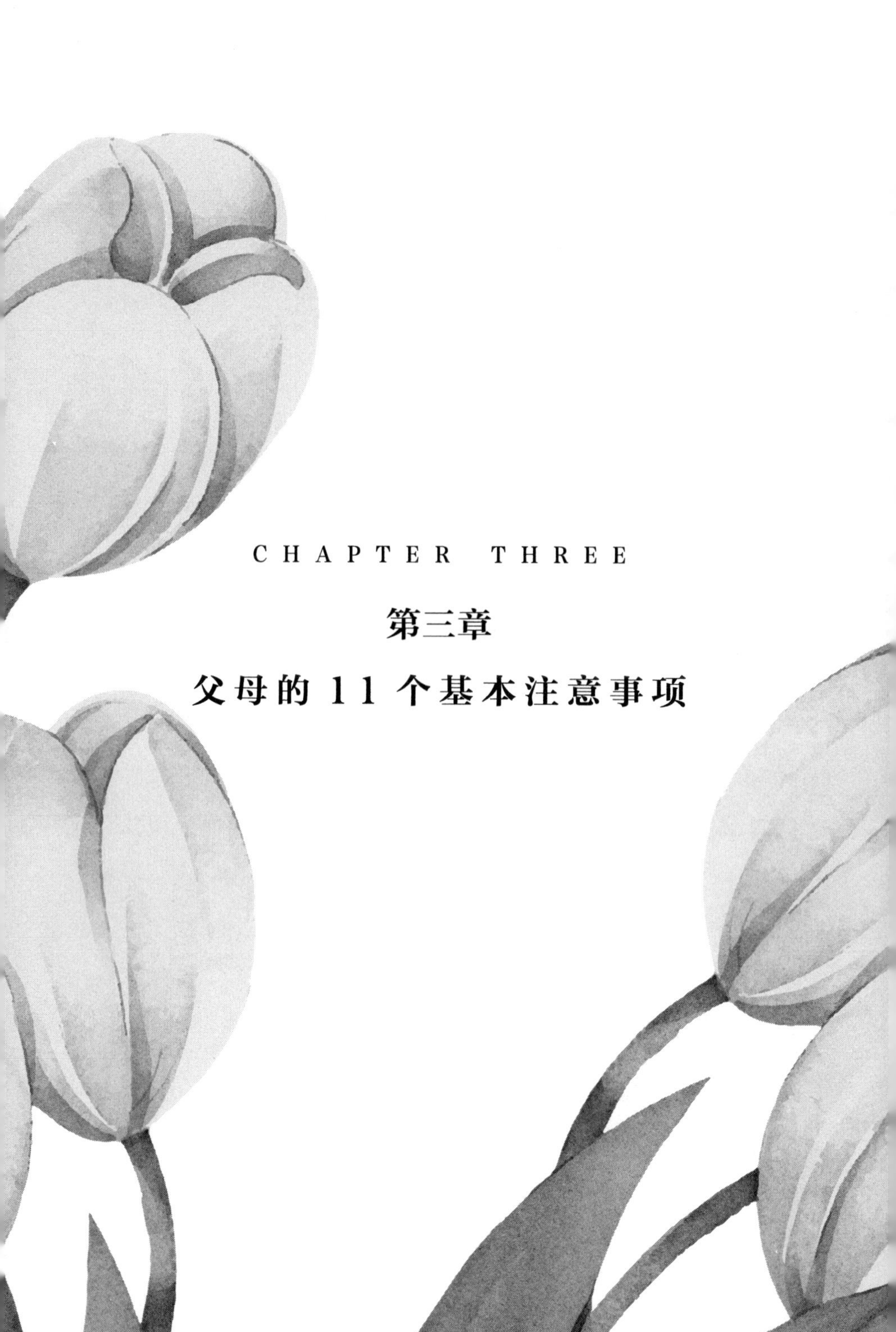

CHAPTER THREE

# 第三章

# 父母的 11 个基本注意事项

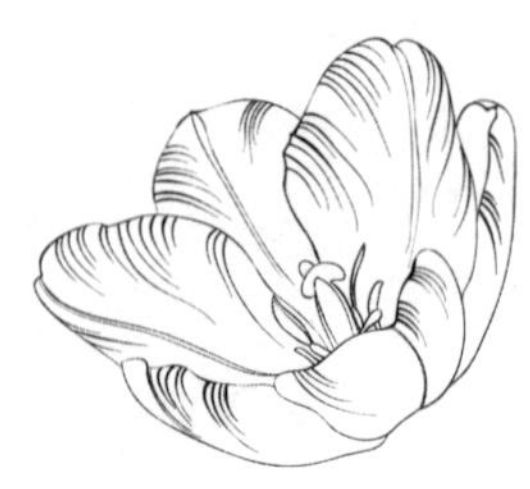

## 1 不要讳疾忌医，更不要病急乱投医

孩子患上了抑郁症，首先要带孩子到精神卫生专科医院或中医医院内科就医，明确诊断，根据情况及时治疗。最好能够双管齐下，药物治疗加心理治疗。

不要病急乱投医、临时抱佛脚，不要到处烧香拜佛、请菩萨保佑、请风水先生调整风水，也不要到某些百度竞价排名靠前的私营医院，或者在网络四处打广告的小医院就医。这些机构往往会用夸大疗效的广告吸引患者家属，用所谓的神经递质检测仪器评估，用所谓国际最新治疗仪器和所谓无毒副作用纯中药制剂来治疗抑郁症。还有医院公然打广告保证绝对治愈，终生不复发。

这些迷惑人心的坑蒙拐骗的医院，瞄准难治的抑郁症患者，往往让患者既花了钱又耽误了治疗时机。

家长要多多学习与抑郁症相关的心理健康科普知识，了解抑郁症常用的有效心理治疗理论与方法，了解心理咨询与治疗的过程，积极配合心理治疗或心理咨询。

目前不仅三甲综合医院设有心理科门诊，越来越多的医院都设有精神科或临床心理科，有的称为身心科或神经心理科。这些科室大多由心理治疗师开展心理治疗。

由于我国心理咨询师队伍良莠不齐，家长在寻找心理咨询师的时候，需要了解咨询师的个人资质与受训背景，了解机构的管理是否规范，最好寻找有精神科实习或工作经验的心理咨询师。

某些咨询师只是写过几本心理科普书或畅销书就自封为“专家”，其实未必有丰富的临床咨询经验，也未接受过规范的训练与督导。也请家长务必要擦亮眼睛，寻找有丰富实践经验的专业咨询师，不要被表面的名头迷惑。

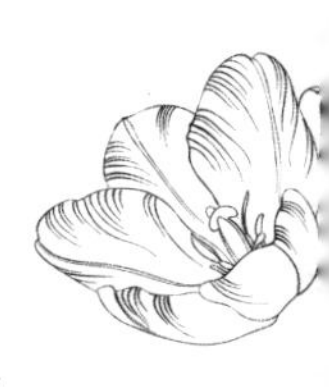

## 2 不要指责和说教

孩子得了抑郁症，有生理和心理的原因，如前面镜子法则所述。其中更有家庭、学校和社会环境方面的原因。

多数情况下，在生病初期，孩子对家长、对医生还是比较信任和依赖的，同时孩子也会惶恐无助，这是一个黄金窗口期。如果家长能够及早掌握正确的方法，抓住这个黄金窗口期，帮助孩子树立正确的理念，那么对于后期的治疗、康复将会大有帮助。

孩子不去上学、不想出门、不按时作息、不理家长、玩游戏玩手机等，不是因为他不想好，不是因为他不懂道理，而是因为他生病了，力不从心，而他又不知道原因，不知道怎样才能好起来，处于一种痛苦、无助和矛盾纠结的状态中。

此时最重要的是，不要去指责和说教，而是要体察孩子的感受和情绪，鼓励孩子及时表达感受、觉察和释放情绪。父母以爱和包容给孩子一个宽松、温暖、安全的环境，不评判，学会倾听和共情，让孩子愿意和父母表达，让孩子知道情绪会来也会走，逐渐学会及时察觉和释放自己的情绪。

很多时候孩子不愿意和家长沟通，是因为家长被道理、被自己认为的“应该”、“必须”、条条框框、各种我执蒙蔽了心眼，看不见孩子的情绪，看不见孩子的感受，看不见孩子的痛苦无助，看不见孩子的矛盾纠结，用一大堆道理甚至是责骂把孩子给困住了。孩子觉得父母不懂自己，和父母说了不仅得不到想要的理解和帮助，反而被责骂和说教。于是孩子慢慢把心门关上了，也把来自父母和其他方面的帮助拒之门外，自己在黑暗痛苦中挣扎甚至自暴自弃。

想让孩子把心门打开，家长首先要懂孩子。每一件事，父母优先处理的是孩子的情绪和感受，而不是讲道理。与孩子保持良好的亲子关系，争取能够形成孩子、家庭、医生、学校（或单位）密切配合的局面。

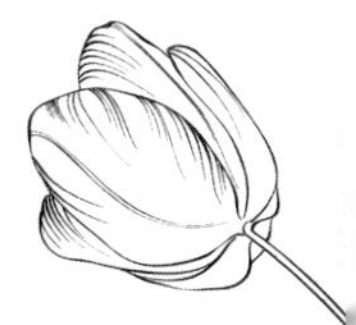

## 3 心念内收

孩子生病了，很多家长习惯性地把注意力集中在孩子身上，心情随着孩子的状态起起伏伏。但是这个病和很多常见病不一样，不仅有孩子生理和心理方面的原因，更有家庭和社会的原因。而康复过程又比较长，家长过多地关注孩子，有害无益，所以家长要把注意力收回到自己身上，关注自己的成长，改善家庭氛围。把心思用在自己身上，看书、学习、走路、跑步、唱歌、跳舞、写字……给孩子一个宽松无压力的环境，给孩子充分的时间和空间去休息、调整、疗愈。

在所有的社会关系中，最重要的就是和自己的关系。如果没有自己，整个世界都不存在。其次是夫妻关系，没有夫妻就没有孩子，因此亲子关系的重要性是排在夫妻关系之后的。夫妻、孩子组成了家庭，没有家庭就不会有很多的社会关系。按照关系的重要性，外层是与父母、兄弟姐妹的关系，再外层是与亲戚、朋友、同事等的关系。

如果我们把心收回来，活出自己的精彩，孩子在家庭内部就可以学会快乐，学会应对社会上的各种压力。让自己快乐就是给自己补充能量。让孩子从我们身上学会快乐，就是给孩子赋能。如果家庭氛围不开心，那么孩子就学无榜样。为什么现在孩子崇拜偶像、追星的特别多？就是因为他们觉得明星活得那么精彩，是他们的榜样。实际上这些对他们太遥远，最能影响他们的是我们家长。而现状是，很多孩子在家长身上学不到什么东西，问题就出在这里。

我们把自己做好了，夫妻关系就不会有什么问题，家庭关系也就没什么问题了。家庭氛围充满快乐，全家，特别是孩子，不再需要去伪装了，就会露出自己的本性。“三不”是一种境界，我们不要纠结能否做到，只要今天比昨天好，我们就可以相信明天一定会比今天好。即使不是，无非也就是进二退一。就这个道理，很简单。大家把心收回来，对孩子守住“三不”，对爱人也守住“三不”，对爷爷奶奶、老师等各种社会关系都守住“三不”，我们就能让自己开心起来。

如何让自己快乐起来，有很多方法，社会上也有很多的培训课程，大家可以挑一个适合自己的，有氧运动是一种比较好的选择。大家也可以重新拾回成立家庭之前的兴趣爱好。成家后大家都把心思放在家庭上、放在孩子身上，就是忘了自己，忘了自己以前喜欢过很多东西。现在这种情况下，把这些东西捡起来，该吃吃，该喝喝，该去逛街就去逛街，该做什么就做什么，也让另一半找回当初的感觉。

如果家长的爱好是孩子所擅长的，可以把自己放低，把孩子当老师，多向孩子请教，让自己在孩子的指导下持续进步，让孩子在家里就能获得存在感、成就感，这对孩子来说是很好的能量补充来源。

只要我自己开心了，家庭肯定就会开心起来；只要我好起来，孩子肯定就会好起来。只不过孩子目前还没有照顾自己的能力，我们需要给他一定的关心，但这种关心只能停留在生活方面，在心理方面要充分尊重他的情绪。简单地说，他只要过得像我们这样开心，就好。

## 4 破执为先

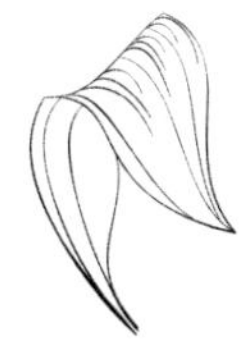

心理学告诉我们，每个人学习都是有选择地吸收，选择的都是自己想要选择的内容。父母的学习如果想要有一个好的效果，想要有较快的成长速度，“破执”是一个前提。“破执”就是先破自己的“三观”，主要是人生观和价值观，让自己破茧重生，看惯的与看不惯的都要打破，破得越彻底越有利于实现重塑，越有利于自己的快速成长。

我们每个人都有本自具足的智慧，但因为种种我执、法执遮蔽了我们的心灵。所以佛经教我们首先要“空”，要把种种成见先“空”掉，我们本自具足的智慧才会出现。

不管在家里还是学校里，每个孩子都需要安全感、归属感、价值感。

在家里，如何给孩子安全感？安全感需要父母自身立得住，对孩子无条件地接纳和托底，不侵犯孩子的空间。归属感需要父母无条件的爱和信任，无条件的爱像冬日暖阳，我需要就去晒晒，不需要就躲起来，而阳光不会在意，不是时时追着孩子，甚至把孩子淹没、窒息的那种“爱”。信任是强大的心理营养，是高级的爱。给孩子一定的自主权可以增强孩子的安全感和归属感。价值感是指我们需要觉得自己是有用的，而不是一个包袱、累赘、混吃等死的人。在家里做点事，哪怕只是做点自己的事，也是可以增加孩子的价值感，家长也可以创造条件，安排一些合适的事情给孩子做。承担一定的事情，才会有价值感，才不会觉得自己可有可无。当孩子能够参与、完成、掌控的事情越多，孩子的状态就会越好。

在学校里，孩子如果受到（或感觉受到）威胁、打击、指责，会影响孩子的安全感。孩子的归属感需要有朋友、自己的认可，也需要接纳、包容自己的老师、同学。孩子在学校的价值感最主要的一个方面是学习，同时也有其他的，比如能为集体做点事情，担任班干部、课代表之类的。

不论是在家里还是在学校里，家长需要做的就是给孩子托底，给孩子爱和自由、信任，在孩子需要的时候能给予必要的支持和帮助。这里面的难点在于，家长要先破几个“执”：

（1）自我价值认定的执。每个人都有自我价值感，孩子需要，大人也需要。没有自我价值感，人就会觉得活得没意义。自我价值认定会让人有信心、有勇气，活得昂首挺胸。但是世事微妙之处在于，任何事物都是矛盾对立统一的，用道家的话说就是有阴就有阳。自我价值认定也可能让人变得自负、固执、不愿意学习改变。既然孩子出问题了，那就是强烈的提醒信号：一定是什么地方出问题了！需要学习、改变。

（2）对美好生活向往的执。对美好的向往，是人的天性，谁不想好？但是这个执不破，家长们就做不到完全、无条件地接纳和爱孩子，内心深处会埋怨孩子，担心孩子影响自己的美好生活，期望孩子尽快好起来，却无法给他完全无压力的环境和足够的时间。孩子是非常敏感的，家长的担忧、埋怨、期望，孩子通通都知道。

（3）付出要有回报的执。这是家长们习惯了的行为一回馈模式，深入骨髓了，但是对孩子，尤其是对出了问题的孩子，这个真的不行。付出期望回报，佛家叫“有相布施”。无条件的爱、无条件的支持，需要的是“无相布施”。阳光普照一般的给予，我付出了，你接受了还是没接受，与我无关，这是菩萨境界。普通大众要对外人做到这点，要求太高了，但是对自己的孩子，努努力，还是可以做到的！

（4）法执。换个说法就是死板、教条主义。每个孩子、每个家庭都是不同的，一切现象、一切事都是因缘和合、众缘聚合的，没有普遍适用、绝对正确、绝对不可违的方法，都要依据缘起来采用各种不同的方法，所以《金刚经》教我们要“无所住”。

## 5 闻、思、修、证

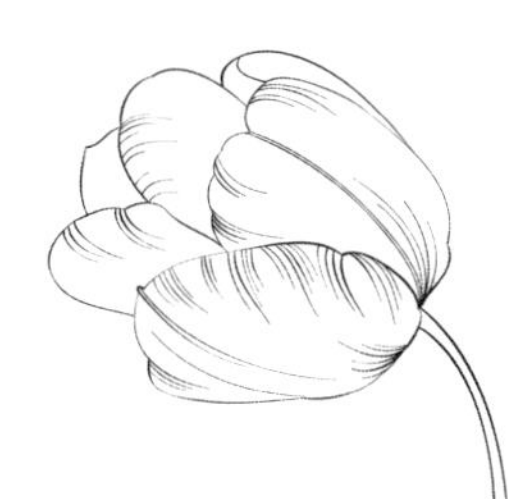

闻：看书学习，看别人的案例和心得等。

思：独立思考，用心感悟。

修：修炼、修心、实践。

证：得到结果和反馈。

以上四种，周而复始。看书是“闻”，对照自己是“思”，再运用于生活就是“修”，通过自己的改变和努力得到了证明和反馈，就是“证”。“闻思修证”是一个完整的成长过程，这也是人们常说的“道理都懂，就是做不到”的原因所在。归根到底是你没有真的懂，你只是停留在“闻思”上面而已。

学习不能只是一味地看书、听课，一定要自己多动脑筋去想，多用心去感受，更要用之于实践，在实践中不断地总结、修正，并加深理解。

## 6 爱他如他所是

在教育孩子的过程中，一旦家长升起“正确”“应该”“更好”之类的念头，就会和孩子失去联结。孩子也许会在头脑中赞同你，但是他的身体能量会退缩，以表示抗拒。无论父母的话说得多漂亮，貌似多尊重孩子，只要起心动念想要改变孩子，孩子就感受不到爱。每个人成为现在的样子都自有其原因，我们能给予孩子的最好支持，就是不评判、不打扰。所有的能量状态本无常，任何心理问题都会过去，除非我们坚持不懈地想要改变它。

不改变孩子，并非因为孩子不可改变，而是改变的念头会阻碍孩子成长。当我们觉得孩子应该变得更好的时候，就已经看不到现实，看到的只是自己的投射。每个人当下的体验就是他最需要的体验，只有无评判的觉知和关注，才会点亮孩子的心。

著名心理学家荣格离世前说："你连改变别人的念头都不要有。"作为父母要学习像太阳一样，只是发出光和热。每个人对阳光的反应不同，有人觉得刺眼，有人觉得温暖，有人甚至会躲开。种子破土发芽前没有任何迹象，那是因为还没到时间点。永远相信每个人都是他自己的拯救者。

我们提倡给孩子爱与自由，孩子自己的事情，要尊重孩子的界限，不去控制孩子。有的家长反馈："我已经允许他自由地玩手机、iPad 了，可是他已经玩了整整两天还不放下，这怎么办？"其实父母是用了"先给你点自由"这种更高明的控制手段，孩子都能感受到。

孩子长期被控制，会失去跟自己身体的联结，得到自由后会有一段时间"放纵无度"。如果父母坚定地尊重界限，孩子的注意力会从跟父母纠缠对抗，转回滋养自身。一段时间后，便能回归内在的节奏。

如果父母表面上给予自由，心里还是在焦虑控制，期待孩子赶紧变得如自己所愿，那么孩子的注意力其实还是在跟父母纠缠。他不相信你是真的给他自由，所以孩子会抓住好不容易有的自由，赶紧放纵，依然无法安心地回归内在，无法按照内在的韵律节奏做事情。

关系中不变的规律是：只要你有改造对方的欲望，一定会收获反抗。反抗的形式有多种，有些是直接反抗：我不听你的，不按照你的来。有些是间接反抗：我行为上听你的，但是我把心对你关闭，以后找到其他爆发点来攻击你，或者自我攻击。有的孩子甚至用毁掉自己的学业、事业、健康来报复父母的控制，证明父母错了。

**一句话总结就是：爱他如他所是，而非如你所愿！**

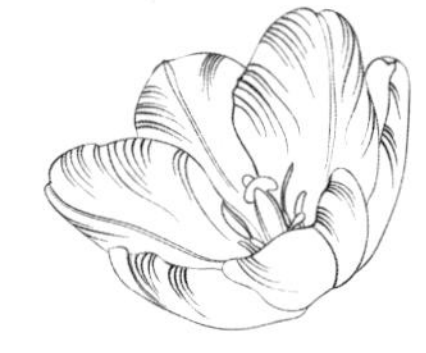

## *7* 接受与接纳

接受是被动的接纳，接纳是主动的接受。基于现状的无可奈何而放下焦虑、愤怒等负面情绪，这并不是真正的接纳。真正的接纳应该是对当下的臣服，让情绪自然流动，看到孩子的美好和他为此所付出的努力，哪怕这在别人看来是很微不足道的。如果只是接受，说明自己内心对此还有一丝期待，时不时就会冒出来，让自己产生焦虑和恐惧。

镜子法则告诉我们，我们对外界的愤怒、对问题的逃避，从本源上说，就是对自己不完美的恐惧。如果不能真正接纳自己，就容易把这种恐惧、逃避向外投射，而弱小无助的孩子往往会成为这种投射的主要目标。当孩子自我意识觉醒后，与父母之间的控制与反控制游戏就开始了。如果孩子处理不好这个问题，就会出现抑郁。

我们现在的教育体系，过于注重学历（其实学历只代表一种技能），对于孩子心灵的成长往往是不重视的。我们家长又会因自身的动力不足，缺少提升孩子能量的能力，缺乏培养孩子学历与心灵同时成长的能力，却一厢情愿地要求孩子优秀、懂事，把压力和期望都放在孩子弱小的肩膀上。当要求与孩子的真实情况发生冲突时，我们往往忽视孩子的内心，坚持用家长的想法要求孩子，比如因为成绩下滑，因为没有表现出大人期待的礼貌，就指责、挑剔、道德绑架等。我们没有蹲下来，与孩子平等地探讨他自己的想法，接纳孩子、赞赏孩子、关爱孩子。说到底，这还是因为对自己的不接纳。

每个人都有缺点，都是不完美的。没有人会喜欢不完美的自己，但我们可以去接纳自己的不完美，学会与不完美和平共处。过去的事情已无法挽回，过多的反思只会让自己愧疚、愤怒。未来的事情不可预期，过多想象未来的场景，会让自己心生恐惧。家长要把心收回来，放在当下，接纳自己，才能接纳孩子。只有家长真正有了对当下的接纳，孩子才会有安全感，才能表现出一种比较真实的状态，做回真正的自己。

经常有家长觉得，自己都已能接纳孩子的一切，但孩子仍不能完成一个小小的要求，比如“我们都已接纳了孩子不上学，让他去一下学校都不肯”之类的。其实，这并不是接纳，只是一种接受，在内心仍然还残留着拒绝接受孩子现状的卡点。这只能通过家长的心灵成长来化解，只能通过改善家庭氛围、帮助孩子成长来改变。

爱是纯粹的，是无条件的。附加了条件的爱，无论这个条件披了怎样的外衣——是为了让孩子有更好的前途，还是为了孩子不走坎坷之路——说到底，都是家长不接纳自己的不完美而产生的对外投射，是一种向外抓取而造成的对孩子的伤害。我们要做好自己、自我成长，而不是试图成为最好的自己。我们要重新看见自己，通过学习、觉察，让自己的心灵成长，成为孩子的榜样。

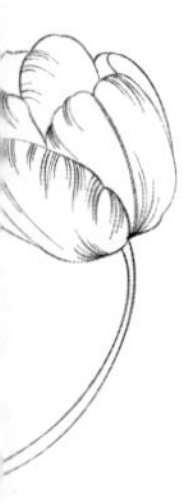

## 8 提升家庭爱的氛围

家庭内部爱的氛围不足，是孩子致郁的最重要的原因。“家不是一个讲道理的地方，家是讲爱的地方”，这句话大家都知道，但真正实践起来特别困难。因为我们每一个人首先自己得有爱，自己有了爱才能把爱给出去，我们不可能把自己都没有的东西给别人。当自己的爱很匮乏时，我们能给予孩子的只是自以为是的爱、自以为是的关心，这不是真正的爱，对于孩子来说可能就是枷锁，就是控制。如果在关系中感受到束缚，再多的关怀也是徒劳。

爱是本能，爱是行动，而不只是感受、感情。每个人都不缺乏爱别人的能力，但并不是每个人都能用合适的行动表达出来。也就是说，我们缺的是行动的能力。在孩子的仇亲阶段，孩子在家外面很安心，在家里反而会有各种极端行为，对他来说家不是一个很安全的环境。其实这些行为背后表达的依然是对亲人的爱的强烈需求，这值得深思。我们要学会爱的正确方式，用行动去表达出来，比如，每天发现孩子一个优点并且告诉他。

爱是要通过关心来表达的，但关心就必然会引起关注，关注很容易成为一种期待、一种担心。我们往往在别人做不到或做不好的时候才会表达关心，比如，关心孩子穿得暖不暖，其实就是对他不能正确根据天气变化调整衣服的担心，期待他能够按照我们的意愿来处理。关心应当更多集中在看到并认同孩子的辛苦、努力上，而不是孩子是否按照我们的期待取得进步上。在不能把握好分寸时，不关心或者说不主动关心，要比关心来得好；不主动表达你的关心，要比主动表达更好。

在与孩子交流的过程中，家长务必要保持情绪稳定，尊重孩子自己本来的意愿，不干涉、不纵容，孩子的事还给他自己，应该由他承担的责任让他去承担。家长做好家长自己的事情，努力做到完全、无条件地接纳，允许孩子去做他目前状态下能够做到的事情，包括消沉、不交流、日夜颠倒，然后，静待花开。只有孩子知道你们在无条件关心他、爱他，他才能学会关心自己、爱自己，从而开始打开自己的心扉。

## 9 陪伴孩子的成长

改变自己不是为了改变孩子，是要学会把心思从孩子身上收回来，放到自己的身上，让自己成长，成为孩子的榜样，从而带动孩子朝着我们前进的方向前进。我们是陪孩子度过黑暗，而不是拉着孩子走向光明。

孩子需要疗愈，家长的调整是其中一个重要部分。孩子从茫然不知所措、日夜颠倒，到作息时间稍微规律一点、状态好一点，一直到最后能够迈出家门和世界相处，需要时间，需要家长耐心等待。不仅考验家长的耐心，而且考验对孩子的爱是否纯粹。家长要放下对孩子的期待或者是绝望，老老实实从恢复健康到社会功能修复，再到复学，循序渐进，而不是试图改变进程。我们支持孩子按自己的意愿去规划他的人生，创造环境让孩子可以走得更顺畅、更快，陪伴孩子走过这一段荆棘之路，万万不可试图去拉着孩子快步前行。

无论孩子做出什么样的决定，只要是他本人的意愿，都应该得到家长的支持。让孩子感受到家长的爱，感受到无论他是好还是不好，父母都在那里等着他，这时候孩子的心就会安定下来。不和父母对抗，无须为此消耗仅有的能量，他就会有勇气面对来自社会、来自学校的压力，就有精力去面对外面的世界。慢慢地，孩子就能走出来了。

我们现在说得再多，孩子也未必听，只有当他自己觉察到了，他才会去行动。我们现在需要的就是等待，耐心等待，给孩子一个良好的成长环境。因为除了这个，很难找到更好的办法。有时候孩子不敢好起来，就是担心好起来以后，家长又会回到从前，他又重回当初的环境。此时，家长管好自己，内心的全然接纳和行动上无条件的爱，才是对孩子信心的最大支持。家长在合适的时候，可以向孩子表达一下我们以往对孩子的情绪关心不够，但这并不是我们不爱他们，而是爱的方式出现了偏差。

患抑郁症的孩子本身聪明、善良，也非常敏感，对周边一切多从负面角度理解，但是对自己的人生也有规划，只是现在有些迷茫。如果我们把关注的重点继续放在孩子身上，甚至有意无意地透露出“即使考不上大学也没问题”之类的想法，这种做法不是接纳，只是一种接受，是一种绝望后的接受，是把我们内心深处的期待向外释放，是把之前的明枪变成了暗箭，这会更加伤人。

放下焦虑，收回期待，给孩子一个自我成长的空间。如果焦虑，就去做观呼吸。毕竟我们是成年人，我们经历过生活中的坎坷，应该比孩子更有力量。如果家长还有愧疚，说明内心还是有恐惧的，这对孩子来说是一件很不友好的事情。往事不可追，纠结于以往的过错，不是当下需要去做的事情。父母对孩子心存愧疚，就是真正把孩子当成有问题的人，是放低自己，混淆自己与孩子的边界。

你逃避的，就是你要面对的。我们家长一定要通过学习来提升自己，让我们自己保持足够的能量，处理好自己的情绪，不让孩子为我们的情绪背书。我们要努力让自己自然而然地成为孩子的榜样。孩子想要提升能量，跟家长学就好了，按照家长的样子来做就行了，这样孩子才能安定下来。也许一开始，我们家长走 10 步，孩子才跟着走 1 步，但请放心，孩子一定会越走越快。放下期待，就能收获惊喜。

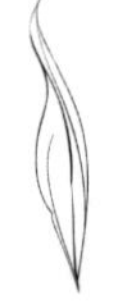

## 10 要学会放手

世间所有的事无外乎 3 种：自己的事、别人的事、老天的事。我们要分清楚其中的界限。凡是你想控制的，最终都会反过来控制你。

要改善与孩子的关系，首先家长要认真反思，放弃控制孩子的念头，处理好自己的情绪，无条件接纳孩子。孩子现在的果就是我们当初种下的因，以前在人生观、价值观上没有给孩子好的引导，在社会经验方面也没有及时指导。我们当初剪断了孩子自由飞翔的翅膀，现在又要责怪孩子不会飞翔。孩子的种种对抗，其实是在寻求父母的接纳和认可，是对家长控制的反控制。家长要学会放手，不要把自己的期待强加给孩子，给孩子一个空间，也给自己一个空间。

对于孩子的不合理要求，首先我们要清楚，这个不合理可能是基于我们在还不了解孩子想法、情况时的判断，一味拒绝只会让父母与孩子产生严重对抗，用力过猛只能起到反作用。要与孩子心平气和地沟通，倾听他的想法，在此基础上清楚表达父母的意愿。

如果孩子愿意单独住在外面，这个应当根据孩子和家庭的情况灵活处理，但在做出决定前要充分尊重孩子的意愿。不跟孩子住在一起并不意味着不能影响孩子，可以定期去看望他，让他看到你们的改变，让他感受到你们的爱。虽然孩子有时不愿意你们走近，但内心其实是很渴望的。

如果孩子在外地，建议家长尽量不要每天发微信去问好不好，不要转发正能量的微信推文，这些动作的背后还是对孩子的担心。可以发一些自己遇到的开心的事情，让孩子感觉到家长向上的情绪，从而提升孩子的能量。

对于孩子的网贷、债务等，原则上应该“不迁就”，温柔而坚定地把你的感受明确告诉他，让他自己来承担后果，不应该无条件纵容。当然，每个家庭的情况不同，没有一个普遍适用的标准，需要家长与孩子充分沟通，再根据家庭的实际情况，对后果进行充分评估后审慎做出决定。此类重大的决定务必要充分评估后果，要有预案。

你希望孩子、家庭是什么样子，就自己先去努力做出榜样，吸引孩子靠拢过来，找到实现希望的路径。

## 11 养宠物是很好的疗愈手段

让孩子养宠物是增加能量的很好的方法，在某些时候，宠物甚至会是孩子唯一的陪伴。医生与心理咨询师都会建议在情况允许的前提下养宠物。宠物对于孩子来说是一种心理陪伴，对于稳定情绪、增加能量都很有好处。很多家庭的经历也表明，养了宠物之后，孩子与家长之间的交流有了明显增加，孩子的情绪波动次数明显少了很多。

基于宠物的疗愈作用，孩子提出养宠物要求的，建议家长应当尊重并尽量满足。如果只是因为卫生等方面考虑而打算拒绝，建议家长在孩子的改善与负面影响之间做好权衡，尽最大努力克服困难，满足孩子心愿，这要强过对孩子说上几百遍“爱”。当然，可以事先说清楚孩子应该承担的照顾义务，比如打扫卫生等。孩子的事情让孩子自己做，家长原则上不要代替孩子来照顾宠物。如果因为担心卫生等问题让孩子离开宠物，虽然孩子会同意，但不表示孩子情愿，很大程度上是因为无力对抗。

宠物对孩子的疗愈作用是显著的。但一些家庭由于客观条件限制确实无法接受的话，家长要统一步调，可以组织家庭会议，用一种郑重其事的仪式感来跟孩子协商一致，说清楚这个问题，表明家长对孩子愿望的高度重视，但确实由于客观原因不能实现。如果已经做出决定将在养的宠物送走，家长一定要谨慎处理，坚定信念。如果家长因为孩子的表现而内心动摇，孩子就容易产生疑惑，甚至会觉得家长有意在欺骗他而产生对立，这种不信任的伤害会远远大于宠物被处理掉的伤害。家长也要及时处理好自己的情绪，这样才能真正做到家庭意见一致。

很多家庭都在养了宠物之后，激发了孩子的责任感，照顾宠物就是疗愈自己。虽然很多时候孩子做的事情不能尽如家长所愿，但对于他们来说已是很大的进步，家长要及时发现亮点，并把喜悦表达出来。

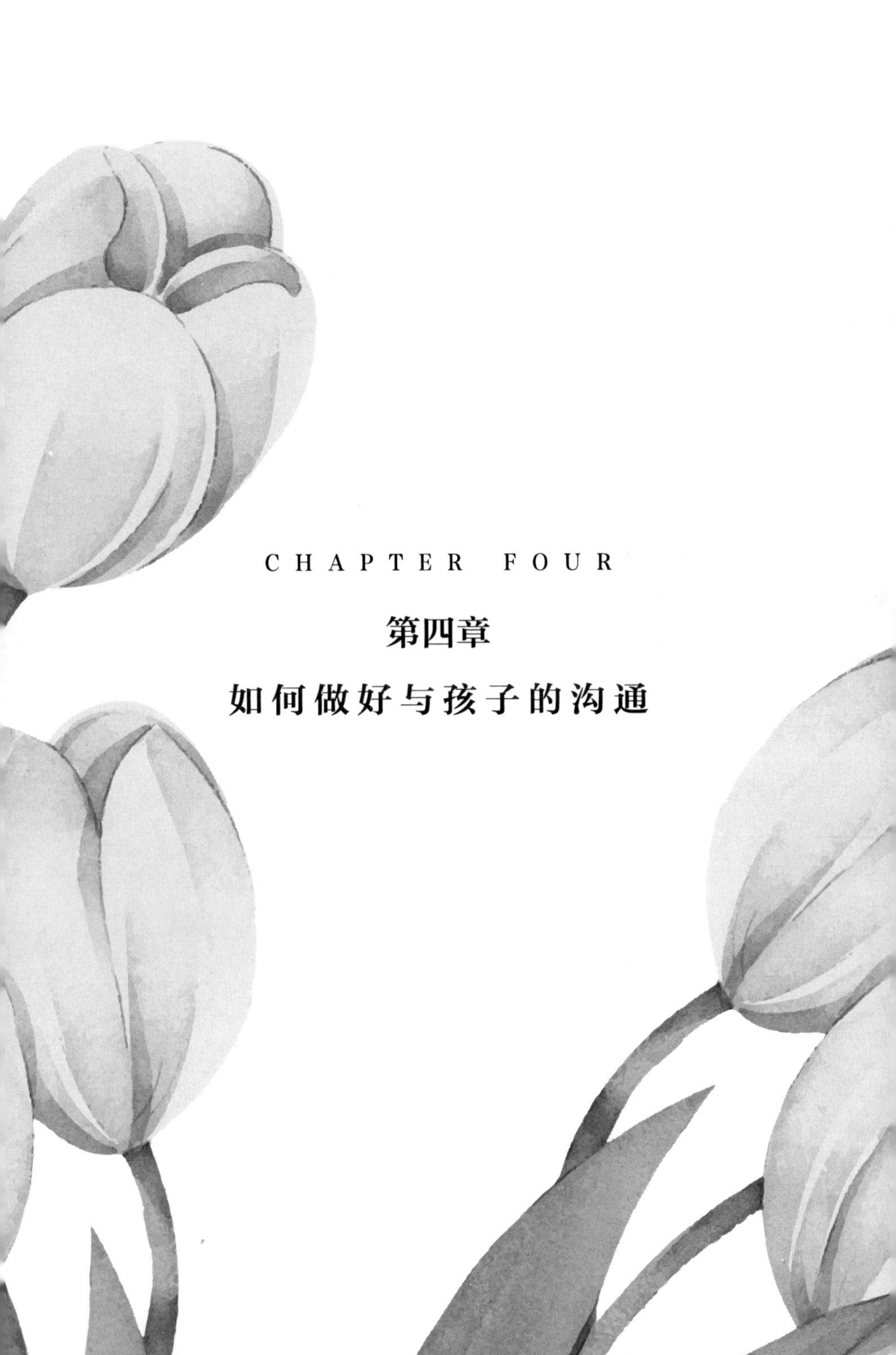

CHAPTER FOUR

# 第四章

# 如何做好与孩子的沟通

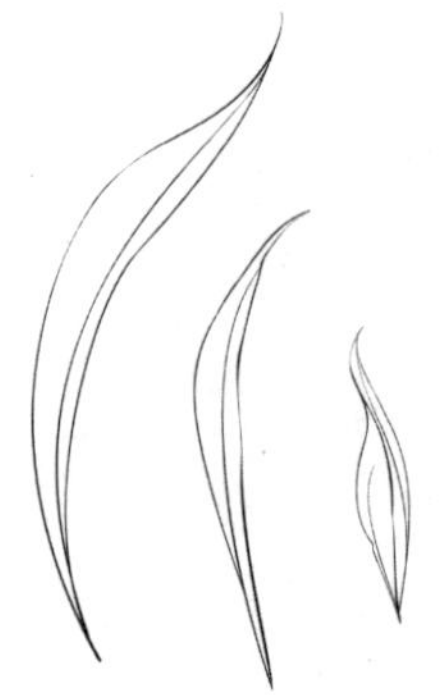

## 1 沟通的基本方法

孩子的抑郁症，很大程度上是家长与孩子的沟通出现问题后的产物。如果要改善孩子的状态，建立双方良好的沟通是通往阳光的第一步。

人与人之间的任何沟通，真诚为前提。任何沟通、交流的技巧都是为表达内心感受服务的。再多的技巧，如果没有真诚为内核，就是没有感情的敷衍。如果你能真正看到孩子的情绪，应对方法就会自然出现，完全不用担心表达错了让孩子更难受。

不要戴着面具和孩子相处，面对孩子时要用自然后果法，相信孩子面对事实有判断和接受的能力。不用逻辑后果法，以自己的想象、担忧作为自己干涉孩子的理由。

很多年来，我们习惯按自己的观念要求孩子，当孩子想跟我们说话时，我们经常会在听的同时继续做我们自己的事情，孩子因此会觉得被忽视而不再与我们互动。当他想倾诉自己的委屈时，我们觉得他一开口甚至还没说就能知道他的内心活动，然后就会打断他的话，对他进行“应该这样”“不应该那样”等一大通说教，结果硬生生压抑孩子的情绪。本来家庭是最安全的地方，是能够倾诉痛苦的地方，这样一来反而让孩子无处可说。现在孩子拒绝与我们沟通的果，就是当初种下的因。

想要良好地沟通，首先要做好共情，然后是接纳、引导孩子表达自己的情绪。《如何说孩子才会听，怎么听孩子才肯说》这本书里讲到了很多交流的方法，有具体的练习可以去做一下，但要防止把方法教条化，变成虚情假意。

要学会区分孩子表达的是情绪还是需求。很多时候，孩子的表达只是情绪的宣泄，希望得到家长的认同而已，此时对孩子进行评价是最糟糕的做法，最好的回应是完全认同孩子。孩子知道对错，知道应该如何处理，家长不可能完全了解孩子遇到的一切，也不可能完全看到情绪背后的全部东西。

与孩子沟通务必要做到不带评判，只描述事实与感受，不做对与不对、好与不好的评价。孩子们都很聪明，他们对事物有自己的判断标准，而且家长与孩子之间会存在代沟，这就导致各自的标准不一致。如果我们试图向孩子灌输我们的标准，或是把我们的标准强加给他们，就会造成沟通渠道的中断。

我们要平等地与孩子交流，尊重孩子的决定，不侵入孩子的安全空间。对于合理的要求给予满足，不合理的要求就按“不迁就”原则坚决给予拒绝。合理与否建立在划清家长与孩子边界的基础上，而不是按照我们的评判标准。比如孩子成天玩手机、打游戏时说脏话，这是他自己的事情，虽然我们认为不对，但同样要尊重孩子的决定。如果孩子让家长卖掉房子去创业，这个就不是孩子边界内的事情，可以坚定地说不，并且不说理由。

尽量多发现孩子的优点并且告诉他。如果孩子表现出反感，可以根据情况判断是否来自孩子的真实意愿。他们有时候虽然口头上不接受，但内心还是喜悦的。看见即疗愈，我们看到孩子的优点，是孩子走向疗愈的起点。

要使自己能够更加客观宽容地看待人与人之间的差异，以及造成这些差异的环境因素。比如，遇到那些自己看不惯的人和事，做出判断之前先想想，对方做出这些选择的原因是什么。

每个家庭之间情况不同，没有一个通用的战术可以适用于每个家庭。让自己陪伴孩子的目的有且只有给他充分的信任，并不需要孩子达到什么目标而满足自己的期待。只要带着欣赏的目光、充满爱的情绪，一定能找到与孩子相处的方法。

陪伴孩子，并不是要控制孩子，那只能满足自己的欲望。要通过改变外部环境，不断给孩子安全感和满足感，以此来让孩子获得能量。要让这种目标很纯粹，越纯粹孩子就会越轻松，就会接收到更多的能量，相信孩子会越来越好。

**与青少年抑郁症患者沟通，还要注意以下几个方面：**

**（1）专注于倾听，而不是说教。**一旦孩子开口，就要控制批评或说教的冲动。重点在于孩子正在和你沟通。最好的做法是让孩子知道你会无条件地支持他们。

（2）**既要温和，也要执着**。如果他们一开始将你拒之门外，请不要放弃。对青少年来说，谈论抑郁症这一话题可能非常困难。即使他们愿意，可能也很难表达自己的感受。在尊重你的孩子、让他们不会感觉不舒服的同时，还要强调自己愿意去关心和倾听。

（3）**理解他们的感受**。即使他们的感受或担忧在你看来很愚蠢或不合理，也不要试图和他们掰扯明白。哪怕是善意地试着解释"事情还没有那么糟"，也会让你看起来好像没有认真对待他们的情绪。仅仅承认他们正在经历的痛苦和悲伤，就能让他们大大感受到被理解和支持。

（4）**相信自己的直觉**。当孩子嘴上声称一切如常，但对导致抑郁行为的原因没有做出解释时，你应该相信自己的直觉。如果孩子不愿对你敞开心扉，可以让孩子与值得信赖的第三方交流：学校心理咨询师、他们最喜欢的老师或精神健康专业人士等。重要的是让孩子能向他人倾诉。

（5）**家人之间潜意识是相通的**。在陪伴孩子的过程中，要注意用心灵和孩子交流，而不只是拘泥于语言。行动、心态、表情等很重要，能够传递的信息大大超过语言。

## 2 觉察孩子的痛苦

在陪伴孩子的过程中，觉察是家长必须学会的。所谓觉察，简单地说，就是当孩子的情绪出现问题后，能够迅速看到问题的根源，找到合理的处置方法，即：知道在做什么，知道是为什么，知道应该做什么。

孩子能够直接向家长表达难受的情绪，代表的是对家长的信任，是希望自己的情绪能够被家长看到，让家长感受到自己现在的感受。孩子需要的不是一个答案，只是想要看看家长能不能接受这个状态，能不能做到无条件爱他。此刻，家长不应该将关注点放在如何应对孩子，如何解决孩子的痛苦上，而是陪伴他，表达你已看到他的难受，表达你对他的爱就可以了。看到就是允许，如果家长能用心去感受孩子的痛苦，并把你的感受表达出来，这就是真正的共情，这才是孩子真正需要的爱和支持。

当我们面对孩子的情绪时，如果真不知道该说什么，默默陪伴也许是最合适的，就坐在他身边，孩子允许的话就通过握手、摸头等行为保持身体的亲密接触。这个时候肯定不是解决问题、谈心的时候，让他感受到你的关心和平静就可以了。此时无声胜有声，什么也不说，就是专心、耐心地陪伴，等孩子情绪平稳，再引导他自己去探索答案。答案没有对错，只要是他自己选的就好。

对孩子的行为，家长一定要平常心看待，毕竟孩子与我们存在代沟，在白与黑之间还存在很宽的灰色地带。在我们心目中离经叛道的事情，对于孩子来说只是平常事。日夜颠倒是抑郁症孩子很常见的行为，通常还伴随着无节制地玩手机、上网，甚至无节制购物等。这些属于疾病的症状之一，是孩子动力不足、能量低下的外在表现。

在正常情况下，良好睡眠的标志是定时入睡、有高质量的睡眠。当孩子处于疾病中，两者不可兼得时，我们的关注重点应该放在孩子的睡眠质量上，而不应该放在孩子的作息时间上。我们要看到孩子一天有多少时间的优质睡眠，而不应该只关注他几点入睡。同样，孩子躲在房间里不出门、沉迷于手机，在目前状态下，至少说明他还把家里的这个房间当作一个安全的空间，至少还保留了一条与世界联结的通道，总比孩子感觉无处可去好。像强制断网等方式是非常不可取的，这样会让孩子离我们更远。如果孩子不再把家庭当作归宿，不再愿意躲在家里的房间，这才是家庭关系的大问题。

孩子并不是自己愿意沉沦的，内心的成长愿望与身体的条件、周边的氛围形成强烈冲突，是孩子痛苦的根源。家长应当看到孩子的痛苦，采取切实的措施为孩子摆脱痛苦创造条件，而不是试图拉着孩子脱离苦海。很多时候，孩子是没有足够的体能，而不是没有足够的意愿跟上家长的期待。家长的成长能够为孩子创造好的疗愈环境，适当就医、合理的饮食和营养补充能够帮助孩子积聚体能，当然，这一切要在充分尊重孩子意愿的前提下进行。

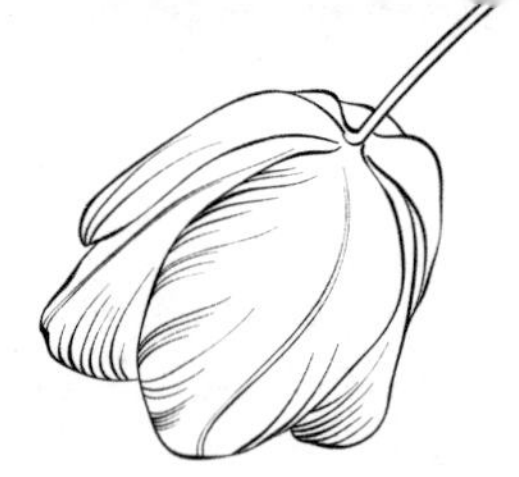

## 3 学会倾听和引导

如何和孩子聊天一直是让家长觉得比较苦恼的事。有时候很想跟孩子聊聊，但不知道要聊些什么，也不知道怎么样才能说出比较能够深入他内心的话。与孩子交流，实际上不需要太多的技巧，基本原则是双方平等、真诚、不带评判、不提要求，只陈述自己的感受，要接受自己的不知道，带着好奇去问孩子，让孩子来指导我们接受新的知识。以往的交流习惯已经给了孩子不好的感受和伤害，家长需要改变自己，平时多陪伴孩子，喜欢着他的喜欢，感受着他的感受。交流时，把表达的机会留给孩子，是你去听孩子说，而不是让孩子听你说。

我们跟孩子交流最主要的目的，不是要他把自己内心的情绪完整描述给我们，只是需要让他说出来，有个宣泄的出口，我们认真倾听就行。孩子在交流时，其实也在梳理自己的想法，只要不带评判地认真倾听，孩子慢慢就会自己找到答案。我们是要引导他自己找答案，而不是我们给他一个答案。解决问题的方法始终在孩子那里，而不在家长这里。家长不要把自己放在高高在上的位置，虽然孩子有些时候做出的选择会显得比较幼稚，或者有些不切实际，但是在目前的状况下，哪怕就是幼稚或不切实际，也可以让他去试试。

孩子有体验痛苦的权利，只要我们家庭能够给他一个安全的、稳定的、持续的依靠，孩子就会有信心。孩子人生的所有规划都应该让孩子自己去做。当他说自己不知道而需要我们帮助的时候，我们要坚定守住“三不”，不去指导，学会不带情绪交流，用很温和的方式去引导，尽量让他自己把想法说出来。回应时，可以用一些“现在呢？”“然后呢？”“接下来呢？”等不带任何评判的话，或是反问过去：“你哪里不知道？”“你什么地方不知道？”让孩子自己把话说出来。只要他能够把情绪说出来，实际上他自己就已经知道答案了。当孩子说自己对未来很迷茫、没有答案时，家长千万要守住自己的内心，不要试图去指导、去讲道理，而是要去引导孩子自己找出答案，或是接纳孩子没有答案。

每个人都是解决自己问题的专家。所以需要你用平静的态度，不设前提地引导孩子说出自己的答案。当孩子知道问题的卡点在哪里，就能够自己找出解决的办法。家长首先要看到孩子的努力，接纳、引导孩子说出问题；其次是为孩子的成功而喜悦，找出孩子从前的闪光点，维持孩子的信心；还要看到孩子的痛苦，要允许孩子偷懒，放松孩子的心情，比如一起与孩子外出，由孩子决定去哪里、干什么，要平静地接受孩子的所有结论，包括不去上学等。家长只要很客观地接纳孩子的情绪，对他的决定也不做评价，只要表达出孩子无论做出什么样的决定家长都会支持的意愿，给孩子信心，就可以了。

家长不太容易把握好引导的分寸，毕竟孩子的情况只有初步改善，还没有积聚起足够的能量。他们虽然也知道家长的期待是正确的，他们也愿意朝这方向努力，不让家长生气，但内心力量的欠缺会让他们选择逃避。此时如果家长引导不当，孩子就容易缩回原来的状态，又重新回到自我封闭的空间。因此，家长务必要按捺住内心的冲动，先处理好自己的焦虑。如果自我能量还不够，就先停止对孩子的引导或诱导，再给孩子一点时间。

接受孩子的观点，不加评说，了解孩子的想法，与孩子达成共识而不是说服孩子，在此基础上发现孩子的情绪，并尝试与他交流情绪方面的话题。孩子需要的是共情、接纳与关爱，而不是正确的道理。要毁掉一种关系最好的办法就是讲道理，这不仅仅是对孩子，对家庭其他成员，甚至是对任何人，都是一样的。

孩子由于社会阅历不足，在很多事情上看不到可能会对未来造成的影响。家长务必要守住内心冲动、守住“三不”，不去指导。可以在适当时候找对孩子有影响力的人，通过引进外力来推动，有时能取得非常好的效果，比如与孩子关系好的老师、医生等。在时机把握上要多花心思，让这一切自然发生。

## 4 正确表达内心不满

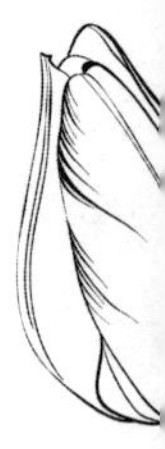

孩子有些不良习惯会引起家长和他人的强烈不满，但孩子往往并不自知。

家长的不满必然会激起内心的情绪，如果面对能量不足的孩子，家长担心表达自己内心的不满会让孩子受伤，于是一味地退缩、逃避，不去尝试解决。这样虽然理智已成功控制住情绪，但身体很诚实，会用身体语言表达出来，而且这种表达会传递给孩子。经常会有家长表示自己已经能够完全接纳孩子不能完成考试、不能复学的状态，但会对孩子不上网课、不去学校整理东西的行为表达愤怒；有些家长为了孩子愿意做一切能做的事情，但不允许孩子养宠物。这并不是家长“双标”，而是没有真正接纳孩子，没有完全处理好自己的期待，以致在小事情上暴露出来。

所以，在引起自己内心不满后，家长要学会用合适的方法向孩子传递，来化解内心的感受，不能通过压抑的方式让这种感受积聚起来。那种压抑，我们的孩子一定都能够感受到。家长克服了自己内心的恐惧，引导的方法就会自然而然产生，毕竟爱孩子是家长的天性。只要是客观、真实、具体地陈述自己的感受，不要加入情绪，不提出要求，孩子是能够接受事实并且也愿意给出解决方案的。

比如，有家长因为孩子整夜玩游戏并且大呼小叫，很影响家人休息，在说与不说间纠结了很长时间后，决定去找他谈谈，不说道理，不提希望他怎么做，只心平气和地表达了自己的感受，结果从此以后孩子晚上到了睡觉时间后就自觉地不发出声音，并没有出现担心中的反应。

至于引导的技巧，《如何说孩子才会听，怎么听孩子才肯说》这本书里讲了很多，可以学习参考，但要防止机械地照搬书上的方法，让孩子感觉到太假，从而对家长不信任。

如果对孩子当前的行为充满愤怒，而且无法通过观呼吸消除时，外出一段时间是很好的办法。心情平复后，可以试试通过小纸条、发微信等非面对面的方式，将自己的感受告诉孩子。只说自己的感受，不要对孩子的行为进行评价，更不要把你对孩子的理解告诉孩子，不然可能会影响共情的有效性。

当然，每个家庭情况不同，需要家长根据自身情况灵活掌握，没有可以普遍适用的方式方法，切不可机械照搬照抄。

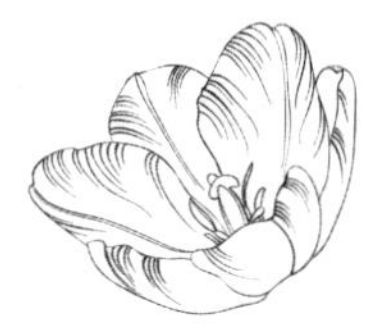

## *5* 冷静面对孩子的情绪失控

孩子因为某件小事的刺激，产生激烈的情绪失控，这样的场景也经常会在一些抑郁家庭里出现。在出现极端事件时，保证生命安全是第一位的，任何方法都不能违背保证生命安全这个至高无上的原则。

情绪产生以后，需要一个宣泄的出口，如果无法向外宣泄，就只能向内攻击。宣泄情绪的手段主要有 3 种：狂暴行为、倾诉、哭泣。孩子生病很大程度上就是因为情绪得不到宣泄，导致向内攻击而产生的。当孩子在表达情绪时，家长所有试图直接给孩子答案、安慰的做法，都不是好方法，结果大多只会堵住孩子的情绪出口，导致向外宣泄过程的中断，还可能会导致孩子向内攻击。尽管家长可以装出若无其事、内心平静的样子，但孩子还是能够感受到的。

当孩子为了宣泄情绪而攻击自己或乱砸东西时，家长在孩子允许的情况下，可以去拥抱孩子，让孩子的情绪平静下来。前提是，孩子允许你接近，而且你自己的内心是平和的。如果家长很紧张，就去做观呼吸，让自己的心情迅速平复下来，再去很平静地、温暖地抱着孩子，等待孩子情绪宣泄结束。如果孩子在哭泣，任何会导致孩子情绪宣泄中断的行动都是不可取的。即使是孩子在大哭时给他递上纸巾，这也是很不好的做法。正确的做法是抱着孩子，等他平静下来之后才给他递上热毛巾。

如果孩子有对家长倾诉的意愿，对于改善与孩子的关系而言是很好的时机，关键是家长要做到正确倾听。此时，应全盘接受孩子的观点，不要求、不指导、不鼓励。此时的拒绝可能会导致孩子倾诉的中断，家长在这个时刻要认真听孩子说，给予适当的回应即可，比如“嗯嗯”“是的”之类。

从某种意义上来说，孩子的情绪找到出口、得到宣泄，而且家长也能够完全接纳、充分包容，就像大海一样，给孩子一个广阔的空间，对孩子来说是一个很好的疗愈机会，家长不必为此担忧。

《佛陀教你不生气》一书中有一个词：“安详”。当你的孩子不快乐、不微笑时，你也就笑不出来。我们做不到喜悦，那就先从安详着手。当你迈出安详的第一步，这一步不仅是为孩子，更是为自己，是为我们的世界而迈。通过学习，我们知道了孩子的病是在提醒我们，要改善家庭的氛围，要学会修心，能够心平气和地面对一切，不再强势，放下自己的焦虑，能够安详地与孩子交流，进而带动孩子，让他也放下焦虑。

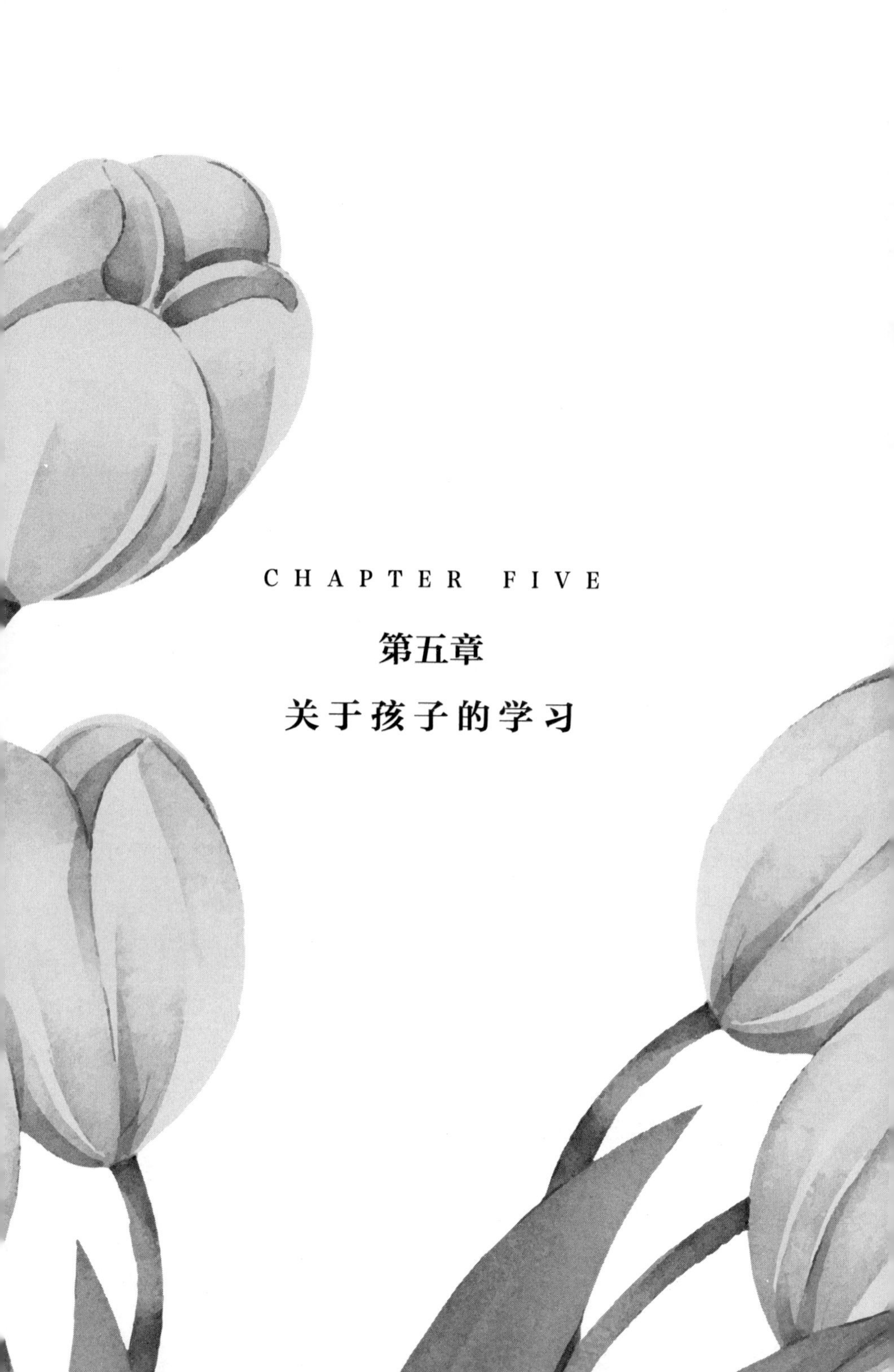

CHAPTER FIVE

# 第五章

# 关于孩子的学习

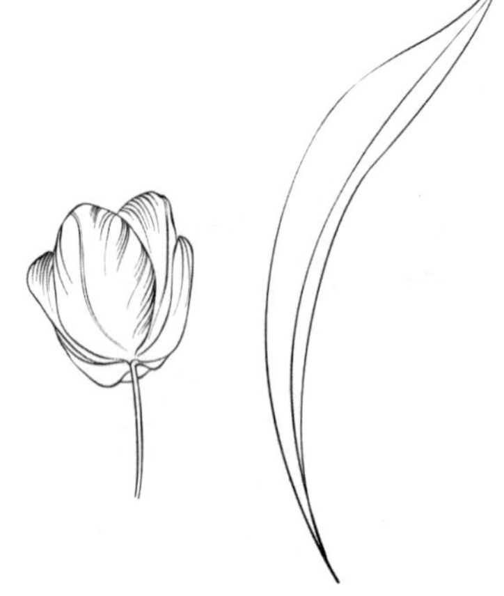

## 1 平静接受学习意愿不足

对于孩子来说，除了家庭外，学校是最消耗能量的场所，因此，学习意愿不足对他们来说是很平常的事情。家长一定要有充分的思想准备，要学会去适应这种变化。

孩子表现得比较多的是缺少学习兴趣、不愿意去学校，在学校会因为不合群而受到排斥，或被欺侮，而老师也经常会因为不了解或担心影响班级成绩而歧视孩子。当孩子不能坚持学习、感觉比较迷茫时，要学会不带情绪地引导，让孩子自己找出问题的症结，让孩子自己发现放弃学习对未来的影响。千万不要把自己的担心强加给孩子，不要把你担心的后果告诉孩子。至于孩子临阵退缩，不能实现自己的承诺，是抑郁症残留症状的正常现象，对此家长要能做到无条件接纳。

家长一方面要照顾好孩子的情绪，给孩子一个安全、安心的空间，另一方面要处理好与学校的关系，视实际情况与校长、老师做好沟通，争取得到学校的支持，给孩子一个宽松的环境。对于孩子的转学要求务必慎重，因为没有解决家庭问题之前，孩子到了新的环境，会感受到新的压力，环境适应性问题还是会出现。没学会游泳时，换个泳池同样也不会。

如果孩子在休学中，情况就更加复杂。孩子休学后，一般都会经过治疗，状态趋于稳定，但面对复学后的压力，大多会产生恐惧。这个时候，家长对复学成功的关注程度越高、抱有的希望越大，给孩子的压力就会越大，复学失败的概率也就越高，对此家长务必要有清醒的认识。家庭氛围是孩子复学成功的保障，坚守“三不”原则，放下期待，为孩子做好必要的准备，如与学校做好沟通等，是家长最重要的任务。

考前焦虑是复学之后必然会出现的，不用说孩子，就是成年人在面临季度、年度考核时也会有焦虑情绪，对此家长务必要用平常心看待，提前做好准备、采取措施进行疏导。一般来说，孩子能坚持到考试，学校的环境也会是比较友善的，家长可以在学期之初就与班主任及任课老师等建立良好的沟通，到时候可以提前通过老师给予孩子适当的缓解。

孩子因为对学习的焦虑而出现情绪波动时，家长要能够接纳孩子的情绪，对结果保持平常心，创造一个充分尊重孩子意愿的环境，支持孩子自己度过这一段时间。须知，家长与孩子的交流中，所有的承诺都是用来要求自己的，不是用来要求孩子的。

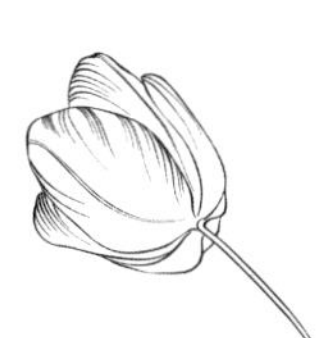

## 2 复学是对家长的考验

很多家长都面临着孩子复学、高考的问题。很多时候，孩子愿意复学，但身体状况很难坚持，或者虽然已在读书，但很难跟上学习节奏，不适应紧张的校园生活。

家长务必要记住，是孩子需要复学而不是家长，不能因为家长的期待使得孩子不得不在没有充分准备的前提下复学。如果孩子明显表现出动力不足问题，家长只能等孩子自己积蓄能量。是孩子能不能拿到文凭重要，还是他的健康更加重要？以前我们会觉得只要孩子能活着就好，当孩子渐渐好起来后，我们的期待又会上升。其实孩子这种不正常的认知真的不赖孩子，父母以往的不当言行、不合理认知对孩子的影响是相当重要的原因。所以现在需要静下心来去改变自己的心态，改变自己的思维，带动着孩子去改变。过多考虑未来于事无补，因为未来不可期，最重要的是回到现在，处理好当下的状况。

当孩子出现复学障碍时，家长可以将整个过程分解成为几个小目标：通过“三不”促使孩子放下焦虑；通过引导而不是劝导来提升孩子动力；通过老师的帮助促使孩子做出决定；通过创造宽松环境为孩子复学注入能量。

老师需要处理的事务很多，尤其是开学季，导致孩子往往不能主动与老师沟通。一般来说，孩子在此时对家人的接受程度远不如外人，老师介入是合适的。家长在此时要发挥作用，与老师反复沟通，探讨合适的话术，这在很多时候能起到决定性的作用。

将大目标分解成小目标，有助于我们放下焦虑、建立信心；做好孩子复学环境的建设，家长要做细致的工作，找到合适的人，采取合适的话术，以应对不同情景；为孩子创造良好的家庭氛围，持续为孩子赋能。三管齐下，孩子复学的道路会更加顺利。

复学应该而且必须是孩子的复学，而不是家长的复学。一切要以孩子的情况为前提。

## 3 复学环境的建设

面对复学后的压力，孩子基本上都还没做好充足的准备，内在的动力不足，这就造成了家长的焦虑。

此时，家长应该放下焦虑，守住“三不”，务必要充分尊重孩子自己的复学意愿：你愿意复学，我支持你；你不愿意复学，我也很平静地无条件接受这个事实。只有这样才能给孩子能量。如果家长处于持续焦虑状态，孩子的复学意愿会更弱。如果孩子自己复学意愿很强烈，而且通过家庭氛围的调整，孩子的能量已有明显增强的话，是可以考虑让孩子复学的。不过，经常会出现孩子自己想去复学，但由于身体状况使然，他们对学校生活感到深深的恐惧，这个时候，也要坚持“三不”，尊重孩子，不提出要求，做好陪伴。

复学成功只是第一步，出现反复几乎是每个复学的孩子必然会出现的状况。他要重新适应新的环境，重新建立新的社会交往，情绪变化是很大的。孩子确定去复学后，家长要根据情况跟学校有一个合适的交流，让学校给他一个相对好的环境。

但每个学校环境不一样，有些学校是坚决拒绝，或者设置一个很高的门槛，有些学校可能会更宽容一点，所以需要家长根据实际情况灵活掌握。

有些在外地上学的孩子不希望家长在身边出现，是因为他跟家长之间还没有建立起充分的信任关系，要谨慎处理。原则上充分尊重孩子的意愿，一定要抱有平常心，不管孩子复学成功与否，无论自己内心有多焦虑，在孩子面前就要抱着无条件信任的态度，给孩子充分的信心。另外，要建立起与学校畅通的沟通渠道，便于及时掌握孩子的动态，正确应对。

对于孩子的复学环境早做准备，复学成功的概率会更高一些。至于孩子愿不愿意参加复学训练营或是报名后愿不愿意参加活动等，我们还是要守住“三不”。

复学是孩子自己的事情，要充分尊重孩子的意愿，把他们的事情完全交给他们自己去决定。当他们主动提出需要家长支持的时候，再参与进来。

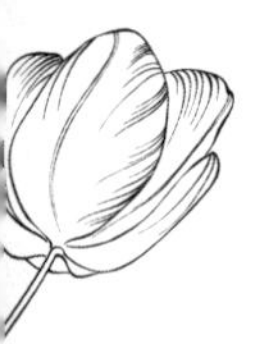

## 4 处理好与学校、老师的关系

学校的环境是青少年抑郁症的重要成因。孩子在学校里受到老师、同学歧视，甚至遭到校园霸凌，家长要一分为二地分析、接纳。

学校对孩子的负面影响是客观存在的，这个无须否认，但孩子的抑郁情绪会让他们放大负面事件的影响程度。家长对此要抱有平常心，理解学校的管理规则，理解老师的行为模式，学会用实际行动支持孩子。

在处理与学校的关系上，在孩子自身能量不足的情况下，并不适合跟学校联手让孩子完全按照学校的要求来。要始终站在孩子这一边，在这两者之间找到一个平衡点，改善与孩子直接接触的班主任、任课老师的关系，建立起畅通的沟通渠道，为孩子创造好的小环境，给孩子信心和实实在在的支持。对孩子与同学关系的处理，要给孩子充分的信任和信心，引导孩子去面对，支持孩子用自己的方式解决问题。

在尊重学校规则、尊重老师上，不能僵化，不要把自己的规则强加给孩子。孩子的情况比较特殊，可能做不到按通常的标准来遵守规则，对个别老师会产生怨恨，但并不意味着孩子对学校规则、对老师不尊重，这只是一种残留症状的自然流露，家长对此要睁一只眼闭一只眼。此时一方面做家校沟通，在不对孩子产生负面影响的前提下帮助孩子改善环境；另一方面要充分挖掘孩子的亮点，比如自己完成请假手续，处理好自己的情绪后能够继续坚持上学，平静地表达自己的心情等，对于孩子细微的成长表示自己的喜悦。对于个别老师的不当行为，家长同样要做好引导，让孩子自己说出解决方案，充分信任孩子，最好是等孩子提出要求后，家长才去介入。

原则上家长应该向学校通报孩子的状况，以期学校、家庭形成合力，共同度过这一段困难时期。但基于当前社会对抑郁症的偏见和不友好，以及学校对学生成绩、升学率的期望，老师个人风格、孩子病耻感强弱等具体情况，需要家长谨慎对待，综合考量，灵活处理，贸然行事可能会适得其反。强制孩子完全遵守学校的规则，不是一个明智的做法。

当孩子进入社会以后，是否向单位领导公开抑郁症的情况，可以同样按上述原则处理，在不是十分必要的情况下，给孩子保留一个秘密、保留一份自尊，可能会比较好。

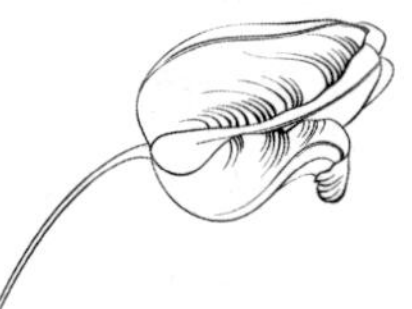

## 5 上大学陪读问题

如果在高考填写志愿前就患抑郁症的，填写志愿务必就近，路远的发病后不能及时照顾到，后患很多。

### （1）需不需要陪读？

从理论上讲，如果孩子抑郁症已经缓解，缓解后自知力也是完整的，那么独立在外地上大学，自己服药是完全办得到的，但这只是理想状态。有的病人恢复良好，母亲天天发短信，提醒病人服药，病人几年没有复发，这种例子是有的。但也有部分抑郁症病人，不能独立在外地上大学，需要陪读。

**符合下述指证之一的就需要陪读，不要犹豫：**

①抑郁未完全缓解的：病人残留自我评价过低，对通过考

试感到恐惧，想到读书就害怕，但又不得不就读的，需要家人陪读。

②症状频繁波动的：目前虽说抑郁症状稳定，但根据病人既往病史，不到2个月就要波动一次的，需要家人陪读。

③服药不自觉的：病人每次抑郁症发作就认为治不好了，不肯服药；抑郁症缓解了又认为不会再发了，又不肯服药，每次服药要人催。尽管医生说明抑郁症是反复发作性疾病，需要持续服药，但病人不以为然，则需要家人陪读，督促服药。

关于陪读，家长犹豫的原因有：

①经济损失。子女上大学，一般父母还没有到退休年龄，所以父母之一去外地陪读，收入有损失。出租屋的房租也是一大开销，在外地陪读，父母自己生活也不习惯。可是，如果不陪读，孩子抑郁症发作时没有监护人在身边，等于是把一个不会游泳的人扔进水里，又不给救生圈，任其自生自灭。孩子一旦轻生，这些经济损失和生活上的不习惯与人命比起来，哪个更重？如果家长说，既然让抑郁症孩子单独在外地读书，就等于是把他扔到水里，那他不读这个书就是了，让他回来总可以吧？那家长又要权衡了，是孩子读书有个大学学历重要，还是你陪读的经济损失和生活上的不习惯重要？

②孩子名声。家长会说，学校里还不知道我孩子有病，让他出来住不等于是告诉学校他有病吗？其实现在没病的孩子，在集体宿舍里住不惯搬出来住的也不计其数。

### （2）出租屋

陪读必然在校外租房，不要求大，但要求离校近（5 分钟自行车车程），以便病人中午能回来。出租房不在一楼的，要装有防盗网，以免病人抑郁症发作时，冲动性跳楼轻生。

### （3）陪读者

陪读者一般是父母之一，如果父母都陪读，则经济上难以承受，通常是母亲陪读，父亲挣钱，用以经济支持。母亲如为工人，50 岁就能退休，可以全职照顾。

陪读者一是不能迁就病人抗拒服药，要让病人按时按量服药，这是原则；二是时刻提醒自己是来照顾子女的，不再兼有教育角色，所以一定要把孩子当病人，而不是当正常人来对待。只要他高兴，学业顺利，就可以了。你看不惯的生活习惯别管，你看不惯他买的东西别管。他对你发火，你要考虑的是：我哪里惹他了，下次别再惹他了。不要跟他讲道理，越讲越纠缠不清，越讲他越嫌烦。陪读者要为病人交好水费、电费、上网费、电视宽带费，买好日用品，做一个全职保姆。你把这些都做到了，你会发现孩子不像你讲的那样蛮横，其实蛮讲道理的，挺好伺候的。陪读者不要放松对病人的陪伴，不要到外面打工，不要过多地参加当地的社会活动，记住，你来就是帮助孩子度过这四年的异地生活，如果因为打工或社会活动而疏忽了孩子，孩子在出租屋轻生，你会不会后悔？

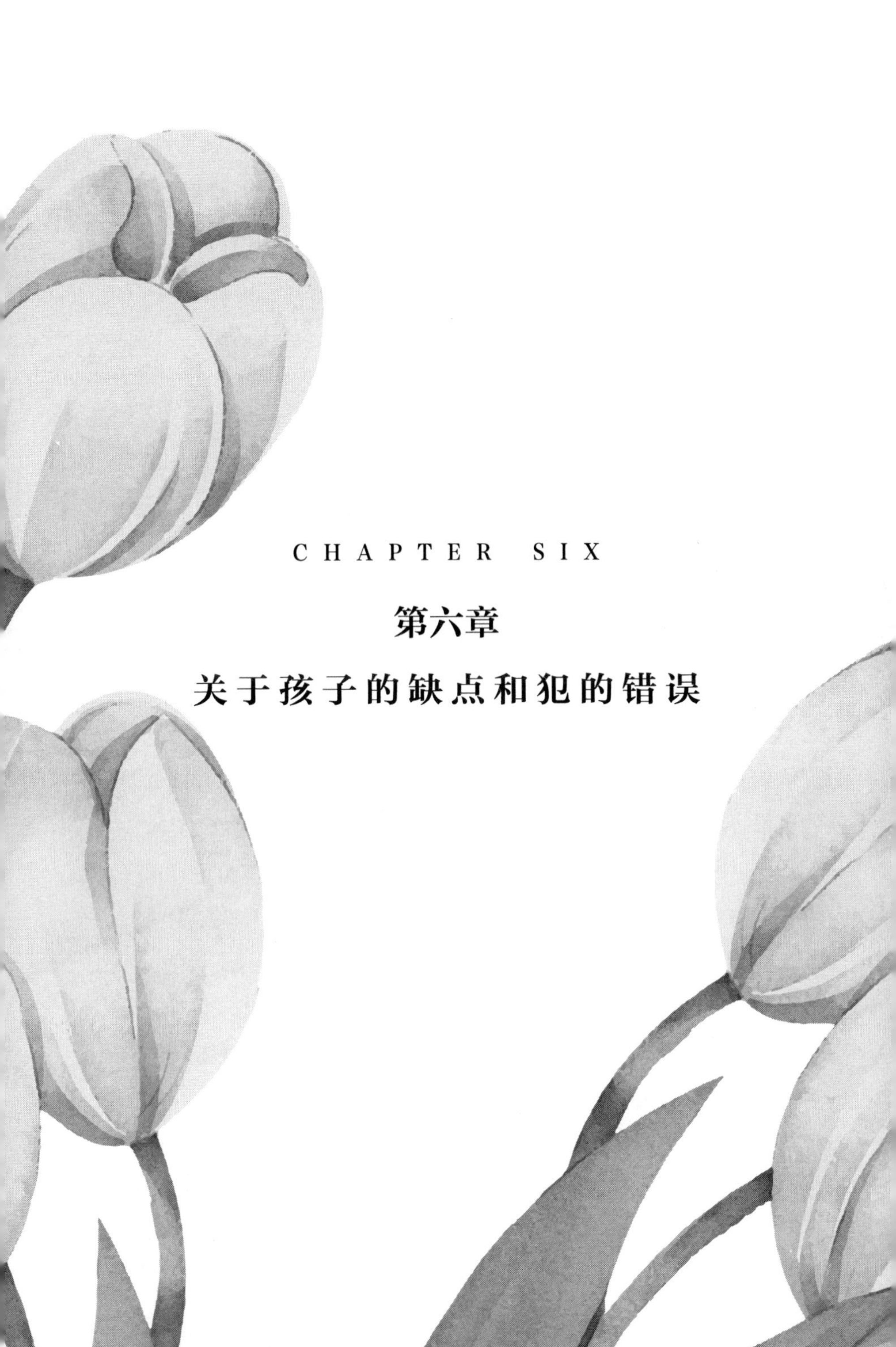

CHAPTER SIX

# 第六章

# 关于孩子的缺点和犯的错误

有些优秀人士回忆起他们的童年时总是说，家长没怎么管教过他们，而是尊重他们、潜移默化地影响他们，最终他们走上了成功之路，这就是老子所言的："太上，下知有之。"所谓无招胜有招，无为而为。当然，这需要很高的修养和技巧，一般人不容易做到。

但就算做不到，作为家长努力的方向，让孩子顺应天性自然而然地生长，则善莫大焉。

世界上最浪费时间的事就是给年轻人讲经验。讲一万句不如自己摔一跤，眼泪会教他做人，后悔会帮他成长，疼痛才是最好的老师。人生该走的弯路，其实一米都少不了。

问题也就出在这里，不是孩子不行，是你不敢放手让孩子去做，结果孩子得不到锻炼，慢慢地就真不行了。孩子会委屈地说，你亲手绑上了我的翅膀，却埋怨我不会自己飞。

作为家长，"放手"这个事，说起来容易，做起来很难，为什么呢？因为焦虑，怕孩子冷了、热了、摔了、被坏人伤害了等。

但作为家长，不要剥夺孩子犯错误和悲伤的权利。犯错误说明有勇气，孩子犯过错误才能成长。一个孩童时期很少犯错的人，你能想象他成年以后会乐观、包容、百折不挠吗？

孩子能悲伤，能哭出来，也是好事。哭很健康，憋着才容易出问题。

## 1 接纳孩子的不良习惯

对于患病的孩子来说，在正常人的社会里扮演一个正常人是很困难的事。在社会上，孩子只能装作自己很健康、很阳光，回到家里以后，怕家长痛苦，他又得装出家长希望看到的样子。每个患有抑郁症的孩子都是非常善良的，他们不愿意把不好的情绪向外攻击，所以只能攻击自己，时间长了才会抑郁。如果我们时时刻刻在关注他的一举一动，他也只能继续伪装下去。最终只能把自己关在房间里，躲在自己的天地里面，选择晚上来做事，以减少与社会的联结，因此会日夜颠倒。在虚拟的网络空间里，谁都不认识谁，他才可以不用去装，通过骂人、讲脏话这些方式，把不良情绪宣泄出去。

有毒的关系好过没有关系。孩子沉迷于游戏，是因为他知道在现实生活中已回不到从前；孩子不出门，是因为他知道外面没有他的位置，只有家里是相对安全的。如果我们一定要让他恢复正常的白天活动、晚上睡觉的生活方式，不让他玩手机，不让他打游戏，搞不好就是把他唯一的疗愈路给堵死了，这个后果大家心里应该都清楚。

家长成长学堂的目的，就是希望通过家长的改变来带动家庭氛围的改变，从而给孩子一个引领、一个榜样，给孩子安全感，让他们能够安安心心地去应对社会上的种种压力，这才是孩子康复的根本。孩子患病，不良的家庭氛围是非常重要的原因。

那么家庭氛围如何改变呢？家长要从自己做起。**我们就做好一件事：活在当下。不要活在对过去的悔恨中，也不要恐惧未来会怎么样。**只要你踏踏实实地活在当下，相信你的家庭会越来越好，只要今天比昨天好、明天比今天好，这就足够了。只要方向找对了，向前走的每一步都是向目标靠近的一大步。

家长回到家看到孩子这种状况，还要发自内心地产生喜悦、放下担心，确实很难做到。但我们是家长，如果连我们都做不到，那么凭孩子这点儿社会经历，凭孩子这点儿认知，他能做到吗？所以我们家长要认真学习，把自己的能量提升上来，从而引导孩子跟过来。我们一定要把心收回来，允许孩子体验他自己的痛苦，而不是跑进他的世界去把他拉出来。用我们的快乐、用发自内心的喜悦来感染、影响他，让他顺着我们传递的那种喜悦走出来。

我们之前对孩子的高要求给了他们很大压力，是导致抑郁症发生的主要原因之一。孩子长大后会形成自己的行为模式，会希望能够摆脱家长的束缚。家长要放下担心，选择信任，让他们有自己安全的空间。孩子在社会上所承受的压力已经够大了，家庭就不要再给他们压力了。

当我们不再关注孩子的不良习惯，孩子就不需要耗费能量应对我们的关注，就可以因为有我们的支持而有力量去面对真实的世界。

## 2 不能给孩子贴标签

贴标签意味着给了孩子一个固定的负面评价，是从自己的角度对孩子的行为进行评判，说到底就是不能充分接纳孩子的不完美。给自己贴标签也是一样，是不能接纳自己的不完美。同样也不应该给其他人贴标签，这很容易让自己的思维被引入到固定的模式中，反过来被这种概念化的标签所困。

很多家长对孩子现在的状态表现出焦虑，给孩子贴上各种所谓不良习惯的标签，并试图解决孩子的问题，比如沉迷手机、饮食不正常、不愿出门等。所以我们除了要坚持“三不”外，还要学会区分我们想要解决的是孩子的问题还是自己的问题。担心是外部事物在我们内心的投射，焦虑源自我们自己内心的不安。很多时候，尽管我们想去解决孩子身上的问题，但实际上解决的不是孩子的焦虑，而是我们自己的焦虑。这种解决方式往往会引起孩子的对抗，也就是说，是以增加孩子的情绪负担为代价来解决自己的问题，得不偿失。

有些孩子由于年龄还小，对不良生活习惯的危害不是很清楚，对此，除了放下担心外，家长还应该认识到，正因为孩子的年龄小，认知模式还没有定形且大多来自家长的教导，引导得当，对未来的影响就会小很多。家长自己成长起来，给孩子一个榜样，孩子越小，这种榜样的力量就越强，孩子改变的速度、质量就越高。我们参加家长成长学堂的学习，就是踏上了一条攀登的路，只有我们努力向山顶攀登，孩子才会跟着我们向上，去看到不一样的风景。如果我们大人都做不到，仍然让自己停留在山脚下，又如何能让孩子去面对这一切呢？自我成长，是家长的义务，更是孩子成长的希望。

我们要时刻记录和记住生活的美好，不给孩子贴标签，更不要给自己贴标签。人和人的不同才是常态，同质化反而不正常，所以要努力避免对别人求全责备。对于所有一概而论的话，都持怀疑态度。这种话有很强的误导性，因为它会引导我们忽略反例。

## *3* 尊重孩子的退缩

孩子状态的反复是家长们遇到的比较多的问题。孩子好不容易答应去行动了，可是在出门前的时刻又退缩了。孩子面临复学时，经常会出现反复，会多次在复学与否和选择哪个学校等问题间反复，或者状态好一点了，又会给自己制定一个好高骛远的目标。

孩子这些行为可以概括为动力不足，他有很强烈的改善愿望，但能量的缺乏导致了他不能开始行动，这是抑郁症患者的基本特征之一。

其实这很正常，几乎每个郁金香家庭都经历过。以往的经历几乎耗尽了整个家庭的能量，孩子状况改善后，向好的动力增加，但能量不足，还不能完全带动自己，就很容易出现反复、退缩。此时家长的能量也还在恢复过程中，心中的期待还是不能完全放下。

这个时候的基本原则是不给压力、顺其自然。当孩子退缩时，通常会伴随着内疚，此时不问、不说才是代表允许。“作业想写就写，不想写就不写”之类的话，说明家长只是在无可奈何的情形下接受了孩子的行为，而不是真正的接纳，这类话仍是在对孩子施加压力。家长要积极行动起来，守住初心，看到孩子的努力，不要因孩子的改善而蠢蠢欲动。家长要不断给孩子更大的空间，起到榜样的作用，让孩子在家里就能补充到能量，增强动力。

孩子与家长之间存在着一种心灵上的感应，家长首先要把自己的状态调整好，把心收回来放在自己身上，提升自己的能量，努力使自己能够完全接纳孩子的消极状态。不要像监控探头一样时时刻刻盯住孩子的一举一动，不要用情绪对抗情绪，这会让孩子感到紧张而更加封闭自己，同时也要学会用适当的方式向孩子表达你们的关心和接纳，让孩子感觉到你们的爱和能量。

在孩子情绪合适的时候，可以通过逐步提问的方式，引导孩子探索自己的需求，引导他说出各种各样不能行动的理由，让他自己发现问题所在，交流中千万不要去评价孩子的言行。如果亲子关系还没有到能够有效交流的程度，那就允许他的不表达，等待合适的时机。如果孩子的状态还可以，愿意跟你沟通，通过这个过程，他就会慢慢地看到自己的问题，知道自己到底想要什么。这个过程中，家长需要储备充足的能量，能够充分接纳孩子的情绪，不会被孩子的情绪引发自己的情绪，导致对抗。

在孩子还没有完全康复的情况下，退缩可以说是必然会出现的，对此家长只需要尊重、共情，持平常心即可，试图纠正的努力通常不是合适的方法。

## 4 社交恐惧是正常现象

很多家长都提到孩子不愿意与同事、同学交往的事情。孩子们在社会上多表现为不喜欢与人交流，在学校很难融入环境；在单位除工作需要之外，基本上没有建立起人际交流；与亲戚相处也缺少应有的互动等。抑郁症的孩子有社交恐惧是很正常的一件事情，我们无须担忧。只要孩子的能量提升了，他们自然就会拥抱社会。

社交恐惧通常会出现在孩子只是一个旁观者的时候，多见于参加各种应酬，或是在人多的商场、饭店、会议等。社交恐惧源自孩子对自我的低评价，是孩子缺乏内在力量的表现，也是不自信的表现。低评价源自孩子因得不到足够的赞许、肯定而产生的怨恨。孩子对我们的怨恨，其根源来自对我们深深的爱，因为这份爱没有变成他们期待的样子，才会产生这种负面情绪。试想，我们在小的时候，是不是也这样看待家长的呢？

社交恐惧是“果”，我们更应该在“因”上努力，让他感受到自己的重要性，看到对他人的价值，从而获得存在感和成就感。如果能够参加一些公益活动，他就能从中汲取到能量，能够从他人的赞许中增加自信。当然，这种活动必须是孩子自愿参加的，而且孩子的能量也足以支持他完成这项活动。

纠结于过去，会让我们产生愧疚，为没有给孩子足够的爱而愧疚；纠结于未来，会让我们产生恐惧，为孩子没有前途而恐惧。放下这一切，过好当下，把我们对孩子深深的爱表达出来，很多时候只需要一个眼神、一个抚摸、一个拥抱，甚至语言都是多余的。毕竟我们与孩子存在心灵上的默契，不一定都需要用语言来表达。

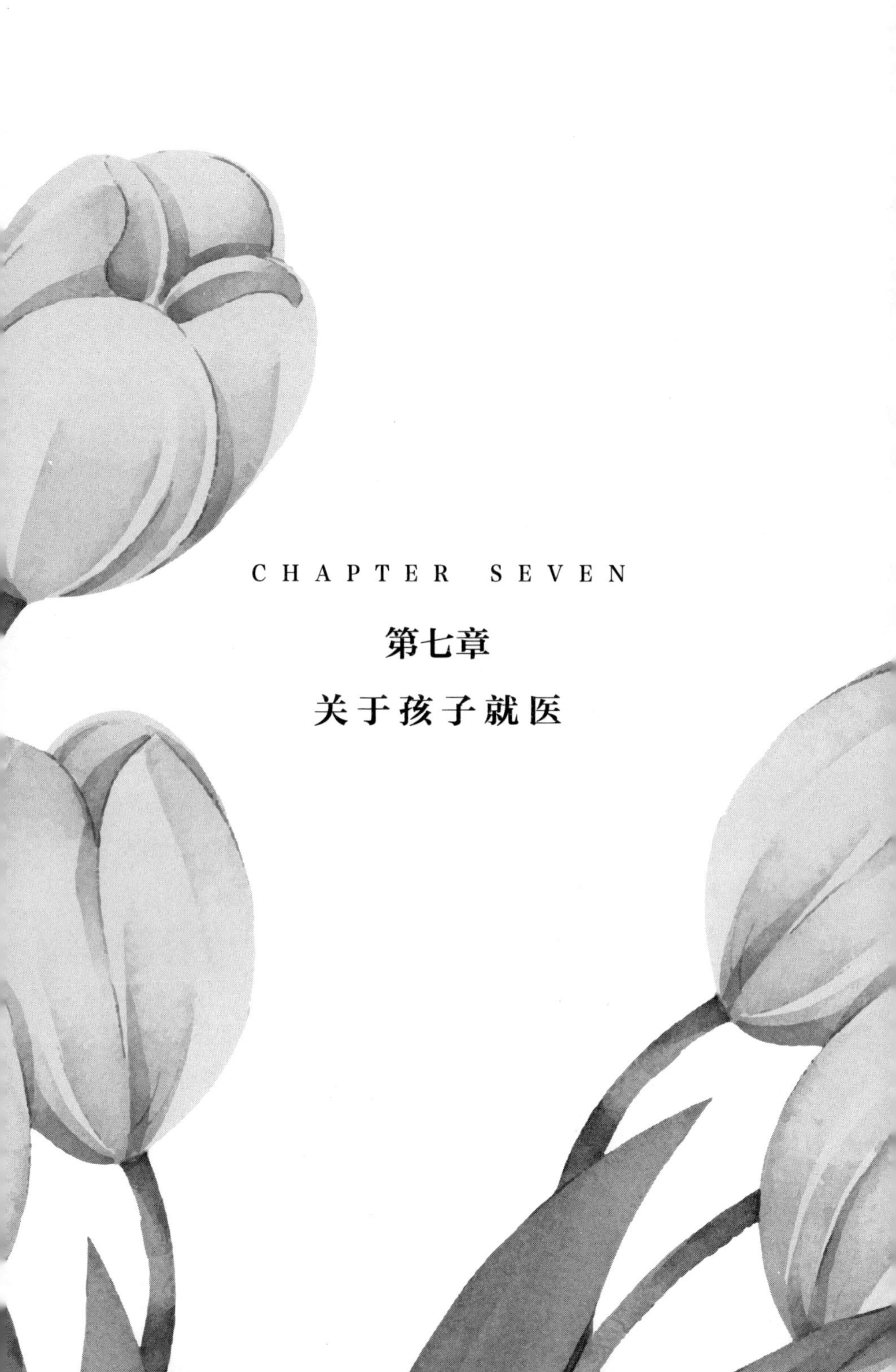

CHAPTER SEVEN

# 第七章

# 关于孩子就医

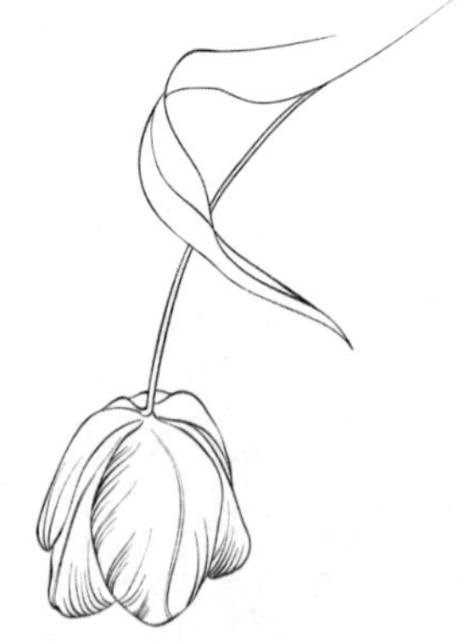

《中国抑郁障碍防治指南》中指出，儿童青少年抑郁障碍的治疗，应坚持抗抑郁剂治疗与心理治疗并重的原则。

## 1 信任医生

孩子就医过程是家长非常关注的问题。对此，我们提醒家长要尊重医生的专业判断，有关医学方面的问题，包括是否应该入院治疗、如何用药等，应当由医院和专业医生负责解答。郁金香家长成长学堂是志愿者组成的公益组织，不具备出具专业医疗意见的资质与经验，也不提供医学方面的任何建议。如果出现危及生命的紧急情况，家长务必采取任何可以采取的措施，以确保孩子的生命安全。

与医生的沟通出现问题，应该区分是家长对医生的不信任而产生的问题，还是医生的沟通意愿问题。由于抑郁症患者个体差异大、共生症状多、药物起效慢且副作用强烈，医生在治疗过程中经常对药物进行调整，一些家长因此对医生产生不信任，从而影响医患双方的正常沟通，还会对孩子产生不良影响。

还有一些医生不愿意给家长和孩子联系方式，也是造成沟通不畅的重要原因。

抑郁障碍的病因与发病机制还未明确，临床上尚不能进行病因学诊断，只是根据症状的特征与演变进行诊断和鉴别诊断。由于诊断方法在家长看来只是填几个量表、问几个问题，所以容易对医生产生不信任。这种情绪会影响孩子的治疗效果。

擅自停药不可取，只会把病情弄得更加复杂，影响后续的治疗。抑郁症的药物从开始服用到产生效果，正常情况下需要 3 周以上，其间会根据孩子的情况反复调整。精神类药物通常都会有较强的副作用，治疗过程中出现不良反应和病情反复都在所难免，因此，医患双方要建立充分的信任，否则会严重影响治疗的效果。

有的患者擅自停药是有道理的，例如出现某种不能耐受的严重不良反应，在没来得及看医生以前，将所怀疑的药物停掉，然后尽早看医生，由医生决定。

实际上，对孩子治疗过程的过度关注，就是家长内心的一种焦虑表现，是基于对孩子前景的恐惧而产生的。不信任医生，会让家长产生更强烈的焦灼感，这种不好的感觉同时还会影响到孩子，应该尽量避免。家长放下担心，提升自己的能量，是给孩子信心从而增强走出来的动力，是解决医患双方信任问题的最佳方式，也是对孩子负责任的做法。应当多跟医生交流，让医生充分掌握孩子的情况，做出更加准确的判断，这也有助于增强双方的信任，毕竟我们与医生的共同目标都是为了孩子的健康。一直对医生质疑甚至擅自停药，只会耽误孩子的治疗。

如果孩子与医生能够保持沟通，说明孩子对这位医生已建立了充分的信任，家长无须纠结他们之间交流的内容孩子不愿意告诉家长，也建议不要去打听，以免破坏孩子对医生的信任，相信医生在出现紧急情况时会通知家长的。

当然，家长也要理解，医生面对众多的病人与家属，没有足够精力去回答所有的咨询。因此，与医生建立良好的沟通，争取把医生变成你的家庭医生，这才是每个家长要想方设法去做的正确的事情。

## 2 信任孩子

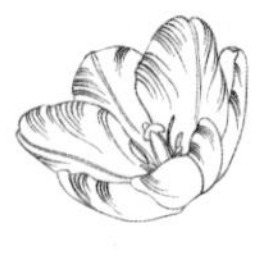

抑郁症的孩子是真的在生病，不是在作、矫情，只不过这个病很复杂，家长务必要保持冷静。孩子其实知道自己的情况，也知道这种情绪不对，但他们在生病，无法控制自己。我们家长的任何焦虑、愤怒、排斥等不良情绪，包括千方百计想让孩子尽快好起来的想法都是一种压力，都会加重孩子的病情。孩子的情况会深深影响家长，如果全家都处在一种压抑的氛围中，对孩子很不利，也容易让家长自己的情绪出现问题。孩子出现问题后，家长继而出现心理问题的也不在少数。

要收回对孩子的担心，控制好自己的情绪，不断增强自己的能量，让自己阳光起来，让家里的氛围变得开开心心。只有这样，才能进行长期的持续治疗和康复，带领孩子走出来。认真参加家长成长学堂的学习是一种比较好的改变自己的方法，要让孩子能够真真切切感受到家长的努力与改变，从而促进家庭氛围的改变。

孩子拒绝看病很常见，这说明孩子对自己的状况缺乏清醒认识。这个时候，家长不可心急，如果一味劝说孩子去就医，大概率适得其反，导致孩子与家长的关系紧张。如果情况危急，家长要采取果断措施，阻止事态向坏的方向发展，不能一味无原则迁就。除此之外，一般应尊重孩子的意见，尽量做好引导，避免拖延病程。

开始治疗后，还有一个孩子适不适应医生的问题，尤其是心理医生，最好选择一家合适的专业医院。信任医生，多与医生沟通。总的来说，每个家庭内部关系不同、孩子的病情程度不同、周边环境不同，需要家长有足够的智慧来观察孩子的情况，做出合理安排。

**当选择专科医生或寻求治疗方案时，请务必征求孩子的意见。**如果你希望孩子有意向参与治疗，请不要忽视他们的偏好并自行做出决定。没有一个治疗师能包治百病，也没有任何一种治疗方法适合所有人。如果孩子感到不舒服或者只是与某个心理医生或精神科医生“不来电”，请寻找更适合的专业人士。

当情况有所好转时，有的孩子就不愿意继续吃药，擅自停药又容易造成病情反复而导致更不能坚持服药。家长一定要与主治医生经常保持沟通，让医生随时了解孩子情况，及时调整治疗方案。科学研究表明，经过抗抑郁治疗，大部分患者的抑郁症状会缓解。首次抑郁发作缓解后约 15% ~ 50% 的患者不再复发。发作 3 次以上，治疗缓解后未接受维持治疗的患者，复发风险几乎是 100%。抑郁症状缓解后，患者一般可恢复到病前功能水平，但 20% ~ 35% 的患者会有残留症状，社会功能受损。

对于药物的使用，要听取医生的建议，孩子有时候会夸大药物的副作用而影响治疗的依从性。原则上应当尊重孩子的意愿，不强迫孩子，如果孩子病情不稳定，情绪出现剧烈波动，擅自停药或大量吃药都是很常见的现象，这时家长可以适当介入，帮助孩子养成按医嘱定时、足量服药的习惯，提高孩子的依从性。如果病情稳定下来，或是孩子自己有强烈意愿的话，也可以交给孩子自己去管理，这个时候药放在谁那里其实都不是问题。家长要权衡利弊，找到合适的处理方法。当然，这要充分尊重医生的专业判断以及孩子的意愿，但前提是不要因为担心孩子而强行介入。只要孩子有改善的愿望，通常也愿意交给家长去管理药物，关键是家长如何做好引导而不是强行要求。

总之，在孩子的就医方面，要充分听取医生的专业意见，在没有出现紧急情况的前提下，家长应当充分尊重孩子的意愿，与孩子保持良好的沟通。家长对治疗前景的乐观态度很大程度上能影响孩子的依从性，要致力于改善家庭环境，等待孩子积聚能量。

如果出现紧急情况需要强制送医，若条件允许，建议由外部力量去执行，比如亲戚、社区、学校等，也可以请求110、120的帮助，以确保家长能够继续维持与孩子沟通的渠道。若条件不允许，也尽量由一方去执行，为另一方继续做好陪伴留下余地。

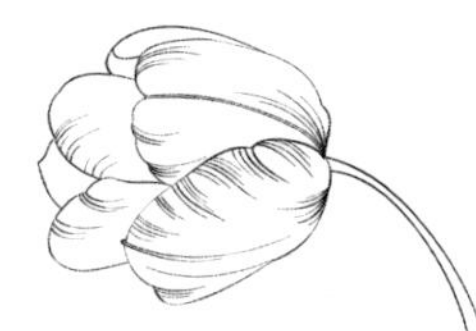

## *3* 用药是一个试错过程

在用药方面，目前还没有哪种抗抑郁剂对儿童青少年绝对安全。SSRI（选择性5-羟色胺重吸收抑制剂）类药物可用于治疗儿童青少年抑郁障碍。目前，舍曲林在国内外均有治疗儿童青少年抑郁障碍的适应证，适用于6岁以上儿童，其疗效和安全性证据较为确切。此外，氟西汀和西酞普兰也是国外治疗儿童青少年抑郁障碍的一线用药，其疗效和安全性得到证实。其他抗抑郁药物，如文拉法辛、米氮平、三环类抗抑郁药等，因缺乏对儿童青少年抑郁障碍的疗效与安全性的充分证据，应慎用。如果单独用药效果不明显，可合用增效剂，但这在青少年抑郁症患者中缺乏充分的临床证据。

用药应从小剂量开始缓慢加至有效剂量。由于儿童青少年个体差异很大，用药必须因人而异，尽可能减少、避免不良反应的发生。抗抑郁剂与18岁以下儿童青少年的轻生相关行为（轻生企图和轻生观念）和敌意（攻击性、对抗行为、易怒）可能有关，使用时应密切监测患者的轻生及冲动征兆。

对于病情危重、可能危及生命（如轻生倾向或木僵、拒食等）、采用其他治疗无效的青少年患者（12 岁以上），可采用 MECT 治疗（改良无抽搐电休克治疗）。

关于医疗方面的问题，家长成长学堂不是专业的医疗团队，专业的诊疗意见需要由专业医生给出，我们并不能就孩子的诊断、治疗、用药等方面给出具体的意见。

根据《精神障碍诊疗规范（2020 年版）》，抑郁障碍的治疗可分为 3 个阶段：一是急性期，治疗周期为 6 ~ 12 周，治疗目标和要点为控制症状，尽量达到临床治愈，最大限度减少病残率和轻生率，尽量促进功能恢复到病前水平，提高生活质量；二是巩固期，治疗周期为 4 ~ 9 个月，原则上应继续使用急性期治疗有效的药物，并强调治疗方案、药物剂量和使用方法保持不变，以预防复发，提高生存质量，恢复社会功能；三是维持期，治疗周期至少 2 ~ 3 年，治疗目标与要点为多次复发或有明显残留症状者应长期治疗，持续、规范的治疗能有效降低抑郁障碍的复发率，维持治疗结束后病情稳定的，可缓慢减药直至终止治疗，一旦发现有复发的早期征象，应迅速恢复治疗。抑郁障碍患者多有躯体症状，包括体重、食欲、睡眠和行为活动等方面的异常，如早晨抑郁加重、食欲明显下降、疼痛、心动过速、便秘等。

一般来说，如果是重度抑郁症，接受医院的正规药物治疗是首选，若是中度、轻度抑郁症，医生会根据情况做出判断是否需要用药。但现实中，许多孩子对吃药非常排斥，一方面是由于强烈的病耻感，另一方面也有药物副作用的影响，有些副作用属于残留症状。因为排斥，孩子甚至会拒绝去看医生，包括心理医生。当孩子的急性期治疗结束后，症状已有显著改善，此时家长很容易擅自给孩子停药，导致复发。

对此，家长需要放下担心，充分尊重孩子的意愿，尊重孩子的选择。如果孩子不是出现轻生及自残行为，或其他紧急情形，在孩子状态相对稳定又比较抗拒的情况下，强行让孩子就医吃药，实际上是家长因为对不就医后果的恐惧而对孩子的攻击行为，通常不能缩短孩子疗愈的过程。建议家长把关注点放在改善自己、改善家庭环境上，给孩子一个宽松的小环境。当孩子能量提升后，就会有力量对抗病耻感，从而解决就医意愿的问题。

在用药方面，我们应当尊重医生。用什么药，由医生定，医生让孩子吃什么药，就吃什么药。如果不相信 A 医生，当然不能吃他开的药，但应立即换 B 医生看。就怕既相信医生，又相信自己的判断，当医生的判断与家长的判断发生冲突时，理智上知道应当听医生的，但内心还是信自己的，自己主张哪些药该听医生的，哪些药不该听医生的。从理性上讲，听医生的比听自己的胜算要高，但做起来就不是那么回事了。这种家长通常自己就有焦虑症状，唯恐医生有错，他一旦怀疑，宁可停掉怀疑的药物。

抑郁症的治疗与常规疾病治疗的不同之处在于治疗方案的个体差异大，因此不能以是否反复调整药物作为对医生能力的判断标准，这方面家长要有充分的思想准备，要与医生经常保持沟通，便于医生随时掌握孩子的状况，及时调整治疗方案。不要试图用我们有限的业余知识来挑战医生的专业判断。

## 4 正确认识心理治疗

在心理疏导等积极措施介入前，建议遵循“三不”原则，区分与孩子的边界，在完全尊重孩子意愿的前提下进行。家长需要把心收回来，专注于提升自己能量和自我成长，我们的身体力行就是最好的答案，我们的成长就是榜样，这才是对孩子最好的心理疏导。如果家长都不能放下担心、恐惧，又如何指望孩子能够做到呢？等到真正把自己的心放下，孩子就会快速靠拢过来，相信孩子情绪崩溃的次数、强度就会明显下降。此时，再去安排专业的心理咨询、催眠疗法等心理治疗就水到渠成了。

心理治疗发挥作用的前提是信任。当前，心理咨询、心理治疗行业鱼龙混杂，在心理治疗师的选择上，不要一味相信声称能够帮你彻底解决问题的专家，而是要把能够与孩子形成良好沟通、产生安全感的咨询师作为首选，同时还要考察该咨询师的学习背景与从业经验，毕竟咨询师的年资是很重要的能力评价指标。

根据《精神障碍诊疗规范（2020 年版）》，抑郁障碍急性期目前循证证据较多、疗效肯定的心理治疗方法包括：认知行为治疗、人际心理治疗和行为心理治疗（如行为激活），这些治疗对轻中度抑郁障碍的疗效与抗抑郁药疗效相仿，但重度或内源性抑郁障碍往往不能单独使用心理治疗，须在药物治疗的基础上联合使用。对于慢性抑郁障碍，认知行为治疗和人际心理治疗的疗效可能逊于药物治疗，但心理治疗有助于改善慢性患者的社交技能及其与抑郁相关的功能损害。

所有的路自己也能走完，苦到头自然会改变，只不过，专业的心理治疗能帮患者节约时间。不要试图通过一次心理治疗就解决一个或所有的问题，因为解决问题的钥匙始终在患者手上，专业的心理治疗师只是告诉你钥匙在哪里，开不开门、开了门进不进去，完全由你自己来掌控。

心理治疗适合不同程度的儿童青少年抑郁障碍患者，有助于改变认知、完善人格、增强应对困难和挫折的能力，最终改善抑郁症状、降低轻生率、减少功能损害。规范、系统的认知行为治疗和人际心理治疗对于儿童青少年抑郁障碍有效，支持性心理治疗、家庭治疗也有一定疗效。轻度患者如果进行 6 ~ 12 周心理治疗后，抑郁症状无明显改善，这就需要同时使用抗抑郁药物。

## *5* 抑郁缓解期注意事项

抑郁缓解后，不要给孩子加压。抑郁症是反复发作性疾病，这次缓解，不知道下次何时再发作，应激因素无疑会增加发作的机会。父母不要在病人的学习、事业上加压，不要在病人不愿参与的事情上加压（如参加丧事、外出购物、看望老人、家庭旅游与聚餐等）。但是，事情不能走向反面，比如，病人要学习，父母阻止；病人考研，父母阻止；病人对装潢兴致勃勃，父母不让他参加。我们指的是不要违背病人的意志，强行加压，病人愿意，当然不应阻拦。病人学习，为自己寻找目标，有什么不好？病人考研，增加就业竞争力，提高自信，有什么不好？前提是病人自己愿意。

身体健康和心理健康有着千丝万缕的联系，运动对促进心理健康有非常好的作用，在孩子状态不好的时候，哪怕在家里走几圈，也是值得鼓励的。不过，抑郁症发作时，病人精力不足，不愿锻炼，这时不宜违背病人意志，强拉病人锻炼。

在抑郁症缓解后，应当鼓励（不是强迫）病人做体力劳动和锻炼，出汗的锻炼会增加脑中的儿茶酚胺，而儿茶酚胺是抗抑郁的神经类物质。父母可以通过建设健康的、富有支持性的家庭环境来吸引孩子积极投身运动。遛狗、跳舞、打篮球、远足、骑自行车、做滑板运动……只要能动起来的运动，都是有益的。体力劳动的效果可能比锻炼还要好，不仅能增加儿茶酚胺，还有得到劳动成果的快感，如拖地、擦窗后的愉悦感。

为孩子提供营养均衡的食物也很重要。需要保证孩子能获得他们所需的营养，食用富含健康脂肪、优质蛋白质的食物，以及新鲜的瓜果蔬菜，以此让大脑进入最佳健康状态，帮助改善情绪。

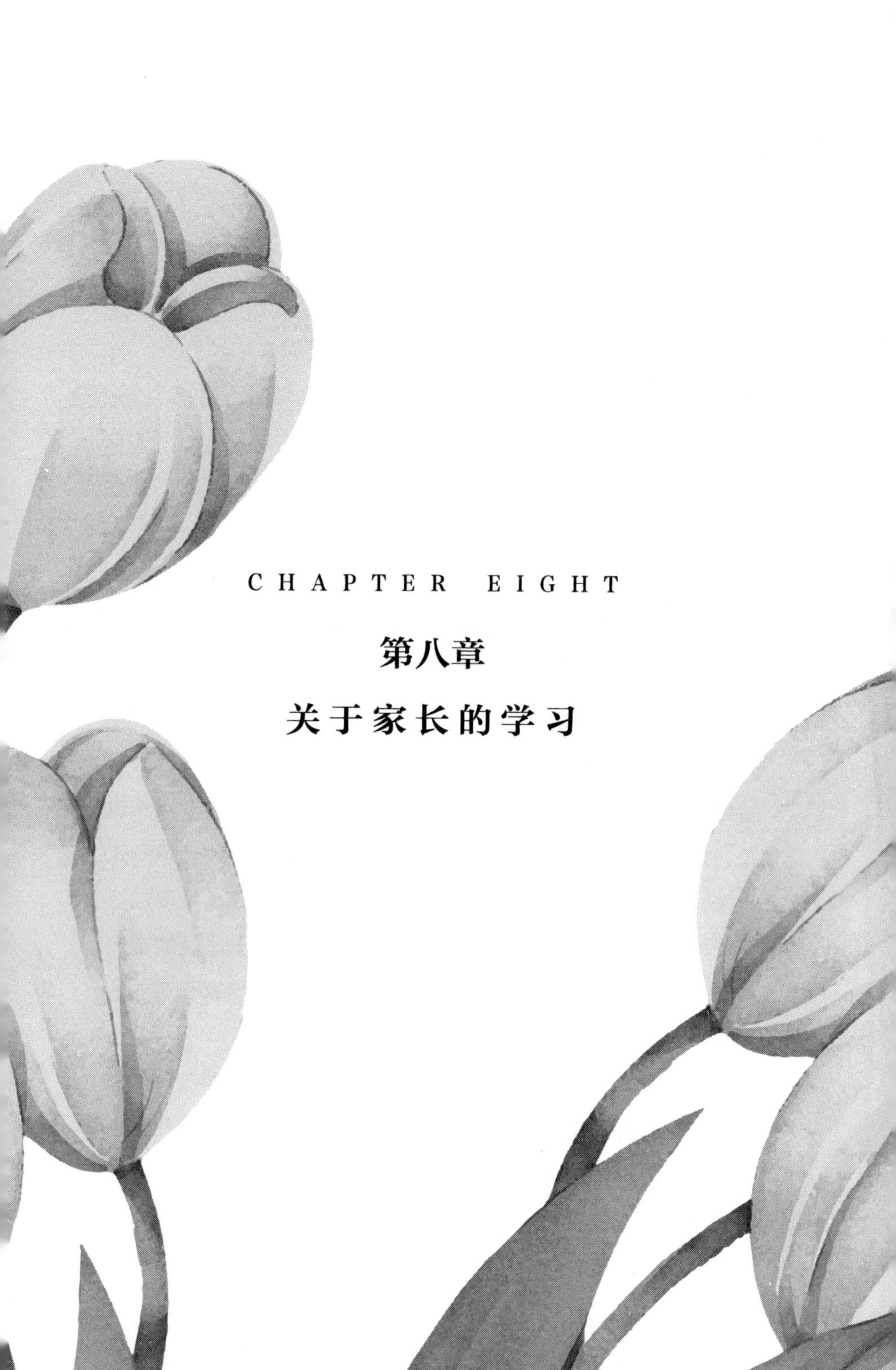

CHAPTER EIGHT

# 第八章

# 关于家长的学习

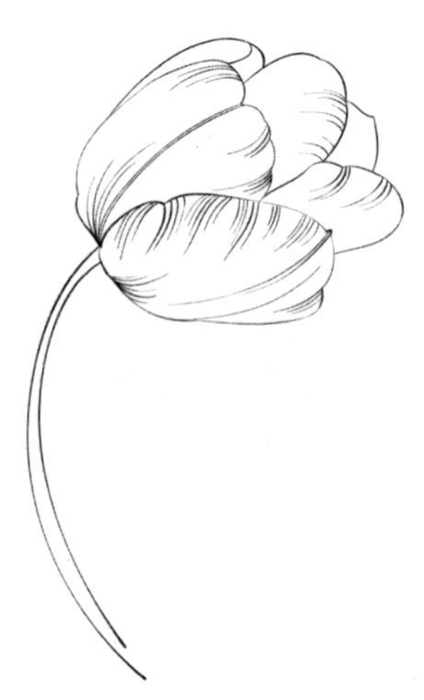

## 1 成长的最佳办法是学习

学习能够让我们知道自己不知道的，看到自己的问题，从而更好地找到接下来的行动方向。看见问题，就是解决问题的开始。在家长成长学堂的学习，并不能给大家具体的解决方案，只是让大家在团队的氛围中更好地认识自己、自我成长。

现在社会上这类学习机构很多，传授的知识体系也比较庞杂，建议大家选择一种或几种被实践证明是行之有效的方法来持续学习。毕竟孩子的疾病不是短时间内形成的，改变自然也是一场久久为功的行动。指望通过学到一招半式就能让孩子走出来，大概率是会失望的。对于绝大部分家庭来说，需要放下速成的念头，一步一步走，相信家长走出一步，孩子就能走出两步甚至更多。当家长改变后，孩子的改变会带给家长意外的惊喜。

郁金香家长成长学堂的服务内容主要是针对陪伴孩子的家长，而不是针对生病的孩子，也不讨论如何用药。当前社会上有许多针对抑郁症的培训机构和公益组织，有些侧重于对患者的指导，有些侧重于讨论药物的作用等。家长需要寻找合适的平台。过度的学习，其实也只是缓解自己内心的焦虑。

家长在家长成长学堂的学习，并不在于学会了多少种方法，而在于从别人的眼里认识到自己的问题。心灵成长的学习不是做加法，而是做减法，是把你多年来加在自己心灵上的灰尘拂去，把你的本心显露出来。家长需要通过学习来提升自己，一方面可以让自己更加从容地面对孩子的状况，另一方面也给孩子、给家人树立一个榜样。

如果家庭成员反对参加这类学习，一方面要注意不激化矛盾，另一方面要认识到我们学习的目的是发现自己，学会与家里人一起寻找解决方案。当事情朝着我们预期的目标发展时，这些就不会成为问题。

学习的意义不在于解决当下的问题，而是在于解决未来的问题。学习并不能让自己成为完美的人，只能让自己看到自己。学习不能消除恐惧，只能让自己迅速从不安中抽离出来，不再对恐惧抱有恐惧。心灵成长之路一旦踏上了，就不会轻易倒退回去。

## 2 读书与共修

带有功利性目的的学习，说到底是在化解自己内心的恐惧，过度学习实际上只能强化自己对恐惧的恐惧，尤其是这种针对孩子某种问题开设的学习课程。与其在术上用功，不如直接探索术背后的道。潜心精研一部经典，这种经典一般都有上百年甚或上千年的历史，是经过历史有效检验的，虽然表面上看有些不合时宜，但把它放到学说发展历史中去了解其现实意义，再找一些相关的书籍来加深理解，比泛泛地学习更有效，也更容易接触底层逻辑来形成自己的认知。

由于学习时间的安排，家长成长学堂的很多学习资料从下发到共修的时间不长，一些家长确实很难在共修前认真读完。对此，可以先把学习资料迅速浏览一遍，找出自己感兴趣的部分进行精读，不理解的地方可以在共修时提出来，大家一起讨论。

学习资料大致可以分为两类：一类是传递理念为主的书籍，比如《镜子的法则》《爱自己，和谁结婚都一样》等，这些书可以去听音频，反复听，让其中的观点深入自己的潜意识中，潜移默化地改变自己；另一类是操作性很强的，比如《如何说孩子才会听，怎么听孩子才肯说》，这就需要精读，认真研究其中的方法和技巧，跟着做练习，读懂了，读透了，就会受益无穷。

目前市场上心理学方面的书很多，培训也比较多，如果不加选择地看很多书，到处参加培训，头脑反而混乱。建议各位家长按照家长成长学堂推荐的书单，反复听、反复读，让自己成长。不要教条主义，不要死板，否则学的方法越多，自己的束缚就越多，越是难以解脱。

线上共修的好处是不受空间、时间限制，只要自己有时间、环境合适就可以进行。线上交流也避免了面对面交流的病耻感和表达上的不自然，是家长成长学堂推荐的方式。线下活动由于大家在同一场所，相对来说能量更高，交流更加充分，如果有机会，建议大家尽量多参加，更好地提升自己。

参加共修后，最好把自己的心得及时落成文字，发在小组群里。写作一方面是梳理学习的内容，把自己学到的东西系统化，有助于形成自己的认知，是一次成长的过程；另一方面也是梳理自己的情绪，看到自己的问题，是一次发现的过程。发到群里可以对照大家的观点加深理解、发现偏差，有助于加快自己的成长速度，同时也可以帮助其他有共同经历的家长成长。

在成长的道路上，一个人可以走得很快，但很难持久坚持；一群人可以相互扶持、相互鼓励，可以走得更远。

## 3 寻找适合自己的路

家长成长学堂下发的资料中，有一些是其他家长的成功经验，通过学习这些经验，家长可以迅速建立起学习的信心。但应当注意，不能把别人的过程当作学习的目标，别人的成功经验不一定都适合自己，得找到适合自己的那条路。

家长成长学堂的主要目的是从改变家长入手，为孩子的成长创造良好的环境。要求家长把心收回来，放下担心、放下期待，活出自己的精彩，做孩子的榜样，学会内省和从自己身上找原因，通过改变自己来影响家人，为孩子的疗愈创造好的环境，最终引导孩子走出黑暗。但这是一件久久为功的事情，不可能在短期内见到效果。

家长共修学习时，分享他人的成长经历只是用来增强家长的信心，重要的是学会分析案例背后的逻辑：这些家长是如何发现问题的，有哪些弯路是我们今后应当注意避免的。把一些人的经验当作模板来要求另一些人做到，或是把成长以后的做法放到第一阶段尚未窥得门径的家长身上，都不是合适的做法。

形成文字的东西，总会遗漏掉很多软信息，比如，不吃药就能康复的孩子，我们可能无法知道孩子病情的真正程度，更不知道家庭环境、社会环境对孩子的友好程度，甚至对方家长也不是很清楚这些被他们忽略的东西在孩子康复过程中所起到的作用。撇开这些支持因素来学习他们的做法，复制成功模式，对孩子是无谓的折腾甚至是伤害，家长也容易丧失信心。

要学会从别人的成功中总结经验，从他们的思路中寻找与自己的状况相似的东西，而不是学到一招半式就照搬照抄。比如，他们的孩子在康复过程中遇到了哪些问题，家长是如何克服的，他们的经验我们可以借鉴的有哪些。这样就可以让我们提前做好准备，避开孩子在康复路上可能会遇到的坑，像复学困难、考前焦虑等。从这些经验中，还可以学会区分孩子的状态，是孩子的问题还是家长的问题，等等。可以学习的东西很多，需要家长有好的学习态度与智慧。

抑郁症是一种个体差异非常大的疾病，没有一种方法可以适用于所有家庭，也没有一种方法没有副作用，甲之蜜糖，乙之砒霜。不知所措的第一阶段家长，尤其需要注意这一点。心灵成长没有完全相同的环境，是不能抄作业的，需要学习的是过来人的解题思路。

## 4 知行合一、持之以恒

学习是自我成长的最佳途径，但学习并不只是学会某种知识、技巧，还要学会在实际中运用。心理学是一门入门很快、提升很难的学科，每一个接受过中学以上教育的成年人，通过几个月的学习，都有可能获得一个心理咨询师的证书，但这并不代表持证者已掌握了心理学系统的知识和处理心理问题的能力。

知行合一是最重要的。知比较简单，通过听课、读书，基本上就能够达到目的，知道并做到，是最难的。练武三年不如打架三天，天天寻访不同的名师，并不意味着你就能把更多的知识转化为自己的认知。

学习的目的是改变自己、自我成长。我们学习心理学的目标是破我执，学会放下自己的执念，学会接纳自己的不完美，接纳对自己不完美的不能接纳；认识到情绪是不受理性控制的，学会引导自己的情绪，学会让情绪自由流动；认识到恐惧是一切心理问题的根源，学会放下恐惧，学会放下对恐惧的恐惧，认识到对他人的愤怒只是自己内心恐惧的投射，认识到清晰的边界才能给人安全感。

没有只靠背药方，不打针、不吃药就能把病治好的方法。最佳的行动时间是孩子刚出生的那一天，其次就是今天。学习是让你内心充满光明，穿透迷雾认清黑暗的本质，找到解决问题的钥匙，但如果拿到钥匙后不去打开房门，学习就失去了意义。

学习并不是仅仅听别人如何做、老师如何说、大师如何讲，而是要对一切持审慎怀疑的态度，把学到的一切通过思考、行动转化成自我的认知。不是所有正确的东西都能够放之四海而皆准，任何理论都必然有其适用的环境，离开特定环境谈正确与否都是无意义的。我们需要被指导，但不需要教条。生活没有“解药”，但好在有很多“止痛片”，只要会用，关键时刻可以解决问题，哪怕只学到一招半式，也能解决当下的焦虑，关键在于要去运用。如果持之以恒，定能有所提升。

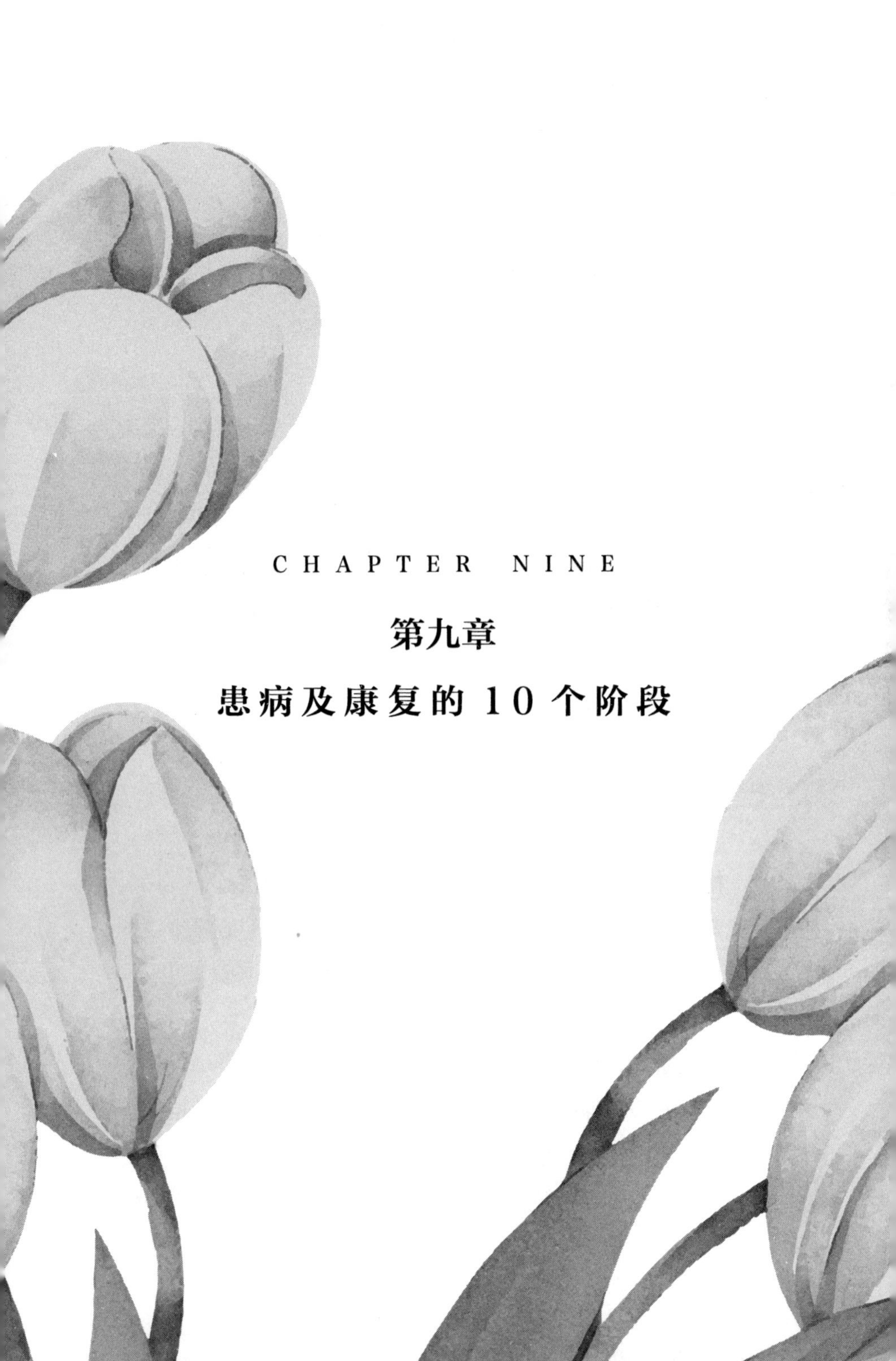

CHAPTER NINE

# 第九章

# 患病及康复的10个阶段

鉴于不少家长在第一次面对孩子患病之后难以接受、无所适从的情况，我们将目前所了解到的孩子们的治疗阶段大致划分一下，大家不妨对号入座，看一看自己处于哪个阶段。知道自己大概处于哪个阶段之后，起码可以做到心中有数，不必过分地焦虑和烦恼。

**第一阶段，忽视阶段：**孩子认为忍一忍就过去了，家长觉得孩子变懒了，有点矫情，会给孩子加油打气，然而孩子的状态越来越差。

**第二阶段，确认阶段：**经过孩子一再决绝的表达（自残、轻生等行为）之后，终于去三甲医院或精神卫生中心看诊，得知自己的孩子患上了抑郁症或双相情感障碍，并开始尝试用药。

**第三阶段，否认阶段：**药物的副作用非常强烈，导致孩子出现头疼、恶心等强烈不适的躯体反应。家长本身也不相信自己的孩子真的得了这个病，对医生的信任感也比较缺乏。于是擅自停药，开始寻求各种偏方妙术，希望可以让孩子一下子恢复到之前的状态。

**第四阶段，承认阶段：**尝试过各种方法之后，孩子的情况并没有好转，于是只能再次到正规的三甲医院或精神卫生中心就诊，坚持用药。

**第五阶段，康复好转阶段：**孩子的病情有所好转，达到或接近临床治愈标准，家长迫切地希望孩子可以尽快上学。在和医生沟通之后，让孩子服药复学。

**第六阶段，复学失败阶段：**孩子在复学一周至半年左右，因为压力过大重新休学，症状加重，病情恶化。家长在短暂的喜悦之后陷入绝望之中，又要照顾孩子的情绪，心力交瘁，开始寻找除了药物以外的其他帮助。

**第七阶段，调节孩子认知阶段：**家长知道了用药的局限性之后，开始有意识地学习一些心理学知识，给孩子寻找心理咨询师，并且自己也会去参加心理咨询。但是总想着改正孩子的错误认知，调节引导孩子的认知。

**第八阶段，自我成长阶段：**家长意识到言传不如身教，开始从自己做起，尝试改善家庭关系，尝试正视自己原生家庭和婚姻家庭中的创伤和缺失。在孩子服药的基础上，开始积极主动地寻求改变。孩子和家长的沟通会逐渐增多，沟通方式也在逐渐改善。

**第九阶段，反复触底阶段：**孩子的病情反复，甚至会有重复几次的复学失败经历。家长不停地在希望和失望之中反省总结，内心慢慢变得更加踏实和坚强。孩子也在螺旋向下的过程中逐渐触底，开始反弹，会有一些有力量的言语和行为的表现（不同于躁狂）。

**第十阶段，接纳陪伴阶段：**在经历多次的失望甚至绝望之后，家长开始真正地接纳孩子的病情，也开始接纳真正的自己。家长逐渐意识到养育孩子的过程就是一个分离的过程，开始放下对孩子的期望和要求，能以孩子更容易接受的方式陪伴孩子，渐行渐远直至分离。病情和康复与否已经不再是家长最关心的焦点，家长和孩子都更加珍惜和家人在一起的点点滴滴的美好时光。

这个时候孩子才能开启真正的康复之路，当然并不是每个家庭都要经历完前述的十个阶段。在坚持科学诊疗的基础上，找到合适的医生和咨询师、找到合适自己的康复方式，家长越早进入后面的阶段，孩子越早可能真正地康复。

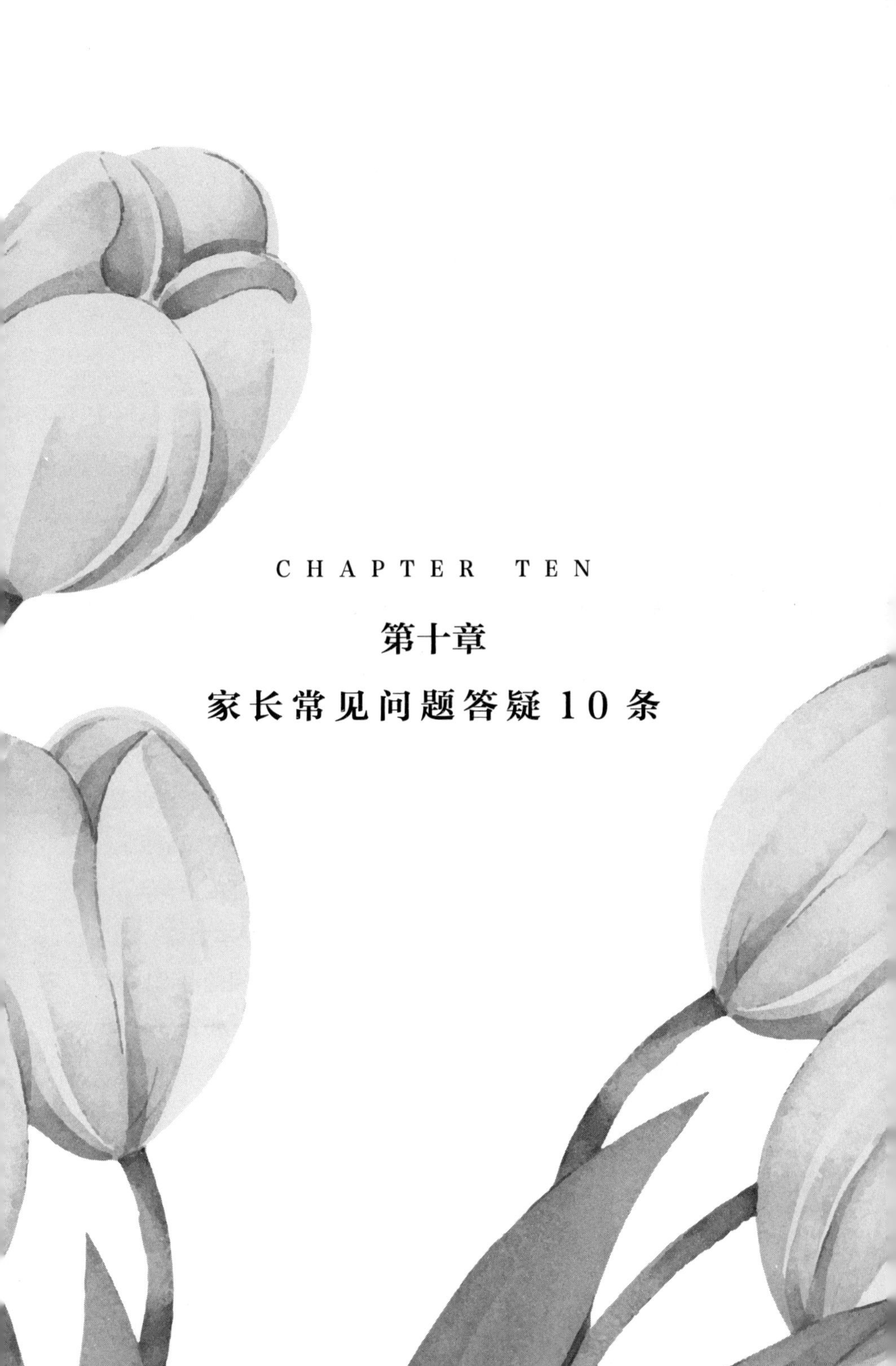

CHAPTER TEN

# 第十章

# 家长常见问题答疑 10 条

## 问题 1

孩子今天去医院开药，医生让孩子不用刻意早睡早起，怎么舒服怎么来，平时想干吗就干吗，我叫孩子听医生的建议，孩子却回我一句：人怎么可能想干吗就干吗？我一时不知道该如何回答孩子了。

**答：**孩子诉说一件事的时候，背后都是孩子的情绪，当我们下意识地去指导或开导孩子的时候，对孩子而言就是不接纳他，因此孩子才会“反击”。所以，家长们谨记：孩子在诉说时，尤其在说他的痛苦和烦恼的时候，一定不要下意识地去指导或开导孩子！倾听就是对孩子最好的支持和最好的爱，可以再把《如何说孩子才会听，怎么听孩子才肯说》这本书看一看。我们的习惯是很难改变的，要不断地通过看书去提醒自己！倾听很难，所以和孩子说话的时候，就要去观呼吸。要开口说话前，先暗暗深吸一口气，这样，大部分脱口而出的话是可以忍住的。

## 问题 2

孩子这段时间每天玩手机玩电脑，我找孩子聊天，他不理睬也不愿意出门。我就不管孩子，不问孩子，老公却说我很冷漠。也有人说要多陪伴孩子，我想陪孩子却找不到切入点，该怎么做呢？

**答：**不去在果上找办法，而是在因上去努力。也就是说，孩子玩电脑玩手机是一个结果。退一步讲，孩子玩手机是他与自己交流的一种方式，我们看不惯，是我们在用我们自己的标准去要求他。要求他，就是不接纳他。一个不被接纳的孩子，就会自我否定，就会走不出自己的困境。其实，真正捆绑住孩子的，是我们对孩子的要求。冷漠，是我们看不惯孩子又要忍住不去管而产生的冷暴力！我们之所以接纳不了孩子，根本原因是我们无法接纳自己。当我们观呼吸去接纳自己的情绪后，我们就会温暖起来，孩子就会靠拢过来。

## 问题 3

孩子上不上学是孩子的事吗？如果孩子提出不上学、休学或者要请假，如何对孩子不合理的要求说不？不做任何解释中怎样区分不合理与合理？

**答：**收回担心：对孩子自己的事，尊重孩子的选择；收回迁就和溺爱：对孩子要求家长的事，不合理的，不需要解释，无需任何理由的拒绝，同时温柔地坚持！做好上面的两件事，就是对孩子最好的支持、最好的爱！休不休学是孩子自己的事。

## 问题 4

孩子每次打电话给我，总怨我，说他的病就是我和他爸爸给加重的，叫我保证不惹他。我都答应了他。这样处理不知对不对？

**答：**您的问题涉及两个方面：一是如何应对孩子的指责；二是如何应对孩子提出的“保证不惹他”的要求。关于如何应对孩子的指责。要知道，这是孩子的情绪，一定要不去辩解、不去开导、不去认错，否则，就会陷入双方的情绪对抗中，要学着去讲出孩子的感受。

关于如何应对孩子的“保证不惹他”的要求。要知道，这是孩子的情绪没有被接纳后的向外攻击。当我们讲出孩子的感受了，孩子的情绪往往就被我们接纳了。当孩子的情绪被接纳后，这个攻击自然也就被化解了。如果没有完全化解的情况下，孩子仍然提出这个要求时，可以这样应对：“对不起，妈妈不想讨论这个问题了！”并温柔地坚持。攻击的背后，都是虚弱。说不，才是给孩子力量。

## 问题 5

本来约好今天下午去复诊。孩子刚说不想去，还说自从我提醒她看医生后，她一周没睡好。马上又要过年了，医生也要休息了。她答应去的，再同意她反悔，这是不诚信啊。她刚问我："可以不去吗？"我温柔地说不。不是说关键时刻不能迁就孩子吗？

**答：**一定不要让孩子承诺任何事！所有的承诺，都是会往相反的方向发展！承诺，是我们对自己的要求，而非捆绑他人的工具。不迁就，是指孩子要求爸爸妈妈做的事，不合理的，不解释任何理由地说不，而非我们去管制孩子的理由和借口！不迁就，一定要先分清什么是孩子自己的事，什么是孩子要求家长做的事。孩子自己的事，尊重孩子的选择！看病吃药，是孩子自己的事。谨记：是我们的期待和担心把孩子困住了！不是孩子走出困境了，我们才放下担心，而是我们放下担心了，孩子才会出走困境。

**补充：**对于孩子自己的事，我们往往会有一个期待和设定，有了期待和设定就会下意识地要求孩子、开导孩子、鼓励孩子、劝说孩子，达不到我们的期待时，就会发脾气、生气。当孩子也用生气来对抗时，我们往往又会陷入讨好的境地。

去讨好的冲动不是惊恐的体验，或者惊恐所产生的身体痛苦，它是盖在这个深刻而强烈的痛苦之上的面具。它不但让别人看不到这痛苦，也让你看不到它。你去讨好别人的需要掩盖了你内在极大的痛苦，让你不去看那个痛苦，不去触碰那个痛苦。愤怒和讨好是矛盾的。一个讨好的人在感觉足够安全的时候，就成了那个愤怒的人。而一个愤怒的人，当他很惊恐时，就成了一个讨好的人。

讨好和迁就，是对孩子更深的捆绑，更深的控制。教育专家马卡连柯说：“一切都给孩子，牺牲一切，甚至牺牲自己的幸福，这是父母给孩子的最可怕的礼物。”

## 问题 6

孩子病了以后，就是不肯吃药。我该如何劝说他呢？

**答：**作为家长，一定不要强迫孩子看病吃药。并非因为吃药不好，而是说被动的吃药对孩子不好。强迫孩子去做我们认为对的事，就是在剥夺孩子的意志，孩子抑郁就是因为孩子自我意志的丧失，逼迫孩子吃药给孩子带去的伤害，会把吃药的效果完全抵消，得不偿失。

医生说不能随便断药，是提醒主动吃药的患者的！我们家长无法忍受孩子对药物的抗拒，都是因为无法控制对孩子的担心。孩子忍受不了痛苦，自然会去吃药；孩子如果能够忍受痛苦，不吃药自然更好；随便停药会带来更大的痛苦，如果孩子忍受不了，自然就不会随便停药了。

所以，给孩子看病吃药的自由，就是对孩子的信任、就是对孩子的支持！逼迫孩子吃药的一个更加严重的后果就是，孩子即便想去吃药，但也会为了对抗爸爸妈妈的控制而反对爸爸妈妈的一切要求！所以，忍住！忍住担心是很难的，是需要有方法的。药物在父母手上，就是捆绑孩子的工具；药物在孩子手上，就是帮助孩子对抗病魔的武器！吃药这一关，是父母最难走过的一关。

## 问题 7

孩子在学校遇到烦心的事情，回家以后说给我听，我听了很难受，但是不知道该如何去开导她，不知道怎么去组织自己的语言安抚她。该怎么办呢？

**答：**亲爱的各位家长，孩子诉说痛苦和烦恼时，一定不要下意识地就去指导或开导，而是要去倾听。去指导或开导，对孩子而言就是不接纳他、不认可他。谨记：倾听才是包容，才是接纳，才是我们的爱。倾听很难，因为倾听的前提是接纳孩子的情绪，而接纳孩子的情绪的前提是我们懂得接纳我们自己的情绪。当我们无法接纳不断汹涌而来的我们自己的情绪时，倾听是无法做到的！

**谨记：**观呼吸就是对付情绪的武器。和孩子交流的时候，时时刻刻去观呼吸，不断地忍住想要脱口而出的指导或开导，慢慢地我们就会懂得倾听了。同时，也要把时时刻刻去判断孩子的状态的心收回来，把注意力放在自己身上。注意力在孩子身上时，往往都是我们无法接纳我们自己的担心导致的，所以，想到孩子，就去看书，看不进去书就去观呼吸！

亲爱的各位家长，把焦点放在自己成长上，而非如何不让孩子痛苦！越是不让孩子痛苦，孩子就越是会痛苦。我们现在就像是一个不会游泳的人落水了，下意识就会挣扎，去抓取身边的一切。不去抓取，不去挣扎，放松下来，自己就会浮起来。我们浮起来了，孩子就会跟着浮起来。

一心想死的人去跳河，往往死不了，就是因为这个人不害怕死亡所以不去挣扎，不去挣扎就不会沉下去。所有被淹死的人，都是因为自己的挣扎和自己的害怕。担心孩子不吃药会无法走出抑郁或者担心孩子吃药会影响孩子身体，担心孩子这样、担心孩子那样，都是在抓取孩子，背后都是因为我们无法接纳自己的恐惧和害怕！去观呼吸，就会让我们浮起来；去看书，就会让我们学会如何游泳。当我们浮起来了，孩子就会浮起来；当我们学会游泳了，孩子就会跟着学会游泳的。所以，要加油的是我们自己而非孩子。

亲爱的各位家长，一定不要劝另一半去学习，而是自己去学习，自己去成长。只要我们成长了，身边的人就会跟上来的。切记，否则会事与愿违。劝朋友，最多劝三次；劝爱人，最多劝两次；劝孩子，最多劝一次。多则怨，怨则远。谨记：不去劝他人！劝他人的背后都是我们无法接纳自己的情绪！只要我们去改变，去学习爱自己，就会发光发热。我们发光发热了，就会照亮身边的人，就会发现爱人在转变，就会发现孩子在转变！

## 问题 8

青少年患者怎样区分是抑郁症状下的焦虑、烦躁，还是双相的混合特征“郁里有躁”？

**答：**解答这个问题，首先要知道在抑郁时，焦虑烦躁的表现是什么样的，以及双相的混合特征是什么表现。这个问题的重心在后面，我先普及一下双相的混合特征，常见的表现形式有两种：一种情况是在抑郁心境的基础上出现三个以上的躁狂症状，或者是在躁狂心境的状态下出现三个以上的抑郁症状；第二种情况是躁狂和抑郁交替发作，快速转换。按照国际精神行为障碍分类，这也算作双相混合发作。抑郁症状下的焦虑、烦躁，与双相的混合特征不是一回事。焦虑、烦躁，指的是焦虑症状、焦虑症的表现。双相的混合特征“郁里有躁”的躁，不是烦躁，指的是躁狂。

## 问题 9

青少年抑郁症不吃药可以自愈吗？日常生活中有什么办法，可以有效地缓解抑郁症或防止复发？

**答：**为什么我们把抑郁症比作心灵的感冒？感冒的特点就是经常复发，时不时地波动，着凉了病情就会加重甚至发展成肺炎。所以，抑郁症一个比较明显的特点就是容易复发。可以不用药物去维持治疗，但是一定要做好非常有可能再次复发的准备。抑郁症康复之后要想保持良好的状态，就要多参加一些活动，比如多和别人对话交流，这个对于抑郁症患者是很有帮助的。人与人之间心与心的沟通是排第一位的，只有谈心了交心了，我们的心理上才有了真正的温暖和依靠，我们才更不容易复发，或者说不会得抑郁症。第二个是音乐和运动，这两个也非常非常重要。第三个是规律的作息和良好健康的饮食。

## 问题 10

双相共病焦虑、强迫的时候无法用抗抑郁药，单用情感稳定剂可以达到治疗效果吗?

**答:** 不管是焦虑还是抑郁，假定患者是一个双相抑郁，对于强迫症状的改善，都需要用抗抑郁药物。到目前为止，还没有发现过仅用稳定剂就能够治疗双相抑郁共病焦虑、强迫的情况。很多家长甚至医生都认为，出现双相抑郁或者共病焦虑、强迫症状的时候，不能使用抗抑郁药，这是一个误区。当然可以用抗抑郁药物，只是在使用抗抑郁药治疗的过程当中，用药的起始剂量、加药的速度，比治疗单相抑郁要更加谨慎。